JN423238

Best

쉽게 풀이한

보건의료정보관리학

Health Care Information Management

(국가시험 요점정리 및 예상문제 수록)

이성란 · 김희경 · 박주희 · 서정안 · 이보윤 · 최혜진 공저

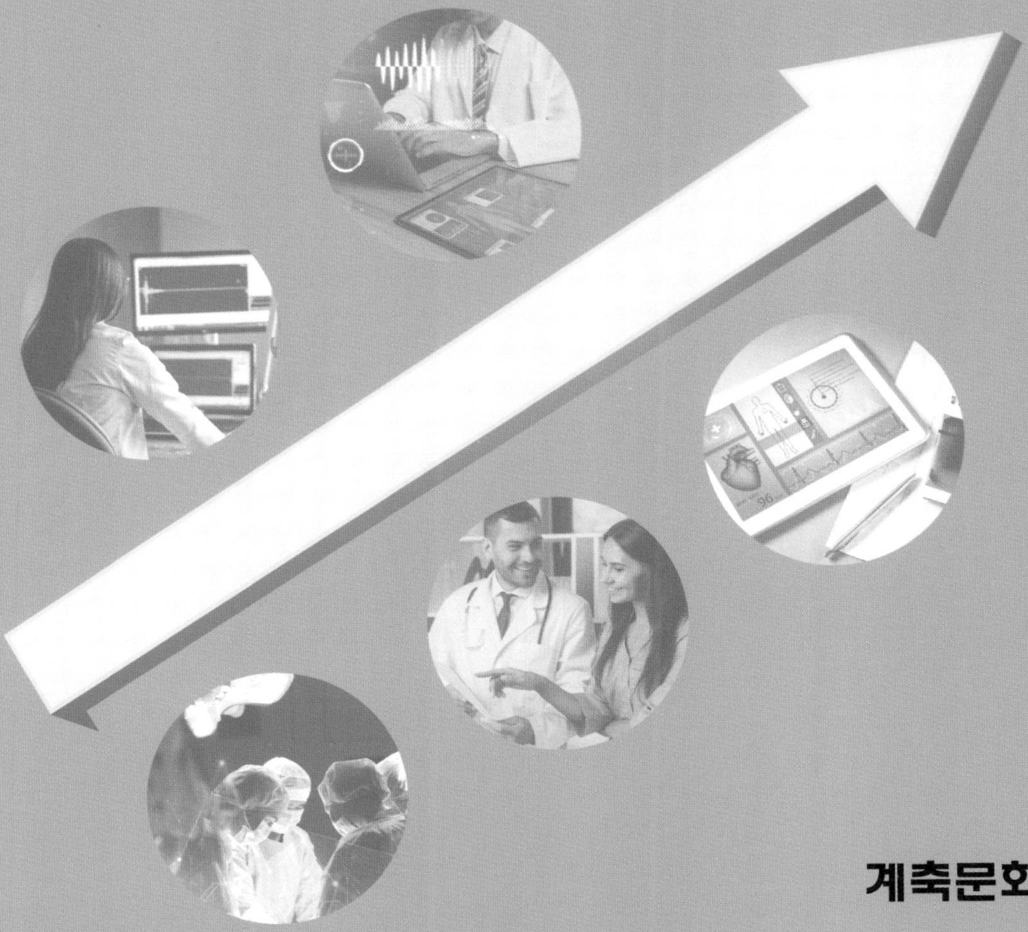

계축문화사

머리말 Preface

국내외 급변하는 의료환경과 정보기술의 발달에 따라 보건의료정보관리 업무도 변화하고 있다. 이러한 현실을 감안하여 본 보건의료정보관리학은 의료기관에서 실제 발생한 각종 정보를 이론과 접목시켜 진료정보 생성의 간접적인 경험을 하도록 하는 과목이다. 본서는 산업현장에 적응할 수 있는 인력들을 양성하며, 의료기관종사자들의 실무지침용 교재로 보건의료정보학, 의학, 보건학, 간호학 및 의료기관계통의 종사자들뿐만 아니라 일반인들에게 체계적이고 효과적인 학습에 초점을 맞추었다.

그동안 실무 및 강의 경험을 토대로 기존의 내용과 최근의 학문적 동향을 체계적인 분석을 통해 쉽게 정리하였다. 심도있는 부분은 그에 따른 전문서적으로 보완하길 바라며 향후 변화하는 사항은 독자들의 의견을 수렴하여 계속 수정 · 보완하고자 한다.

◐ 금번에 발간하게 된 보건의료정보관리학은 다음과 같은 특징을 지닌다.

- ▶ 보건의료정보관리학 전분야에 걸쳐 교과내용을 쉽게 이해하고 학습할 수 있도록 정리
- ▶ 국가시험출제 가능성이 있는 실전문제들을 교과내용의 순서에 따라 수록
- ▶ 보건의료정보관리학 중 필수적인 교과내용을 개괄적으로 요점정리
- ▶ 국내 의료기관에서 실제 사용되고 있는 의료정보자료를 통한 학습효과

본서가 발간되기까지 아낌없는 협조를 해주신 병원관계자들과 계축문화사 임직원분들께 깊은 감사를 드린다.

아울러 지금까지 걸어온 길마다 은총의 빛으로 인도하시는 무한한 능력의 하나님께 영광과 감사를 드린다.

2023년 8월

저자

차례 Contents

제1장 보건의료정보관리(의무기록)의 발전과정

1 보건의료정보관리(의무기록) 및 의학의 역사 ······ 3
2 20세기 미국 보건의료정보관리(의무기록)의 발전과정 ······ 9
3 국제보건기록연맹(IFHRO) ······ 13
4 한국 보건의료정보관리(의무기록)의 역사 ······ 14

제2장 보건의료정보관리(의무기록) 및 전문인

1 보건의료정보관리(의무기록)의 개념 ······ 23
2 보건의료정보관리(의무기록)의 용도 및 이용 ······ 23
3 보건정보관리 전문인의 직제 및 업무의 변화 ······ 25
4 보건의료정보관리사(의무기록사)의 정의 및 역할 ······ 30
5 보건의료정보사 업무의 비교 ······ 34
6 한국 보건의료관리 교육제도 발전과정 ······ 35
7 보건의료정보관리사의 인증 교육과정 및 국가직무능력표준(NCS) ······ 38
8 보건의료정보관리 직무영역 ······ 44
9 보건의료정보관리 및 보건의료정보관리사의 책임 ······ 46
10 보건의료정보관리(의무기록)위원회 ······ 48

제3장 보건의료정보관리(의무기록) 서식 및 내용분석

1 보건의료정보관리(의무기록) 서식 내용 및 분류 ······ 57
2 보건의료정보관리(의무기록)의 기본 서식 분석 ······ 58
3 보건의료정보관리(의무기록)서식의 배열 ······ 112
4 문제지향식 의무기록 ······ 114

제4장 전자의무기록

1 전자의무기록의 개념 및 목적 ···· 131
2 전자의무기록의 도입 배경, 문제점 및 기대효과 ···· 138
3 전자의무기록의 의료법, 서식 및 보완요소 ···· 142
4 전자의무기록의 평가지표 및 모형 ···· 149
5 전자의무기록의 인증제 목적 및 분류 ···· 152
6 전자의무기록의 발전과정 ···· 154
7 전자건강기록시스템의 모델 ···· 155
8 보건의료정보 표준화 및 전자의무기록 발전방안 ···· 158

제5장 병원 및 보건통계

1 병원통계의 중요 내용 ···· 169
2 보건의료기관 관련 용어 ···· 170
3 병원통계 중요 공식 및 해설 ···· 183
4 일일 퇴원환자 분석 ···· 193
5 보건통계 ···· 203

제6장 보건의료데이터 거버넌스, 디지털 헬스케어, 인공지능 및 원격의료

1 데이터 및 보건의료데이터 거버넌스 개념 ···· 233
2 정보 거버넌스의 개념 및 원칙 ···· 243
3 보건의료정보 보호 및 빅데이터의 활용방안 ···· 245
4 보건의료데이터 거버넌스의 국제적 동향 ···· 248
5 디지털 헬스케어 및 스마트 헬스의 개념 ···· 253
6 인공지능 및 원격의료의 개념 ···· 254
7 건강정보관리 전문가 책임 및 전자 환경 ···· 258

제7장 데이터베이스(DB)의 개념, 구성 및 언어

1 데이터베이스의 개념 ············ 267
2 데이터베이스의 목적 및 장단점 ············ 268
3 데이터베이스 시스템의 구성 및 자료 표현 ············ 270
4 관계 데이터베이스 모델과 언어 ············ 274
5 데이터베이스의 구성요소 및 설계 ············ 277

제8장 보건의료데이터 관리, 퇴원손상심층조사 및 빅데이터

1 보건의료데이터 관리의 개념 ············ 289
2 보건의료데이터 질 관리의 특성 ············ 294
3 데이터 분류 및 퇴원손상심층조사 ············ 301
4 데이터 이용의 질 관리 사례 ············ 326
5 보건의료 빅데이터 개념 및 속성 ············ 344

제9장 보건의료정보 표준화, 국제표준화기구 및 표준 분류체계 (신포괄수가제)

1 보건의료 표준용어의 개념 ············ 353
2 보건의료정보 표준화의 필요성 및 영역 ············ 357
3 보건의료표준 분류체계 ············ 365
4 한국 보건의료용어 표준 ············ 380

제10장 보건의료정보 보호 및 개인정보 보호법

1 보건의료정보 보호의 개념 ············ 391
2 개인정보 및 개인정보 보호법의 개념 ············ 401
3 보건의료정보의 이용 ············ 417
4 개인정보보호 : 안전성 확보조치 ············ 430

제11장 보건의료정보관리 법규 및 충실도 관리

1 보건의료정보관리 및 단계법 법령 ······ 445
2 암관리법 및 감염병 예방관리 법률 ······ 461
3 정신건강증진 법률 및 가명 처리 ······ 463
4 보존 및 응급의료 법률 ······ 466
5 진료기록부 및 전자의무기록 보존 방법 ······ 469
6 파기 의무 및 방법 ······ 472
7 보건의료정보관리(의무기록) 완전성 관리 ······ 475

제12장 보건의료조직관리, 변화관리 및 성과관리

1 보건의료조직관리의 개념 ······ 489
2 조직관리의 원리 및 기법 ······ 496
3 동작화의 개념 및 필요성 ······ 510
4 리더십의 특성, 이론 및 분류 ······ 511
5 변화관리 및 성과관리 ······ 515

제13장 데이터 웨어하우스, 데이터 마이닝 및 환자관계관리

1 데이터 웨어하우스의 개념 및 적용분야 ······ 529
2 데이터 웨어하우스 구축시 구성요소, ETT 및 모델링 ······ 530
3 데이터 마이닝의 개념 및 분석기법 ······ 533
4 고객영역 및 균형성과표 ······ 536
5 환자관계관리의 개념 및 적용분야 ······ 537

찾아보기 ······ 544

제1장

보건의료정보관리(의무기록)의 발전과정

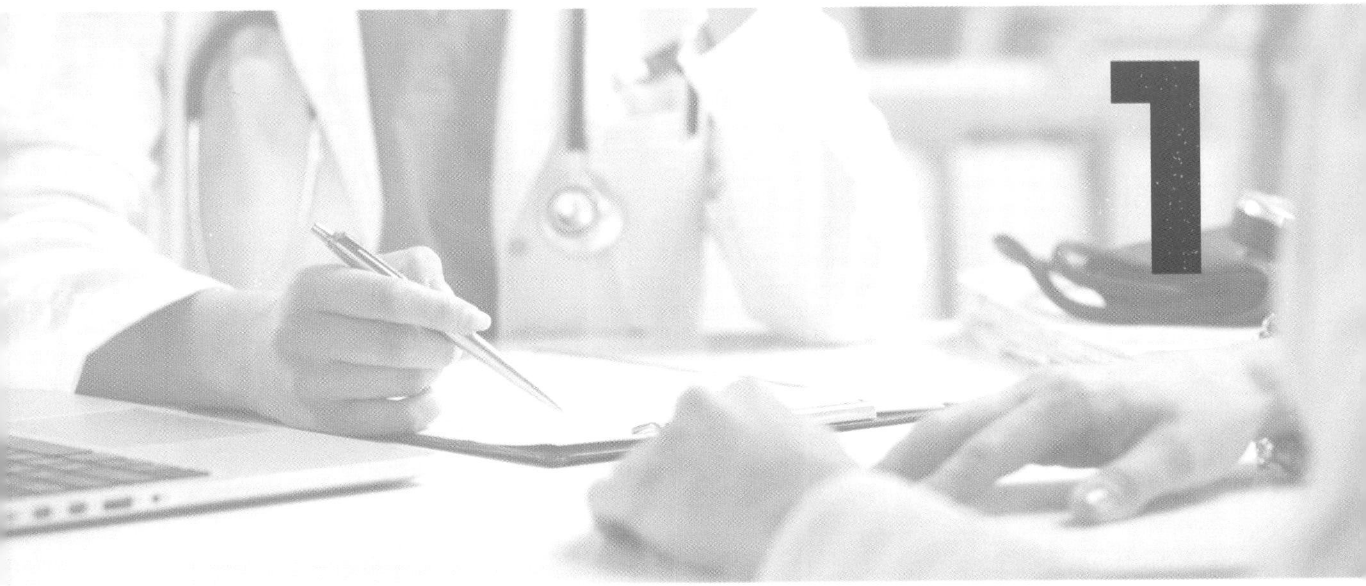

1

- ▶ 보건의료정보관리(의무기록) 및 의학의 역사
- ▶ 20세기 미국 보건의료정보관리(의무기록)의 발전과정
- ▶ 국제보건기록연맹(IFHRO)
- ▶ 한국 보건의료정보관리(의무기록)의 역사

제 1 장

보건의료정보관리(의무기록)의 발전과정

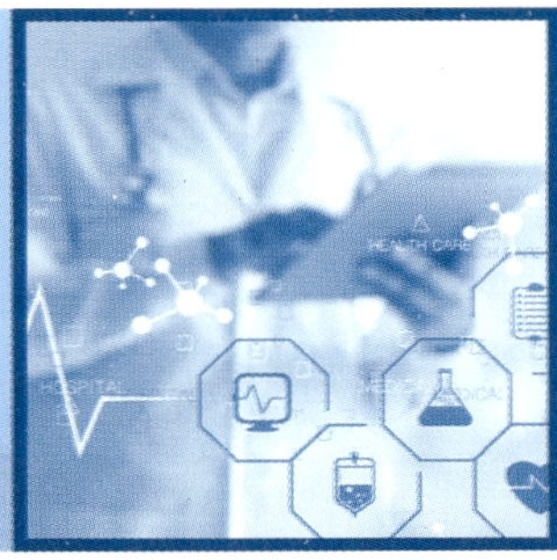

1 보건의료정보관리(의무기록) 및 의학의 역사

- 보건의료정보관리/의무기록은 의학의 역사와 함께 시작

1.1 최초의 보건의료정보관리(의무기록)

- 기원전 25,000년대 흔적에서 치료기록 관찰
- 구석기(동굴벽화), 스페인(석굴벽화) 등
  - 자루가 달린 톱으로 수술하거나 손가락 절단하는 묘사 발견
  - 영상(silhouettes) 등의 벽화에 치료기록
- 고대 동굴벽화, 조각된 판, 바빌론과 니니베(Niniveh)의 구운 점토 명판
- 이집트 묘소와 사원벽의 상형문자
- 그리스 또는 로마시대의 양피지 두루마리

1.2 보건의료정보관리(의무기록)의 발달과정

1) 이집트 시대(Egyptian Period)

- 신격화 시대, 사실과 가공이 뒤섞인 시기

(1) Thoth

- 이집트 의사들의 수호신 : 문자, 발명 및 지혜의 신
- 42권의 책 저술 중 6권은 의학서적(인체, 질병, 기구, 약, 안질 및 부인병)

(2) Imhotep

- 최초의 실제 의인(B.C. 3,000~2,500년)
- Edwin Smith Papyrus의 저자
- Edwin Smith Papyrus : 최초의 정식 의무기록
  - B.C. 1,600년 경에 원본으로부터 복사되어 전해 내려오던 것
  - 폭 13인치, 길이 15피트의 두루마리 12장에 양면으로 기록
  - 48건의 임상수술내용이 제목, 검사, 진단 및 치료 등의 일정한 형식에 의해 기록
  - 현재 뉴욕 의학 학술원(N.Y. Academy of Medicine)에 보관

(3) Papyrus Ebers

- Papyrus Ebers는 고대 의학논서(B.C. 1,550년경 기록)
- 폭 12인치, 길이 65피트 용지에 질병의 세밀한 관찰과 치료법 기록
- 오늘날의 치료법과 부합되는 고대 의무기록

2) 그리스 시대(Greek Period)

- 그리스시대는 이집트, 바빌로니아 및 앗시리아 등 고대 문명의 영향을 받음
- 신화적 의학(Aesculapius), 과학적 의학(Hippocrates)의 중심으로 한 의술 시행

(1) 신화적 의학

① Aesculapius : 의학자

- 고대 미술가들이 지팡이 주위에 꼬여 있는 뱀으로 그를 묘사(뱀=의료의 상징)

② Aesculapiade : 그리이스 의사들의 집단

③ Aesculapia : 사원

- 의사의 훈련장소 및 환자의 의술 시행

(2) 과학적 의학

① 히포크라테스(Hippocrates) : 의학의 아버지

- B.C. 460년경에 그리스의 Cos섬에서 출생

② 히포크라테스의 주요특징

- 미신타파 주장과 과학적인 근거 위에 의술 시행(미신타파＝과학적 근거)
- 예리한 관찰력
  - 병력, 증상 및 신체 변화 등 : 상세히 기록
  - 사체 존중 사상 : 시체 해부 금지

③ 히포크라테스의 업적

- Corpus Hippocoraticum 저술 70권
- 뇌졸중에 관한 이론 : 40~60세 가장 많이 발생
- 황달환자에게 간경화증 수반 : 예후가 불량하다는 이론
- 변 또는 뇨의 색깔 : 이를 통해 진단, 침전물 검사법에 대한 이론
- 산욕열 : 분만 24시간~10일 이내 체온이 38℃ 이상 2번 올라감

◐ 4가지 체액설

- 혈액(blood) : 심장으로부터 분비되며 열 발산
- 흑담즙(black bile) : 비장(spleen) 또는 위로부터 분비되어 습기 나타냄
- 황담즙(yellow bile) : 간(liver)에서 분비되어 건조함
- 점액질(phlegm) : 뇌로부터 나와 온몸을 통해 확산되며 냉 나타냄

  ☞ 상기 4가지의 균형이 깨짐으로 질병 발생 → 질병분류 개념의 시작

④ Hippocrates(히스포크라테스) 선서

- 환자의 비밀을 보장하는 개념의 효시
- 의사가 환자에게서 알게 된 의료정보의 비밀 유지

히포크라테스 선서(Oath of Hippocrates)

- 나는 의신 Apollo, Aesculapius, 건강의 신, 치료의 신, 그리고 그외의 모든 남녀 신들을 증인으로 하여 나의 능력과 판단에 따라 이 선서를 충실히 이행할 것을 맹세한다.

- 중 략 -

- 의술을 시행하는 중 알게 되었거나 또는 그와 관련없이 알게 된 사실 중 남에게 말해서는 안 될 사실들은 절대로 누설하지 않겠다. ← 의료정보 비밀의 효시

3) 그리스 · 로마시대(Greek Roman Period)

- 개복 수술 허용하는 법률 제정 : 제왕절개(Cesarean section : C/S)의 기원

(1) Galen

- 동맥(artery)의 기능 처음으로 인지
- 담석증(cholelithiasis)의 통증에 대한 이론 발표
- 환자의 침상곁에서 병력 기록

(2) Romana Acta Diurna

- 최초의 의학잡지 발행

(3) St. Jerome

- A.D. 390년 Hospital(병원)이란 용어 처음 사용

4) 비잔틴 시대(Byzantine Period)

- 의학 소강 상태 : 히포크라테스, Galen 등 초기 의사들의 기록에 의존
- 대표 인물 : Alexander(알렉산더, 525-605), Oribasius(325-403), Paul(615-690) 등

5) 유태시대(Jewish Period)

- 의학의 근원 : 성경(Bible)과 탈무드(Talmud, 유대교 경전)
- 성경 : 질병 예방 기술
  - 레위기 13장, 민수기 43장 : 산후의 청결, 음식 섭취, 개인위생 등 기록
  - 예방의학(Prophylaxis)의 선구자적 역할

6) 모하메드시대(Mohammedan Period)

(1) Rhazes(865~925)

- 천연두와 홍역/홍진에 관한 이론(Treatise on Smallpox and Measles) 저술
  - 감염성 질환 및 두 질병을 구별한 첫 연구

- 감염병 연구에 최초 기여
- 양의 창자 꼬아서 봉합사(suture) 사용
- 알코올(alcohol)로 상처 소독 실시

감염성 질환(infectious disease)

- rubeola = measles 홍역
- rubella = german measles 풍진
- variola = small pox 천연두, 두창
- varicella = chicken pox 수두

(2) Avicenna(980~1037)

- 순회의사
- 여러 곳 순회하면서 얻은 임상지식을 활용하여 의학논문 저술

7) 중세기(Medieval Period) : 암흑기

(1) St. Bartholomew's Hospital

- 중세기에 개원하여 현재까지 존재하는 유일한 병원
- 오늘날 의무기록과와 유사한 의학도서관을 처음 설치한 병원
- 의사의 지시사항(order)을 반드시 남기도록 처음으로 제도화한 병원

(2) 시체해부 금지

- 천주교에서 시체해부 금지

8) 문예부흥시기 : 르네상스시대(Renaissance Period)

(1) Andreas Vesalius(1514~1564) : 해부학의 아버지

① Fabrica : 해부학 책 저술(1543년)

- 죄인의 시체 비밀리에 입수하여 인체 해부 및 연구

② Papal decree

- 로마교황 1556년 법적으로 인체 해부 실시 허가

- 해부학 본격적 연구 및 발전

9) 17세기

(1) 특징

- 현미경과 체온계가 환자 진료에 적용, 직업병에 관심
- 인체에 혈액순환 발표(William Harvey), 타진법, 청진법

(2) Captain John Graunt(1661년)

- 사망일람표(Bills of Mortality) 발표
- 생정통계(vital statistics)의 개념 대두 : 의료 통계의 효시
  예) 사망률 : 도시 > 농촌
- 출산율 : 남아 > 여아, 사망률 : 남성 〉 여성 → 남성 ≒ 여성
  - 출산율과 사망률 모두 남성이 높아 남녀 인구비례는 거의 동수

10) 18세기

(1) 특징

- 환경위생 강조, 예방의학 시도
- 비감염, 마취, 수형, 과학적 간호시행, 법인체 병원의 중요성 강조

(2) Pennsylvania Hospital : **환자색인 시작**

① **법인체로 창설**

- Benjamin Franklin : 그 병원 사무장으로 취임, 병원기록 관리

② **환자색인(patient index) 최초 실시(1873년)**

- 환자명, 주소, 병명, 입퇴원 및 치료결과 등 기재 : 현재까지 보관

(3) New York Hospital : **질병색인 시작**

① 1862년 : 질병색인 시작

② 1808년 :진단명, 연령, 입원일, 직업, 질병상태, 치료내용 및 경과기록 등

- 오늘날의 의무기록과 유사한 기록 작성

③ 1914년 : 정식 의학용어 사용

11) 19세기

(1) 특징

- 1862년 영국에서 최초로 보건소 설치
- 1895년 X-ray 발견, 하버드 대학에서 보건학 강좌 시작
- 최초로 위생학 교실 설치

(2) Massachusetts General Hospital

- 개원시부터 모든 환자의 임상기록 작성
- Mrs. Grace Whiting Myers 채용
  - 최초의 의무기록 사서
  - 북미주 의무기록협회 초대 회장
- General hospital(종합병원) 의무기록사 채용

2 20세기 미국 보건의료정보관리(의무기록)의 발전과정

2.1 1913년

- 미국 외과학회(American College of Surgeons) 창설
- 설립목표 : 수술 수준의 향상

2.2 1918년

- 병원표준화 사업 시작 : 미국 외과학회 주관
  - 의무기록의 수준 향상위한 방안 : 5개 요구사항 제시
  - 병원은 환자에게 정확 및 완전한 기록 작성, 찾기 쉬운 방법으로 보관 및 관리

2.3 1928년

- Mrs. Grace Whiting Myers 여사 초대 회장 : 의무기록 실무자 위원회 조직
  - 북미주 의무기록사서협회(Association of Record Librarians of North America) 창설
  - 협회목표 : 병원, 진료소 및 기타 의료기관의 의무기록 수준 향상

2.4 1932년

- 미국 의무기록협회가 주관하는 자격시험 시작
  - 소정 시험 합격한 자만이 자격 인정

2.5 1935년

- 병원 부속 의무기록사서(Medical Record Librarian) 교육과정 4곳에 개설

2.6 1952년

1) 병원표준화사업 이관

- 병원표준화사업 → 병원신임합동위원회(JCAH)로 이관
- 표준화 제도 → 인가제도로 바뀜(발전된 단계)

2) 병원신임합동위원회의 변천

- 병원신임합동위원회(Joint Commission on Accreditation of Hospital, JCAH)
  → 의료기관 신임합동위원회(Joint Commission on Accreditation of Health care Organization, JCAHO)

3) 병원신임합동위원회(JCAH)의 구성

- 미국 의학협회, 미국 병원협회, 미국 외과학회, 미국 의사회, 미국 치과의사협회

4) 병원신임합동위원회(JCAH) 목적 및 내용

- 기존 심사를 계속하면서 환자 중심의 진료를 지향해 나가도록 유도
- 모든 병원들이 양질의 의료를 제공할 수 있는 최소한의 수준을 구비하고 있는지 실제 방문하여 심사

5) 병원신임합동위원회(JCAH)의 병원 심사요강

- 의무기록 내용이 빈약하고 미비점 또는 결함 존재시
  - 해당 병원은 인가 평가에서 감점
  - 의무기록의 질적 향상 자극 가함

6) 병원 표준화심사 프로그램

- 강제적 발동이 아닌 병원들의 자발적인 참여로 시행
- 통과된 병원은 병원의 수준, 진료의 질적 수준 향상 증명
- 통과되지 못했거나 심사에 응하지 않는 병원
  - 간접적인 압력이 가해짐으로 병원 운영에 큰 타격 받음

미국 병원표준화사업과 관련 내용

- 미국 외과학회(American College of Surgeons, ACS)
- 의료기관신임합동위원회(Joint Comission on accreditation of Health care Organization)
  - 병원신임합동위원회(JCAO) → 의료기관신임합동위원회(JCAHO)
- 병원신임제도(Accreditation Manual for Hospital)

2.7 미국의 의료보장제도

1) 사회보장제도 실시

(1) Medicare : 65세 이상 노인들에게 국가가 의료비 부담해 주는 제도

- Medicare 환자 진료비를 지불받을 수 있는 기본 조건
  - 병원신임합동위원회(JCAH) 병원 인가 심사에 합격하는 것

(2) Medicaid : 공법 89-97의 19조에 의해 제정된 의료지원 프로그램

- 저소득자의 필요에 의해 만들어 짐
- 연방정부에 의해 자금 조달받는 반면 프로그램 각 주에 의해 운영, 관리

2) 진단명별 환자군(Diagnosis Related Groups, DRG) 등장

- medicare 환자의 입원 진료비 상환제도
- 지불방법 변경
- 후향적 지불방법(retrospective payment system)
  → 전향적 지불방법(prospective payment system, 선불제도)

표 1-1 20세기 미국 보건정보관리(의무기록) 발전과정

년도	미국 의무기록의 발전과정
1913	• 미국 외과학회 창설
1918	• 병원표준화사업 시작 : 미국외과학회 주관
1928	• 북미주 의무기록사서협회 창설 : Myers 초대회장
1932	• 자격시험 시작 : 미국 의무기록협회가 주관
1935	• 의무기록사서 교육과정 4군데 개설
1952	• 병원표준화사업 → 병원신임합동위원회(JCAH, 현 JCAHO)로 이관 (표준화제도 → 인가제도 : 발전된 단계)
1983	• 진단명별 환자군(Diagnosis Related Groups, DRG) 등장 – medicare 환자의 입원 진료비 상환제도 – 후향적 지불방법 → 전향적 지불방법(선불제도)

2.8 미국 보건정보관리협회지 명칭 변경

1) 1980년

- 미국 의무기록협회지(Journal of the American Medical Record Association, JAMRA)

2) 1991년

- 미국 보건정보관리협회지(Journal of American Health Information Management Association, JAHIMA)

3) 명칭 변경

- 미국 의무기록협회지(JAMRA) → 미국 보건정보관리협회지(JAHIMA)

4) 목적

- 의무기록 분야의 상호 정보 교환 – 월간으로 출판

3 국제보건기록연맹(IFHRO)

3.1 국제보건기록연맹의 창설

1) Myer 초대 회장(1928년)

- 북미주 의무기록사서 협회 창설

2) 국제적 모임의 명칭 및 변경

- 국제보건기록연맹(International Federation of Health Record Organizations, IFHRO)
  → 국제보건의료정보관리협회연맹(IFHIMA)으로 변경 : 제16차(2010. 11)
- 변경 : IFHRO → IFHIMA(International Federation of Health care Information Management Association)

3) 국제회의 : 매 3년마다 개최

- 가입한 회원국
  - 미국, 캐나다 및 호주 등이 가입했으며 한국은 1980년에 정식 회원국이 됨
  - 한국은 2007년에 제15차 국제보건기록연맹(IFHRO) 개최

표 1-2 국제보건기록연맹(IFHRO) 개최

횟수	개최년도	개최장소	비고	횟수	개최년도	개최장소	비고
1차	1952	영국	9개국 참가	8차	1980	네덜란드	
2차	1956	미국	12개국 참가	9차	1984	뉴질랜드	
3차	1960	스코틀랜드	17개국 참가	10차	1988	미국	11차/캐나다
4차	1963	미국		12차	1996	독일	
5차	1969	스웨덴		13차	2000	호주	
6차	1972	오스트레일리아	1차연맹회의	15차	2007	한국	
7차	1976	카나다		16차	2010	이탈리아	IFHIMA로 변경

3.2 국제보건기록연맹의 목표

- 국가간의 연락 및 의견 교환
- 보건의료정보관리(의무기록)의 국제수준의 확립과 향상
- 질병 통계의 국제간 비교

4 한국 보건의료정보관리(의무기록)의 역사

4.1 한국의 의무기록 제도 도입 : Murray

1) 1962년 : 질병분류 및 환자색인 시작

- 카나다의 선교의사 Dr. Florence J. Murray가 원주 기독병원
  - 단일번호제도(Unit numbering system), 질병분류 및 색인, 환자색인 등 도입

2) 1965년 : 의무기록사서 과정 개설

- Murray 세브란스 의무기록과장 근무
  - 연세대학교 부설 교육기관인 의학기술수련원 의무기록사서 과정 개설
  - 4년제 정규대학 졸업자 교육

4.2 한국 보건의료정보관리(의무기록)의 발전과정

1) 1977년 : 대한의무기록협회 사단법인체로 인가

- 대한의무기록협회(Korean medical record association, KMRA) 사단법인체로 보사부(보건복지부 전신) 인가

2) 1981년 : 병원표준화사업 실시

- 대한 병원협회가 채택한 병원표준화사업 실시
- 의무기록업무 전반에 걸친 제도 및 실무자 자격 평가

☞ 미국 병원표준화사업 : 1918년

3) 1982년 : 의무기록사 제도 법제화

- 의료기사법이 개정되어 의무기록사 제도 법제화

4) 1983년 : 종합병원 의무기록사 수습기관 지정받음

- 전국의 121개 종합병원 보건복지부로부터 의무기록사 수습기관으로 지정받음
- 1996년에 수습제도 폐지

5) 1985년 : 국가 면허시험 실시

- 년 1회 국가 면허시험 실시

6) 2018년 : 대한보건의료정보관리사협회 – 보건의료정보관리사 명칭 개정

- 보건의료정보관리사 명칭 개정
- 보건의료정보관리사의 비전 및 전략 선포
- 한국보건의료정보관리교육평가원(정평원) 설립

표 1-3 한국의 의무기록

년도	의무기록의 역사
1962	• Murray가 원주 기독병원에 의무기록 체계화 – 단일번호제도, 질병분류, 환자색인 등
1965	• Murray 세브란스 의무기록과장 근무 – 의학기술수련원, 의무기록사서 과정 개설
1977	• 대한의무기록협회 출범 – 사단법인체로 보사부(보건복지부 전신)의 인가받음
1981	• 병원표준화사업 실시 – 대한병원협회 주관
1982	• 의무기록사제도 법제화 – 의료기사법 개정
1983	• 전국(121개) 종합병원 – 보사부로부터 의무기록사 수습기관 지정받음
1985	• 년 1회 국가 면허시험 실시
2018	• 보건의료정보관리사 명칭 개정 • 한국보건의료정보관리교육평가원(정평원) 설립

1 실전문제

1. Thoth와 관련된 내용으로 맞는 것은?

① 의사들의 수호신
② 운명의 신으로 의학 주제로 6권 저술
③ Edwin Smith Papyrus의 저자
④ 이집트의 실존 의사
⑤ Papyrus Ebers의 저자

2. Aesculapiade와 관련된 내용으로 맞는 것은?

① 그리스시대 의사들의 단체 ② 그리스시대 교회 ③ 사원
④ 의료의 상징 ⑤ 그리스시대 의사

3. 히포크라테스와 관련된 내용으로 틀린 것은?

① 그리스시대 명의
② 혈액, 녹담즙, 흑담즙, 객혈
③ 의무기록 내용의 비밀 효시
④ 과학적 근거위의 의술
⑤ 산욕열과 뇌졸중에 관한 이론

4. Edwin Smith Papyrus에 대한 내용으로 틀린 것은?

① 가장 오래된 정식 의무기록 ② 외과학 ③ Imhotep
④ 48건의 임상내용 ⑤ Fabrica

5. Rhazes에 대한 설명으로 맞는 것은?

① 천연두(small pox)와 홍역(measles)의 연구
② 예방의학의 선구자
③ 소의 장을 봉합사로 처음 이용한 의사
④ 동맥의 기능을 처음 인지
⑤ 르네상스시대의 명의

정답 1. ① 2. ① 3. ② 4. ⑤ 5. ①

6. 다음 중 연결된 내용이 틀린 것은?

① Papyrus Ebers : 오늘날의 치료법과 부합된 의학전서
② Romana Acta Diurna : 그리스시대 명의
③ St. Jerome : Hospital 용어를 처음 사용한 의사
④ Vesalius : 해부학의 아버지
⑤ John Graunt : 생정통계 개념을 대두시킨 사람

7. 병원과 관련된 내용으로 틀린 것은?

① Chicago Hospital : 중세 설립되어 개원시 의무기록 현존하고 있는 병원
② New York Hospital : 질병색인을 처음 실시한 병원
③ Pennsylvania Hospital : 환자색인을 처음 시작한 병원
④ Bartholomew's Hospital : 의무기록과와 유사한 의학도서관을 처음 둔 병원
⑤ Massachusetts General Hospital : Myers가 최초의 의무기록사서로 근무

8. 유대시대와 관련된 내용으로 틀린 것은?

① 성경과 탈무드 ② 레위기 ③ Prophylaxis
④ 치료의학의 선구자 역할한 민족 ⑤ 산후 위생

9. 미국의 JCAH에 대한 내용으로 틀린 것은?

① 병원 표준화심사가 한 단계 발전된 형태
② 병원신임심사
③ 1952년
④ 20세기 미국 의무기록분야 발전
⑤ Medicare와 Medicaid

10. 미국 보건의료정보관리(의무기록) 발전 순서가 맞게 연결된 것은?

a. 병원표준화사업	b. 외과학회 창설	c. 병원신임합동위원회 인가제도
d. 자격시험실시	e. 북미 의무기록사협회 창설	f. 병원부설 교육과정 개설

① a–b–e–d–f–c ② a–b–e–d–c–f ③ b–a–e–f–d–c
④ b–a–e–d–f–c ⑤ b–a–f–e–c–d

정답 6. ② 7. ① 8. ④ 9. ⑤ 10. ④

11. **20세기 미국의 의무기록 발전과 관련된 내용이 아닌 것은?**

① 의무기록의 교육과정 개설
② 북미주 의무기록사 협회 창설
③ Pennsylvania 병원의 개원
④ 병원표준화 심사시행
⑤ 최초의 의무기록사 채용

12. **한국 보건의료정보관리(의무기록)의 내용으로 틀린 것은?**

① 1982년 : 의무기록사제도 법제화
② 1977년 : 대한의무기록협회 사단법인으로 공인
③ 2018년 : 보건의료정보관리사 명칭 개정
④ 1983년 : Murray가 처음 의무기록사 교육 실시
⑤ 1985년 : 의무기록사 국가시험 처음 실시

13. **다음 설명으로 틀리게 기재된 것은?**

① 국제 보건기록연맹(IFHRO)의 제1차 총회 개최지는 독일
② 현재 미국의 의무기록협회지 명칭은 Journal of AHIMA
③ 의무기록의 역사는 의료의 발달과 병행
④ Bartholomew's Hospital은 의사 지시사항 남기도록 제도화
⑤ Pennsylvania Hospital은 1752년에 설립된 법인체 병원

14. **미국 외과학회와 연관된 내용이 아닌 것은?**

① 북미주의무기록협회 창설 ② 1913년
③ 암등록사업 ④ 진단명별 환자군(DRG)
⑤ 병원표준화사업 및 병원신임합동위원회

15. **Massachusetts General Hospital에 채용된 최초의 의무기록사는?**

① Florence J. Murray ② Grace W. Myers ③ Franklin
④ St. Jerome ⑤ Avicena

정답 11. ③ 12. ④ 13. ① 14. ① 15. ②

16. 다음 의무기록과 관련된 공식명칭으로 옳지 않은 것은?

① AHIMA : Journal of American Health Information Management Associations
② IFHRO : International Federation of Health Record Organizations
③ JCAHO : Journal Commission on Accreditation of Health care Organization
④ JCAH : Joint Commision on Accreditation of Hospital
⑤ DRG : Diagnosis Related Groups

정답 16. ③

제2장

보건의료정보관리(의무기록) 및 전문인

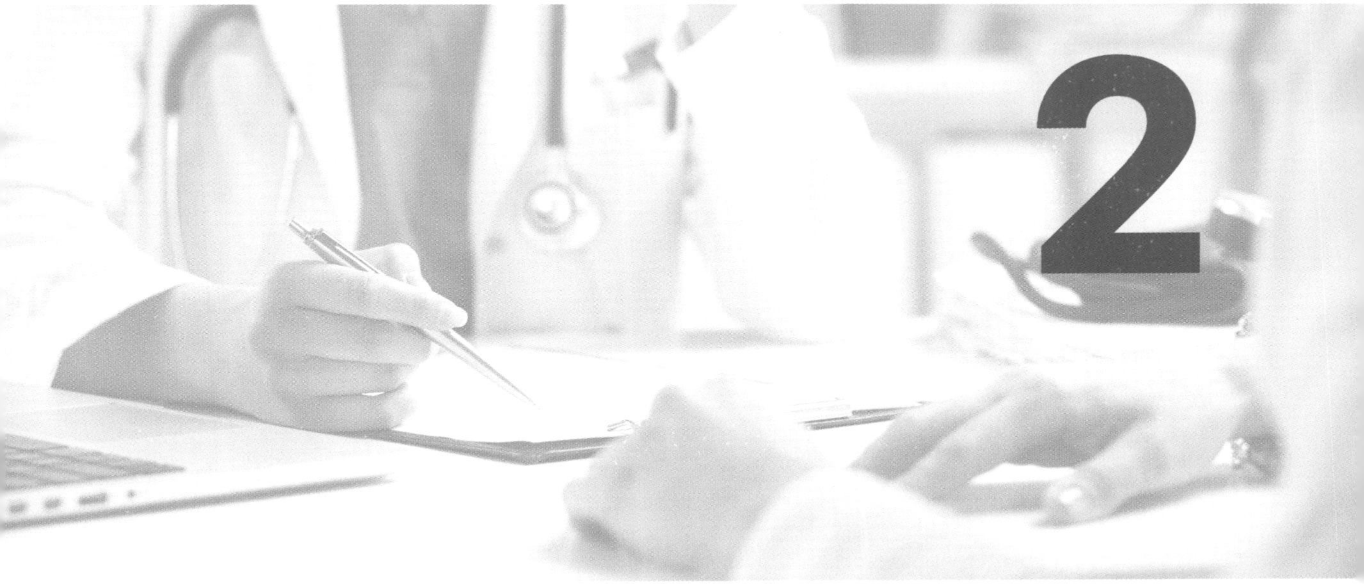

2

- 보건의료정보관리(의무기록)의 개념, 용도 및 이용
- 보건정보관리 전문인의 직제 및 업무의 변화
- 보건의료정보관리사(의무기록사)의 정의 및 역할
- 보건의료정보관리사 업무의 비교
- 한국 보건의료관리 교육제도 발전과정
- 보건의료정보관리사의 인증 교육과정
- 보건의료정보관리 직무영역 및 변화
- 보건의료정보보호, 보건의료 빅데이터 및 정보 거버넌스
- 건강정보관리 전문가 책임 및 역할
- 보건의료정보관리의 책임 및 위원회

제 2 장

보건의료정보관리(의무기록) 및 전문인

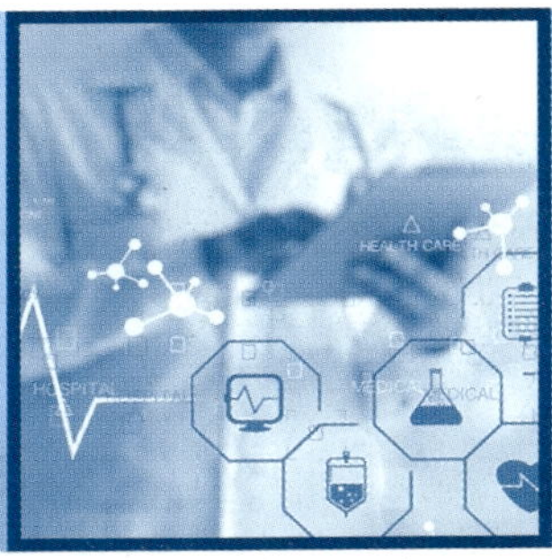

1 보건의료정보관리(의무기록)의 개념

1.1 보건의료정보관리(Health Medical Information Management)의 정의

- 환자의 질병에 관계되는 모든 사항
- 병원이 환자에게 제공해 준 진단, 치료 및 결과에 관한 사항을 기록한 문서
- 완전하고 정확한 내용이 기록되어야 함
- 외래환자, 입원환자 및 응급환자 등 모든 환자의 기록이 작성

1.2 보건의료정보관리(의무기록)의 핵심

- 보건의료정보관리(의무기록) : 병원의 재산
- 보건의료정보관리에 담긴 정보 : 환자의 것 = 비밀유지
- 병원의 궁극적 목표 : 양질의 의료 제공

2 보건의료정보관리(의무기록)의 용도 및 이용

2.1 보건의료정보관리의 용도

1) 일관성 있는 치료를 제공할 수 있는 근거자료

- 과거병력과 치료의 내용을 알게 되므로 진단과 치료의 방향을 쉽게 설정
- 과거 치료와 연계성 있는 치료를 제공할 수 있게 됨

2) 치료자들간의 의사전달의 도구

- 진료에 참여한 전문인 사이의 의사전달 소통의 수단
- 담당한 치료자들이 한 팀을 형성하여 각자의 관찰사항, 발견사항, 의견 및 치료방향 제안 등 상호교환

3) 의학연구 및 교육의 실증적 자료

- 보건의료정보관리는 후향적 방법(retrospective study)으로 의학연구시 유용한 자료
- 연구 주제에 해당하는 의무기록 검토로 의학연구 또는 전공의사나 학생 등의 의학교육에 중요한 임상자료

4) 환자, 의사 및 병원의 법적 보호 자료

- 법적 문제가 발생시 의무기록은 중요한 증거자료로 환자, 의사 및 병원을 위한 법적 보호 자료

5) 의료의 질 평가 자료

- 의료감사(medical audit), 적정진료보장(QA) 등 환자에게 제공된 치료의 질 평가
- 진단, 입원 및 재원기간 연장의 타당성, 치료의 적절성 및 결과 등 평가

6) 국가보건행정 및 병원행정에 필요한 통계자료 제공

- 의무기록을 통하여 다양한 병원통계 작성
- 국가보건행정, 병원운영에 필요한 통계자료 제공

보건의료정보관리(의무기록)의 용도

- 일관성 있는 치료를 제공할 수 있는 근거자료
- 치료자들/의사들간의 의사전달의 도구
- 의학연구 및 교육의 실증적 자료
- 환자, 의사 및 병원의 법적 보호 자료
- 의료의 질 평가 자료
- 국가 보건 정책 및 병원 운영에 필요한 통계자료 제공
- 진료비 산정의 근거자료

7) 진료비 산정의 근거자료

- 보건의료정보관리는 환자의 진료행위를 모두 기록 이를 근거로 진료비 산정

2.2 보건의료정보관리(의무기록)의 이용

1) 보건의료정보관리는 환자 개인의 건강상 내용이 기록된 비밀문서
2) 보건의료정보관리의 용도
   - 개인적 문서 : 보건의료정보관리 내용과 그 환자의 인적사항 함께 이용
   - 비개인적 문서 : 보건의료정보관리 내용만 이용

표 2-1 개인적 및 비개인적 문서

개인적 문서(Personal document)	비개인적 문서(Impersonal document)
▶ 의무기록 내용+환자 인적사항 이용 • 환자 동의+주치의 승인 필요 – 진단서 발급용 – 진료비 청구용 • 환자 동의 불필요 – 재입원/재진료시 참고용 – 법원의 제시 명령	▶ 보건의료정보관리 내용만 이용 • 환자/주치의 승낙없이 이용 – 통계분석, 질병분류 자료 – 의학연구자료 – 임상과 집담회용(conference) : 증례보고자료 – 의료의 질 평가자료

3 보건정보관리 전문인의 직제 및 업무의 변화

3.1 보건정보관리 전문인의 직제

1) 미국의 직제

(1) 보건정보관리사 호칭 변화

① 의무기록사서(Medical Record Librarian) : Mrs. Grace Whiting Myers
Massachusetts General Hospital : 최초의 의무기록사서

② 의무기록 행정가(Medical Record Administrator, MRA)
의무기록사서 → 의무기록 행정가로 변경(전문인 역할 반영)

③ 의무기록사(Medical Record Technician, MRT)

기술적 실무 담당(2년제), 미국 의무기록교육과정 이수자

(2) 의무기록 실무자

① RRA : 등록된 의무기록행정가(Registered Record Administrator)

4년제 의무기록행정가(MRA)가 자격시험 합격시

② ART : 인가된 의무기록사(Accredited Record Technician)

2년제 의무기록 교육과정 이수자가 자격시험 합격시

미국 보건의료정보관리협회의 교육 프로그램 이수자가 자격시험 합격시

③ MRP : 보건의료정보관리실무자(Medical Record Practitioner)

RRA와 ART가 아닌 보건의료정보관리과에 근무하는 실무자

(3) 미국 보건의료정보관리협회지 명칭 변경

- 미국의 협회 명칭이 변경됨에 따라 협회지도 바뀜
  - 의무기록협회 → 보건정보관리협회

표 2-2 미국 보건의료정보관리협회지 명칭 변경

년도	미국 보건의료정보관리협회지 명칭 변경
1930	Bulletin of Medical Record Librarians of North America 북미 의무기록사서 회보
1962	Medical Record News 의무기록 소식지
1980	Journal of AMRA 미국 의무기록협회 잡지 (Journal of American Medical Record Association)
1991	Journal of AHIMA 미국 보건정보관리협회 잡지 (Journal of American Health Information Management Association)

(4) 보건정보관리자의 역할 : 미국보건정보관리협회(AHIMA)

① 보건정보관리자(Health Information Manager)

- 병원 의료정보시스템 구축시 중재자 역할
- 자료의 질, 접근성 및 비밀유지

② 임상자료전문가(Clinical Data Specialist)

- DRG 도입 등 병원경영을 위해 진료데이터를 체계적으로 관리 · 보관자

③ 환자정보조정자(Patient Information Coordinator)

- 환자 개인의 건강정보관리 도와 주는 역할
- 개인의 건강이력, 정보노출, 새로운 제도 이해 및 정보 자료원 등의 관리자

④ 자료 질 관리자(Data Quality Manager)

- 정보관련 정책 결정, 정보의 질 모니터링(monitoring) 및 감시역할

⑤ 문서 및 저장 관리자(Document and Repository Manager)

- 컴퓨터에 보관된 진료정보를 데이터베이스 기법을 이용하여 사용자들이 원할 때 신속 · 정확하게 제공하는 자

표 2-3 의무기록사와 보건정보관리사의 역할 비교

의무기록사	보건정보관리사
• 챠트 관리 – 챠트 수집, 분석, 신속한 대출 및 보관 • 미비기록관리 – 완전, 정확한 의무기록이 되도록 의사 도움 • 진료통계 작성 – 퇴원챠트 분석을 통해 진료통계 제시 • 서식관리 – 서식고안에 대해 실무적 지식 요구	• 보건정보관리자 – 자료의 질, 접근성, 비밀유지 • 임상자료 전문가 – 질병 · 수술분류, 각종 통계 및 의학연구 등 DB 관리자 역할 • 환자정보 조정자 – 환자 개인의 이력, 정보노출, 새로운 제도의 이해 및 정보 자료원 등의 관리자 • 자료의 질 관리자 – 데이터 사전, 정보관련 정책결정, 정보의 질 및 모니터링(monitoring) 감시역할 • 문서 및 저장 관리자 – CPR, CDR 등 병원 진료 데이터를 필요시 쉽게 접근하여 활용할 수 있는 역할 • 연구 및 의사결정지원 분석가 – 데이터 활용에 관한 전문지식을 가진 전문가 • 보안관리자 – 보안규정, 정책, 권한지정 운영체계 및 감시 등 전자시스템 관리

⑥ 연구 및 의사결정지원 분석가(Research and Decision Support Analyst)

- 병원경영과 진료에 관한 의사결정에 활용할 수 있도록 데이터 활용에 관한 전문가

⑦ 보안관리자(Security Officer)

- 보안규정, 정책, 권한지정, 운영체계 및 감시 등 전자시스템으로 관리하는 모든 정보의 보안관리자

(5) 의무기록 전문인의 호칭 변경

① RHIA : 등록된 보건정보관리자(Registered Health Information Administrator)

② RHIT : 등록된 보건정보사(Registered Health Information Technician)

③ Coding 전문가 자격제도

- CCS(Certified Coding Specialist)
  - 병원급 의무기록을 검토하여 진단명과 시술명들을 분류하는 전문가 자격 인정
- CCS-P(Certified Coding Specialist-Physician based)
  - 의원급 의무기록을 분류대상
  - 고등학교 졸업자로 현장경력 3년 이상인 자

보건의료정보관리 전문인 호칭 변경 (의무기록 → 보건정보)

- RRA(Registered Record Administrator) → RHIA(Registered Health Information Administrator
  등록된 의무기록행정가 → 등록된 보건정보행정가
- ART(Accredited Record Technician) → RHIT(Registered Health Information Technician)
  인가된 의무기록사 → 등록된 보건정보사
- AMRA(American Medical Record Association) → AHIMA(American Health Information Management Association)
  미국의무기록협회 → 미국보건정보관리협회

2) 한국의 직제

(1) RRA와 ART의 분류

① RRA(Registered Record Administrator, 등록된 의무기록행정가)

- 연세의학기술수련원에 의무기록사서 과정 개설(1965)
- 학사학위 소지자로 연세의학기술수련원 의무기록사서 과정 이수자+대한 의무기록 협회 주관 자격시험 합격시

  ◐ 의무기록사서 → RRA → 의무기록사4434로 호칭 통일(1982. 4. 의료기사법 개정)

② ART(Accredited Record Technician, 인가된 의무기록사)

- 보건의료에 관한 학문을 전공한 전문대학 이상의 졸업자
- 고등학교 졸업 이상+대한의무기록협회 주관 1년 과정 의무기록 교육 이수 → 협회 주관 자격시험 합격시

(2) 보건의료정보관리사(의무기록사) 호칭 변경

- 의무기록사서 → 등록된 의무기록행정가(RRA), 인가된 의무기록사(ART) → 의무기록사(1982) → 보건의료정보관리사(2018)

3.2 보건의료정보관리(의무기록) 업무의 변화

1) 의무기록 부서 중심 → 보건의료정보관리 부서의 정보 중심으로 변화
2) 물리적 관리 → 데이터 항목을 정의, 모델링, 감사 및 관리로 변화
3) 자료수집, 필요시 제공 업무 → 지식 자료원 공유, 정보기술 이용하여 전자적 검색, 통계 및 모델링하는 업무로 변화
4) 종이 의무기록 서식 고안 → 데이터의 논리, 흐름을 고려한 전자서식 고안 개발로 변화
5) 보건의료정보의 안전관리와 그 내용의 비밀유지에 상응해서 변화 → 전산정보의 부당한 노출, 변조 및 훼손에 대한 위험요인을 평가, 분석
   - 사생활 보호(privacy)와 보안(security)의 관리를 위한 예방과 통제조치 강구로 변화

표 2-4 보건의료정보관리(의무기록) 업무의 변화

의무기록 업무 : 과거	보건의료정보관리 업무 : 현재
• 부서 중심	• 정보 중심
• 물리적 관리	• 데이터 항목을 정의, 모델링, 감사, 관리
• 자료수집, 필요시 제공 업무	• 지식 자료원 공유 • 정보기술 이용하여 전자적 검색, 통계 및 모델링 업무
• 종이 의무기록 서식 고안	• 데이터의 논리, 흐름을 고려한 전자서식 고안 개발
• 보건의료정보의 안전관리와 그 내용의 비밀유지에 상응	• 전산정보의 부당한 노출, 변조 및 훼손 – 위험요인을 평가, 분석 – 사생활 보호와 보안의 관리를 위한 예방과 통제조치 강구

4 보건의료정보관리사(의무기록사)의 정의 및 역할

4.1 보건의료정보관리사의 정의

1) 보건의료정보의 생성 및 활용을 위해 신뢰할 수 있는 양질의 보건의료정보 생성관리
2) 안전한 보건의료정보의 이용 및 보존 관리, 가치있는 보건의료정보의 활용을 관리

4.2 의료정보센터의 핵심 역할

1) 보건의료정보는 의료정보센터로 핵심적 역할 담당
2) 질병예방, 효율적 환자진료, 진료비상환, 기록, 연구, 정책분석, 규정
3) 의료기관 인가심사 등에 대해 개인 또는 기관에게 의사결정을 지원
   • 양질의 데이터를 효율적으로 수집, 분석 및 활용 역할
4) 양질의 환자진료 제공
   • 필수적인 의료정보 및 보건의료정보를 수집, 분석 및 보호
5) 최신 정보기술 활용
   • 의료정보 및 전자의무기록 EMR의 완전성, 정확성 및 정보보호를 보장
6) 보건의료분야의 임상, 재정 및 법 적용

- 질병 및 수술분류가 표준화된 형태로 활용되는 것을 보장
- 의료데이터 무결성, 기밀성 및 보안 등에 대한 최고 수준을 유지
- 언제 어디서나 올바른 의료정보를 이용할 수 있도록 함

4.3 데이터 주기에 따른 보건의료정보관리사의 역할

1) 데이터의 생성 및 관리

(1) 데이터의 수집 체계 구축 및 관리

① 양질의 표준화된 데이터의 안전한 수집 체계 구축 및 관리

② 표준화된 데이터의 안전한 수집 기준, 형식 및 내용 등

- 콘텐츠 개발과 개인정보보호 체계를 정보시스템에 적용
- 조직과 업무 프로세스를 관리
- 임상용어, 약어 등 마스터 데이터 구축 및 관리
- 질병 및 의료행위 분류 등 마스터 데이터 구축 및 관리
- 의료정보, 동의서 등 서식 개발 및 관리
- 의료정보 전자 서명 등록 및 관리 등

(2) 의료정보의 완전성 및 진료정보의 코드화

① 의료정보의 정확성과 완전성을 관리하고 진료정보를 코드화

- 이를 정보로 변화함

② 의료정보의 정확성, 충실성, 완전성 관리(미비기록) 관리

- 의료정보의 정정 및 삭제 관리
- 이중 등록번호 관리
- 주-부진단명 및 입원시 상병 정확성 관리
- 질병, 사인, 의료행위, 종양 분류 및 포괄수가제 등

2) 데이터 분석, 보존 및 파기

- 데이터, 정보 분석 및 보존 단계의 역할
  - 정보 생성 및 분석용 데이터베이스의 구축, 의료정보의 적법한 보존, 파기 관리

(1) 정보 생성 및 분석용 데이터베이스 구축

- 의료정보 데이터를 분석하여 정보로 변환
  - 2차적 이용을 할 수 있도록 데이터베이스 구축 및 각종 통계
  - 지표 및 정보를 생성
- 퇴원환자 분석 데이터베이스 구축
- 암환자 등록 데이터베이스 구축
- 보험관련 청구, 심사 등의 정보 생성 및 연계
- 진료 및 경영통계 생성
- 의료의 질 지표 생성
- 기타 요구에 따른 의료정보 분석 및 정보 생성 등

(2) 의료정보의 적법하고 안전한 보존, 파기 관리

- 의료정보의 보존, 파기 관리
- 의료정보 동의서 등 영상 스캔 관리
- 의료정보의 위탁업체 관리 등

3) 데이터 접근 및 활용

- 데이터 정보 접근 및 활동 단계의 역할은 의료정보의 적법
  - 안전한 이용 관리와 보건의료정보의 2차적 이용 및 활용 관리

(1) 의료정보 목적의 적법 및 안전한 이용

- 1차적 이용 목적의 적합하고 안전한 이용, 제공을 관리
  - 의료정보의 접근권한 관리, 이용자 모니터링 감사 관리
  - 의무기록 열람 및 사본 발급 관리
  - 의무기록, 의료정보의 이용 및 제공 관리
  - 건강보험 청구 및 의료비 상환 관리
  - 진료를 위한 의료정보의 외부 연계 관리 등

(2) 보건의료정보의 2차적 활용

- 2차적 이용 요구에 맞추어 적법하고 안전한 이용, 활용을 관리

– 임상연구의 지원
– 외부기관 보고 및 조사 자료의 제공 관리

4) 데이터 라벨러(Data labeller) 및 코딩전문가

- 데이터 라벨링(data labeling)은 사물이나 사진, 동영상 등을 인공지능이 인지
  – 이를 할 수 있도록 태그를 달아 주는 것
  – AI는 사람이 쓰는 문서나 사진 등과 같은 일반 데이터를 식별할 수 없음
  – AI가 학습할 데이터를 1차 가공해 주는 단순작업
  – 이것을 하는 사람을 데이터 라벨러라고 함
  – 의료분야에서의 데이터 라벨러는 코딩전문가가 필요

4.4 보건의료정보관리사의 업무 범위

1) 의료정보의 질 관리 체계 수립 및 적용

- 의료정보의 신뢰성 및 질 관리를 위한 체계 수립 및 적용
- 의료정보의 법, 제도적 요건에 따른 기관의 정책을 수립하고 관리 체계를 구축
  – 보건의료정보를 다루는 사람의 책임과 의무를 정하고 모니터링 및 통제하는 역할
  – 의료정보 전생애주기 관리 체계 수립 및 적용
  – 의료정보 관리 정책, 규정 등 제 · 개정
  – 의료정보 보호 및 보안정책 수립 및 개선
  – 데이터 및 정보 거버넌스

2) 보건의료정보 자원의 관리

- 보건의료정보의 기준 및 질 수준에 영향을 미치는 자원을 관리
  – 질 향상을 위한 혁신을 주도
  – 보건의료정보의 질 향상을 위한 개선 관리
  – 보건의료정보 흐름, 정보자원 분석 및 문제점 개선 관리
  – 보건의료정보에 영향을 미치는 사람, 프로세스, 기술의 개선 관리 등
  – 법, 제도 및 이용자 요구도 변화에 따른 변화 관리
  – 보건의료정보 질 관리 등

표 2-5 데이터 주기의 보건의료정보관리사(의무기록사)의 역할

<table>
<tr><th colspan="2">데이터 주기의 보건의료정보관리사의 역할</th></tr>
<tr><td>▶ 데이터 정보 생성, 수집 구축 및 관리
• 표준화된 데이터의 수집체계 구축 및 관리
• 콘텐츠 개발과 개인정보보호 체계
– 정보시스템에 적용
– 조직과 업무 프로세스 관리
– 임상용어 등 마스터 데이터 구축 및 관리
– 의료정보, 동의서 등 서식 개발 및 관리
– 의료정보 전자 서명 등록 및 관리 등

▶ 데이터 질 관리 및 진료정보의 코드화
• 의료정보의 정확성과 완전성을 관리
• 진료정보의 코드화를 정보로 변화함
• 의료정보 정정, 삭제 및 이중 등록번호 관리
• 주–부진단명 및 입원시 상병 정확성 관리

▶ 정보 생성 및 분석용 데이터베이스 구축
• 의료정보 데이터를 분석하여 정보로 변환
– 2차적 이용을 할 수 있도록 데이터베이스 구축 및 각종 통계
– 지표 및 정보 생성
• 퇴원환자/암환자/보험관련 청구 및 심사 데이터베이스 구축
• 진료, 경영통계 및 의료의 질 지표 생성</td><td>▶ 의료정보의 적법, 보존 및 파기관리
– 의료정보의 보존, 파기 관리
– 의료정보 동의서 등 영상 스캔 관리
– 의료정보의 위탁업체 관리 등

▶ 데이터 정보 접근 및 활용
• 1차적 이용 목적의 적합하고 안전한 이용, 제공 관리
– 의료정보의 접근권한 관리, 이용자 모니터링 감사 관리
– 의무기록 열람 및 사본 발급 관리
– 의무기록, 의료정보의 이용 및 제공 관리
– 건강보험 청구 및 의료비 상환 관리
– 진료를 위한 의료정보의 외부 연계 관리

▶ 보건의료정보의 2차적 이용 관리
• 2차적 이용 요구에 맞추어 적법하고 안전한 이용, 활용을 관리
– 임상연구의 지원
– 외부기관 보고 및 조사 자료의 제공 관리

▶ 데이터 라벨러 및 코딩전문가
• 데이터 라벨링은 사물이나 사진, 동영상 등을 인공지능이 인지로 태그 달아 줌
– AI는 사람이 쓰는 문서나 사진 등과 같은 일반 데이터를 식별할 수 없음
– 의료분야에서의 데이터 라벨러는 코딩전문가 필요</td></tr>
</table>

5 보건의료정보관리사 업무의 비교

5.1 수기 의무기록의 업무

1) 종이 의무기록의 보관 및 관리
2) 보건의료정보의 정질–정량분석 및 미비관리
3) 통계작성 및 질병 및 의료행위분류, 종양, 사인분류 등

5.2 전자의무기록(EMR)의 업무

1) 전자의무기록 관리프로그램에 의한 서식 및 의무기록관리
   - 수집, 분석, 색인, 통계, 자료의 질관리 등
2) 병원정보시스템 기능 운영
3) 데이터베이스 조회 및 분석
4) EMR 서식이나 분석체계 등에 대한 평가
5) 안전관리 규정 확립
6) 용어, 권한 및 열람관리
7) 사본발급, 정보보안관리

표 2-6 수기 및 전자의무기록의 업무

수기 의무기록의 업무	전자의무기록(EMR)의 업무
• 종이 의무기록의 보관 및 관리 • 보건의료정보의 정질-정량분석 • 미비관리 • 통계작성 및 질병 및 의료행위분류 • 종양 사인분류 등	• 전자의무기록 관리프로그램에 의한 서식 및 의무기록관리 – 수집, 분석, 색인, 통계, 자료의 질관리 등 • 병원정보시스템 기능 운영 • 데이터베이스 조회 및 분석 • EMR 서식이나 분석체계 등에 대한 평가 • 안전관리 규정 확립 • 용어, 권한 및 열람관리 • 사본발급, 정보보안관리

6 한국 보건의료관리 교육제도 발전과정

6.1 한국 보건의료정보관리 교육제도의 변천

1) 1962년 : Murray 단일 및 색인제도 도입

- Murray 단일번호제도, 질병분류 및 색인, 환자색인 제도 도입

2) 1965–1996년 : 의학기술 수련원 의무기록 사서 과정 개설

- Murray 의학기술 수련원에 의무기록 사서 과정 개설

- 1965년 : 연세의학기술수련원 개설
- 보건의료정보관리사 양성 : 1996년까지 운영

3) 1977년 : 대한의무기록협회 사단법인체로 출범

- 대한의무기록협회(Korean Medical Record Association, KMRA) 사단법인체
  - 보사부(보건복지부 전신) 인가

4) 1982년 : 의무기록사제도 법제화

- 1982년 4월 : 의료기사법 개정 법률안이 정식 공포됨
- 국가면허시험에 합격한 자 : '의무기록사'라는 호칭 부여

5) 1985년 : 1회 국가면허시험 실시

- 년 1회 국가 면허시험 실시

6) 1990년

- 1990년부터 : 4년제 대학 의무기록사 교육과정 개설하기 시작
- 2010년에 100개 이상의 대학
  - 보건복지부로부터 의무기록사 국가시험 응시 자격 인정 승인 받음

7) 2014년 : 의료정보관리 직무분석 NCS 개발

(1) NCS(국가직무능력표준, National Competency Standards)

- 산업현장에서 직무를 수행하는 데 필요한 능력(지식, 기술, 태도)을 국가가 표준화한 것
- 교육훈련 · 자격에 NCS를 활용하여 현장중심의 인재를 양성할 수 있도록 지원하고 있음

(2) 국가직무능력표준(NCS) 활용시 장점

- 기업은 NCS를 활용해서 조직 내 직무를 체계적으로 분석
  - 이를 토대로 직무 중심의 인사제도(채용, 배치, 승진, 교육 및 임금 등)를 운영할

수 있음

(3) 기업에서 NCS 활용의 기대효과

- NCS 직무기술서를 바탕으로 지원자의 역량을 평가할 수 있는 채용 프로세스 설계 및 도구(채용공고, 서류, 필기, 면접) 개발
- 직무능력중심 인재채용(기업 · 지원자 미스매칭 해소)
- 입사 시 재교육비용 절감
- 재직자훈련(교육)
- 직급별로 요구되는 직무중심의 교육 훈련 이수 체계 마련
- 체계적인 교육 · 훈련시스템 마련
- 직무 맞춤교육으로 생산성 향상
- 근로자의 학습참여 촉진
- 배치 · 승진
- NCS 사내 경력개발경로 개발
- 배치 · 승진 체크리스트 개발
- 인재에 대한 회사의 기대와 근로자의 역량 간 불일치 해소

(4) 임금

- NCS를 기반으로 한 직무분석으로 연공급 중심의 임금체계를 '직무급' 구조로 전환
- 근로자의 직무역량과 능력에 따라 적정 임금 지급

8) 2018년

(1) 『의료기사 등에 관한 법률』이 개정되면서 의무기록사 명칭

- 보건의료정보관리사로 개정

(2) 교육의 질을 제고하기 위해 『고등교육법』 제11조의2

- 인정기관의 인증 받은 대학, 산업대학 및 전문대학에서만 보건의료정보관리사 교육과정 개설 가능

표 2-7 보건의료정보관리사 교육제도의 발전과정

년도	내용
1962	• Murray 단일번호제도, 질병분류 및 색인, 환자색인 제도 도입
1977	• 대한의무기록협회 출범
1982	• 1982년 4월 : 의료기사법 개정 법률안이 정식 공포됨 • 국가면허시험에 합격한 자 : '의무기록사'라는 호칭 부여
1985	• 1회 국가면허시험 실시
2018	• 의무기록사 명칭 → 보건의료정보관리사로 개정

7 보건의료정보관리사의 인증 교육과정 및 국가직무능력표준(NCS)

7.1 보건의료정보관리사의 인증 교육과정

1) 보건의료정보관리사 교육과정은 '의료기사 등에 관한 법률 시행규칙 제7조'에 명시
2) 보건의료정보관리사 국가시험 응시 자격
   - 18개 교과목 중 필수이수 40학점 이상
   - 선택이수(특성화 학습영역 교과목) 교과목 중 10학점 이상 이수

표 2-8 보건의료정보관리 필수이수 교과목

교과목	이론/실습	교과목	이론/실습
1. 보건의료정보관리학*	이론	10. 건강보험 이론 및 실무	실습
2. 보건의료정보관리실무*	실습	11. 보건의료통계	실습
3. 보건의료조직관리	이론	12. 보건의료데이터관리	실습
4. 건강정보보호	이론	13. 의료정보기술	이론
5. 질병 및 의료행위분류*	실습	14. 의료관계법규	이론
6. 의무기록정보 분석실무*	실습	15. 의학용어	이론
7. 의무기록정보 질향상 실무*	실습	16. 병리학	이론
8. 암등록*	실습	17. 해부생리학	이론
9. 의료의 질관리	이론	18. 현장실습	실습

* 보건의료정보관리사의 필수 강의

7.2 보건의료정보관리사 면허 취득 방법

1) 보건의료정보관리사 면허를 취득하려면 '고등교육법 제11조의2'에 의거
- 인정기관으로부터 보건의료정보관리사 교육과정 인증을 받은 대학
- 보건의료정보관련 학문을 전공하고 보건복지부령으로 정하는 교과목을 이수 졸업자
- 보건의료정보관리사 국가시험에 합격하면 보건복지부장관의 면허 취득

7.3 보건의료정보관리 교육평가 인증제도

1) 목적

(1) 보건의료정보관리 교육프로그램(교육과정)
- 보건의료 산업계에서 요구하는 보건의료정보관리사의 역량을 갖춘 졸업생
- 배출하기 위한 방안

(2) 교육 구성의 제반요소(프로그램, 교육여건 등) 및 성과 중심 교육체계 구비
- 교육의 질을 지속해서 개선 관리
- 보건의료정보관리 교육의 발전 촉진
- 양질의 보건의료정보관리사 배출 기여

2) 평가 및 인증 대상

(1) 『의료기사 등에 관한 법률』 제4조 제1항 제1호에 근거 다음 요건 구비 프로그램
(2) 『고등교육법』 제2조에 따른 대학, 산업대학, 전문대학에서 운영하는 학위과정
(3) 『의료기사 등에 관한 법률 시행규칙』 제7조에 따른 별표 1의 '보건의료정보관리학 교과목'을 편성 및 운영

3) 평가 및 인증의 구분

(1) 신규평가
- 평가 · 인증 신청 당시 보건의료정보관리 교육프로그램을 운영하고 있음

  - 졸업생을 1회 이상 배출하지 않은 경우
- 인증 프로그램 중단이 1년 이상 지속된 대학이 인증을 받기 위해
  - 프로그램을 재운영하는 경우
- 현재 보건의료정보관리 교육프로그램을 운영하지 않음
  - 대학에서 보건의료정보관리 교육프로그램의 운영 계획을 확정한 경우

(2) 정기평가
- 보건의료정보관리 교육프로그램을 운영하여 졸업생을 1회 이상 배출
- 신규평가 · 인증에서 인증 판정을 받은 후 인증 기간이 만료되기 이전
  - 인증 유효기간을 연장하기 위해 평가 · 인증을 받는 경우

7.4 보건의료정보관리사의 국가직무능력표준(NCS) 분류체계

1) 보건의료정보관리사의 직무분석 : NCS

(1) 산업현장의 요구에 대한 인력의 체계적인 양성을 목표

(2) 2002년 고용노동부와 한국산업인력공단
- 국가직무능력표준(national competency standard, NCS)을 개발

(3) 보건의료정보관리사는 의료기술지원 분류 중 의료정보관리 직무에 해당하는 NCS를 개발
- 2015년도에 NCS 기반 학습모듈을 개발하였음

2) 보건의료정보관리(의무기록) NCS의 정의

(1) 보건의료정보관리는 개인건강기록과 진료정보가 정확하고 무결성 유지
- 데이터를 수집, 분석 및 관리
- 환자진료, 건강증진, 진료비상환, 교육, 연구 및 정책분석에 필요한 정보와 통계를 생성하여 이를 활용할 수 있도록 지원

(2) 데이터 질 향상을 지속적으로 유지

(3) 보건의료정보관리 이용에 대한 법적 준거성과 적용기술의 신뢰성을 확인
- 개인정보를 보호하는 업무 등을 수행함으로써 국민건강증진에 기여하는 일

표 2-9 보건의료정보관리사의 국가직무능력표준(NCS) : 직무분석

<table>
<tr><td rowspan="3">직무분야</td><td rowspan="3">보건의료
정보관리사</td><td colspan="4">NCS 분류체계</td></tr>
<tr><td>대분류</td><td>중분류</td><td>소분류</td><td>세분류</td></tr>
<tr><td>06. 보건의료</td><td>01. 보건</td><td>01. 의료기술 지원</td><td>14. 의료정보관리</td></tr>
<tr><td>주요사업</td><td colspan="5">• 지역주민의 건강을 책임지는 다양한 공공의료사업 및 전문적인 의료서비스를 제공
– 이를 위해 진료, 교육 및 연구 등 다양한 의료관련 사업 수행</td></tr>
<tr><td>직무
수행내용</td><td colspan="5">• 의약품 주작용 모니터링, 분석, 보고, 공유, 개선업무, 의무기록 분석
• 개인정보보호 활동, 전자동의서 및 서식, 관리, 스캔업무 수행 등
– 이를 통해 환자의 개인정보를 보호
– 의무기록이 충실하게 완결될 수 있도록 지원하는 업무</td></tr>
<tr><td>능력단위</td><td colspan="5">(의료정보) 02. 의료정보서식 개발관리 03. 의료정보 분류 04. 의료정보 완전성 관리 05. 의료정보 전사 06. 질환등록 07. 의료정보 생성 활용 08. 의료정보보호 09. 진료정보 지원 10. 요양급여 정보관리 11. 의료정보관리 질 향상 12. 의료기관평가 지원</td></tr>
<tr><td>진행방법</td><td colspan="5">서면심사 → 필기전형 → 면접전형 → 최종합격자 발표</td></tr>
<tr><td>일반요건</td><td colspan="5">무관</td></tr>
<tr><td>교육요건</td><td colspan="5">무관</td></tr>
<tr><td>자격요건</td><td colspan="5">보건의료정보관리사 면허증 소지자</td></tr>
<tr><td>필요
서식</td><td colspan="5">• 의료법에 관한 지식, 개인정보 보호법에 관한 지식, 병원 규정 및 지침에 관한 지식, 진단명 및 진단코드 분류에 관한 지식
• 국제의료행위분류에 관한 지식, 보건의료통계에 관한 지식
• 암등록에 관한 지식, 공중보건에 관한 지식, 국민건강보험법에 관한 지식
• 의학용어에 관한 지식, 공중보건학에 관한 지식, 해부생리학에 관한 지식
• 의료정보학에 관한 지식, 사망 및 질병이환의 분류번호 부여를 위한 선정 준칙과 지침에 관한 지식, 전자동의서 및 서식에 관한 지식
• 스캔업무에 관한 지식, 의무기록 사본 발급에 관한 지식 등</td></tr>
<tr><td>필요기술</td><td colspan="5">• 의료 데이터의 질 향상 분석 능력, 암등록 업무 수행 능력, 퇴원 등
• 재원환자의 데이터 분석 및 미비관리 능력, 의무기록 사본 발급 및 비용 수납 수행 능력, 전자동의서 및 서식 관리 능력, 스캔 업무 관리 능력
• 국제의료행위분류, 코딩 수행능력, 진단명 및 질병코딩 수행 능력, 통계분석 및 통계관련 프로그램 활용 능력, 개인정보 보호 및 수행 능력
• 의무기록 관리 수행 능력, 사인 코딩 수행 능력, 의료정보 전사 수행 능력 등</td></tr>
<tr><td>직무
수행태도</td><td colspan="5">• 신속한 업무처리 수행 태도, 정확하게 법규와 지침을 적용하는 태도
• 공정하고 합리적인 태도, 자기 자신에게 주어진 일을 책임감 있게 완료하는 태도
• 상호협력하는 태도, 환자에 대한 친절한 태도, 관련 부서에 대한 업무 이해
• 상호 존중태도, 전문성 향상을 위한 적극적인 학습태도 등</td></tr>
<tr><td>직업
기초능력</td><td colspan="5">• 의사소통능력, 문제해결능력, 자기개발능력, 대인관계능력
• 조직이해능력, 직업윤리</td></tr>
<tr><td>참고
사이트</td><td colspan="5">www.ncs.go.kr 홈페이지 → NCS 학습모듈 검색</td></tr>
</table>

표 2-10(A) 의료정보관리의 국가직무능력표준(NCS)의 구체적 내용

능력단위	능력단위 요소	정의
의료정보전사 (3)	1. 의료정보 전사시스템 구축 2. 의료정보 전사하기 3. 의료정보 전사완결 관리	• 의사가 구술, 녹음한 진료내용이나 각종 검사결과가 신속 · 정확하게 의료정보로 작성될 수 있도록 함 – 전사시스템을 갖추고 활용 – 전자의무기록과 연계하여 완전한 의료정보로 완결시키는 능력
의료정보보호 (7)	1. 의료정보보호 관련 법 준수 2. 의료정보 보안기술 적용하기 3. 의료정보 안전 관리하기 4. 의료정보보호 교육하기	• 진료과 관련된 의료기관에서 생성 및 관리하고 있는 개인의료정보를 정해진 법에 따라 보호 – 안전한 방법으로 적정하게 이용될 수 있도록 유지 관리하는 일 – 모든 직원에게 의료정보보호 관련 법과 보호 방법을 교육 – 개인정보가 보호될 수 있도록 하는 능력
진료정보지원 (3)	1. 환자진료정보 DB 구축/관리하기 2. 진료서비스 지원하기	• 환자 자료를 수집하여 의료기관 등록번호 연계 시스템을 구축/관리 – 이중번호에 따른 오류 발생 예방 – 진료 스케줄과 과정을 안내하는 등 – 환자 안전 보장을 위한 정보제공이 가능하도록 지원하는 능력
요양급여 정보관리 (4)	1. 적정진료정보 관리하기 2. 요양급여 심사청구하기 3. 요양급여 심사청구 사후 관리하기 4. 진료수가 초청 관리하기	• 환자에게 제공된 진료서비스가 적정진료 기준에 적합한지 모니터링 – 적법한 기준에 따라 요양급여를 청구 – 사후 관리 위한 정보를 제공하는 능력
의료정보관리 질 향상 (6)	1. 의료정보관리 질 향상 계획하기 2. 의료정보관리 질 향상 활동하기 3. 의료정보관리 질 향상 성과평가하기 4. 질 향상 활동 지원하기	• 의료기관에서 진료서비스 제공에 필수적으로 활용하는 의료정보 관리 – 목표하는 질 향상 지표에 따라 업무 개선활동 – 평가 시행 후 모니터링하는 능력
의료기관 평가지원 (5)	1. 의료기관평가 준비 지원하기 2. 의료기관평가 조사받기 3. 의료기관평가 결과 피드백하기	• 의료기관평가에 필요한 진료관련 데이터를 요청하는 부서에 제공 – 의료정보에 대한 수검을 준비 – 조사평가 받고 결과를 피드백하는 능력
의료정보 DB 관리 (4)	1. 의료관련 용어(DB 구축/관리하기) 2. 진료관련 DB 구축/관리하기	• 환자에게 제공하는 진료서비스와 관련된 자료를 수집 – 공통된 의료정보시스템으로 구축 – 구축된 DB를 종류별로 정해진 지침과 절차에 따라 지속적 관리하는 능력
의료정보 서식 개발관리(4)	1. 의료정보 서식 개발하기 2. 의료정보 서식 시스템 구축/관리하기	• 적법한 환자진료와 의료행정에 대한 정보가 충분하고 정확히 수집되도록 함 – 서식 구조와 형태의 일관성 – 공통된 것으로 개발 및 관리 능력

표 2-10(B) 의료정보관리의 국가직무능력표준(NCS)의 구체적 내용

능력단위	능력단위 요소	정의
질병 · 의료행위 분류 (4)	1. 질병의료행위 분류하기 2. 질병의료행위 분류코드 모니터링	• 진단 및 의료행위를 한국표준질병사인분류, 국제질병분류 및 국제의료행위분류 지침 – 이에 따라 분류하고 관리하는 능력
포괄수가제 관리 (5)	1. DRG/신포괄수가제 분류하기 2. DRG/신포괄수가제 분석 · 활용하기	• 진단, 의료행위 및 관련 정보를 포괄수가제 분류 지침에 따라 관리하는 능력
의료정보 완전성 관리 (4)	1. 의료정보 완결도 관리하기 2. POA(Present on Admission 입원시 상병) 관리하기 3. 의료정보 작성 시한성 관리하기 4. 의료정보 외부평가 항목관리하기	• 생성된 의료정보가 정확하고 충실하게 작성 되었는지 확인 – 작성자가 미완결 및 부적절한 사항에 대해 작성 – 완전한 의료정보가 될 수 있도록 관리하는 능력
질환등록 (4)	1. 질환등록 시스템 구축/관리하기 2. 등록질환 정보 수집/보고하기	• 질환등록 사업과 의료기관에서 필요한 의료정보를 기준에 따라 수집 및 보고 – 일관성 있게 이용될 수 있도록 하는 능력
의료정보 생성 · 지원 (5)	1. 의료 질 지표 생성/지원하기 2. 임상연구 자료 생성/지원하기 3. 내외부 요청 의료정보 생성/지원하기	• 의료기관 내 · 외부 요구를 확인 – 사용 목적과 필요조건 및 용도에 적합한 데이터를 가공하고 처리 – 적법한 범위 내에서 의료정보 및 질 지표를 생성하고 제공하는 능력
의료정보 열람 · 제공 교류 (A)	1. 의료정보 사본발급열람 관리하기 2. 진료정보교류 지원하기(기관)	• 적법한 범위와 요청 목적에 따라 사용할 수 있도록 완전한 방법으로 의료정보를 제공 – 병원과 병원, 환자와 병원간 의료서비스를 제공받을 수 있도록 지원하는 능력
암등록 (A)	1. 암등록 시스템 구축/관리하기 2. 암등록 정보 생성하기 3. 암등록 정보 활용하기	• 암환자 대상으로 암등록 지침에 따라 – 일반적 특성, 임상 및 병리학적 소견 등 – 관련 정보를 수집하여 정확하게 등록하는 능력
의료정보관리 규정 관리 (C)	1. 의료정보보호 규정 제 · 개정하기 2. 의료정보 사본발급열람 규정 제 · 개정하기	• 정확하고 효율적으로 의료정보를 관리할 수 있도록 필요한 제반적 규정, 지침 및 절차 등을 수립하여 관리하는 능력

출처 : https://www. ncs.go.kr 보건의료정보관리학

8 보건의료정보관리 직무영역

8.1 보건의료정보관리 핵심 직무영역

1) 의료정보관리팀에서 보건의료정보관리 전문인의 핵심적 업무수행 필수 이용
   - 병원정보시스템은 OCS, EMR, 데이터베이스관리 및 보안관리
2) EMR 서식생성기 프로그램을 이용하여 전자의무기록에서 사용하는 서식을 관리
   - 분야별 자료 수집하고 조회
   - 자료분석과 필요한 정보생성이 가능하도록 데이터베이스의 설계와 구축에 참여

표 2-11 병원정보시스템(OCS/EMR)에 의한 정보인프라 구축 업무

업무	세부적 업무	업무 요소	병원정보시스템
정보인프라 구축	정보관리 체계개발	서식 및 전산화면 개발 및 관리	병원정보시스템(OCS/EMR) 개발 및 구축 참여
		퇴원자료 DB 관리체계 개발	
		미완결 기록 점검항목 및 체계개발	
		영상의무기록 시스템 구축	
		전자의무기록 시스템 개발 참여	
		데이터웨어하우스 구축 참여	
	데이터 베이스 구축	질병분류 데이터베이스 구축관리	
		의료행위분류 데이터베이스 구축관리	
		종양분류 데이터베이스 구축관리	
		의사 데이터베이스 구축관리	
		서식 용어사전 구축관리	
		의학약어 데이터베이스 구축관리	
		검사용어 데이터베이스 구축관리	
		인체그림 데이터베이스 구축관리	
		퇴원자료 DB 구축관리	

8.2. 병원정보시스템 및 건강정보시스템

1) 처방전달시스템(OCS)을 이용하여 입력한 처방내역과 전자의무기록(EMR) 이용
- 작성한 의무기록 내용으로 일관성 있고 연계성 있는 진료
- 이를 위해 환자정보 및 진료정보를 제공, 저장 및 관리

표 2-12 건강정보시스템(OCS/EMR)에 의한 의료자료 관리 임무

업무	세부적 업무	업무 요소	HIS(병원정보시스템)
의료자료관리	정보생성 지원	환자기본정보 관리	건강정보시스템의 의무기록관리
		병원등록번호 관리	
		신환 및 초진기록지 생성	
	정보이용 지원	의료정보 찾기	
		의료정보 수집확인	
		진료내용 전사	
		진료용 의료정보	
		대출정보관리	
		진료용 외 의료정보	
		대출정보 관리	
		의료정보 송출/수신	
		의무기록 서식 순서대로 관리	
		미완결 의무기록관리	
	자료보관 자료 질 관리	영상 의무기록 보관매체 관리 지연 의무기록 정리	
		인체그림 데이터베이스 구축관리	
		반납지연 의무기록 관리	
		의무기록 배열착오 검색 (inventory 인벤토리)	
		의무기록 이중번호 합본	
		의무기록 분실 처리	

8.3 보건의료정보관리자가 직무 활성화 방안

1) 보건정보관리(HIM) 전문성 강화
2) 보건의료정보관리사의 역할과 영역 확대를 위해 건강정보과학 확장
3) 환자의 정보보호 전문가로서의 역할 홍보
4) 국내외 보건의료정보 전문가로서 활동

9 보건의료정보관리 및 보건의료정보관리사의 책임

9.1 보건의료정보관리(의무기록)의 책임

1) 이사회의 책임

- 병원 운영 및 관리
- 의료의 질에 대한 법적 도의적 최종 책임

2) 병원장의 책임

- 보건의료정보관리과에 필요한 인원과 장비, 시설 및 공간 지원
- 보건의료정보관리과 과장 및 직원 채용
- 새로운 지식과 기술 도입 및 운영 지원

3) 주치의사(attending physician)의 책임

- 정확하고 완전한 보건의료정보관리를 작성하는 최종 책임
  - 의무기록은 환자에게 직접 진료를 행한 자가 기록

4) 보건의료정보관리과장의 책임

- 보건의료정보관리위원회의 핵심위원으로 간사 또는 서기
  - 안건을 제안하고 회의록 정리
- 보건의료정보관리과는 의료정보센터
  - 환자 진료에 관한 정보 수집, 분석, 보관 및 필요시 신속한 검색

9.2 보건의료정보관리사의 책임

- 의사들의 업무를 보조(support)하는 역할

1) 보건의료정보관리(의무기록)의 정량분석(Quantitative Review) : 양적 검토

(1) 의무기록사 의무기록 검토 후 누락된 내용
- 해당 의사들로 하여금 완성시키도록 도움

(2) 의무기록과장은 의무기록 작성의 절차와 방법에 대한 지침서
- 신규 채용된 의사들에게 오리엔테이션시 교육

☞ 보건의료정보관리(의무기록) 미비사항 검토
- 필수서식의 누락여부 확인
  - 병력기록지, 신체검사기록지, 경과기록지
  - 입원종료시의 상태(최종 진단명 기술) 및 기타보고서
- 날짜, 서명(signature), 부서서명(countersign) 기재 여부
- 주진단 및 지시내용의 기재여부
- 의무기록 양면에 환자의 인적사항이 정확히 기록되었는지 여부

  예) 1명의 외과의사가 2번 수술을 시행
    - 수술지가 1장만 있음(2장 필요)

2) 보건의료정보관리(의무기록)의 정질분석(Qualitative Review) : 질적 검토

(1) 보건의료정보관리사(의무기록사)는 의무기록 검토하여 내용의 모순점을 찾음
- 해당 의사들로 하여금 수정하도록 함
- 입원기록, 수술기록 및 퇴원요약 등을 검토한 후
- 자료의 모순여부 · 내용의 일치 여부
- 최종 진단명이 병리학적 진단명과 일치하는지 여부
- 환자의 투약기록과 약국 외 투약정보가 일치하는지 여부

(2) 법적 문제 발생시 대비

(3) 의료의 질 관리(QA) 및 위험관리(risk management, RM) 활동에 참고자료로 활용

(4) 의학연구, 병원관리, 치료비 상환에 중요한 진단 및 처치 코딩에 도움

예) 입퇴원기록지 : 위암, 조직병리검사 : 간암

표 2-14 보건의료정보관리의 정량 및 정질분석

보건의료정보관리의 정량분석 : 양적 검토	보건의료정보관리의 정질분석 : 질적 검토
• 보건의료정보관리사(의무기록사) 의무기록 검토 후 누락된 내용 – 해당 의사들로 하여금 완성시키도록 도움	• 보건의료정보관리사(의무기록사)는 의무기록 검토 – 내용의 모순점을 찾음 – 해당 의사들로 하여금 수정하도록 함 예) 입퇴원기록지 : 위암, 조직병리검사 : 간암

10 보건의료정보관리(의무기록)위원회

10.1 보건의료정보관리위원회의 특징

1) 보건의료정보관리위원회는 집행기관이 아닌 병원장 자문기관

2) 기록의 완전성, 완성의 시한성, 임상경과, 치료과정의 부합성 등 평가

10.2 보건의료정보관리위원회의 구성, 운영 및 역할

1) 보건의료정보관리위원회의 구성

(1) 구성 : 임상의사, 간호부 대표, 의무기록과장

(2) 임명 : 병원장이 임명–각 과의 과장이 추천

(3) 임기 : 위촉위원의 임기는 최소 2년

(4) 역할 : 보건의료정보관리 과장은 간사 또는 서기

2) 보건의료정보관리위원회 운영

(1) 병원장 또는 위원장이 필요하다고 인정할 때 소집하거나 정기적으로 소집

(2) 의무기록과장은 회의 개최 1주일 전에 안건이 기재된 알림장을 위원들에게 배부

(3) 회의 후 회의록 작성하여 참석했던 위원들의 인준받음

(4) 회의록을 철하여 보관

(5) 회의록 사본과 함께 결정사항을 병원장에게 보고하고 관련 부서에 공문으로 알림

3) 보건의료정보관리위원회의 역할

(1) 의무기록의 서식의 제정 또는 개정 심의

(2) 의무기록 관리규정 제정, 개정 또는 폐지에 관한 심의

(3) 의무기록의 기록 항목 심의와 내용의 평가

(4) 의무기록의 보존, 관리와 연구개발에 관한 사항 심의

(5) 기타 의무기록에 관한 주요 사항 심의

알 림 장

________________ 위원

2023년도 제1회 보건의료정보관리위원회를 아래와 같이 개최하오니 참석하여 주시기 바랍니다.

◈ 일 시 : 2023. 3. 8. (수) 12 : 00 ~ 1 : 00

◈ 장 소 : 1층 회의실

◈ 안 건 : 1. 퇴원요약지 서식에 관한 심의 건

2. 보건의료정보관리 입력 우수한 임상과 선정에 관한 건

3. 미비기록 감소 제도에 관한 건

보건의료정보관리 위원장

이기쁨

그림 2-1 보건의료정보관리위원회 알림장

보건의료정보관리위원회 회의록

◈ 일　시 : 2023. 3. 8. (수) 12:00 ~1:00
◈ 장　소 : 1층 회의실
◈ 참석자 :

1. 12시에 회의 시작
2. 회의록 낭독 후 경과보고
3. 안건 토의
   - 퇴원요약지 서식에 관한 심의 건
     - 과별로 내용의 충실화를 기하기 위해 사용
   - 보건의료정보관리 입력 우수과 선정
     - 보건의료정보관리 입력 우수한 임상과를 선정하여 10만원씩 상금 지불
   - 미비기록 감소 제도에 관한 건
     - 미비기록 감소를 위한 1건당 500원씩 벌금제도 실시후 상당히 감소되었음
4. 1시에 폐회

보건의료정보관리위원회 서기
오기적

그림 2-2 보건의료정보관리위원회 회의록(서기 = 보건의료정보관리과장)

업 무 연 락

◈ 의기위 : 03-08
◈ 수　신 : 임상과과장
◈ 제　목 : 보건의료정보관리 입력 우수한 임상과 상금 지불에 관한 회신

본 보건의료정보관리위원회에서 논의 결과 보건의료정보관리의 질적 향상을 기하기 위하여 보건의료정보관리 입력 우수한 임상과에 대해 상금을 지불하는 것이 바람직하므로 3월 8일자로 결정되었고 병원장 결재를 받은 바 있음을 알려드립니다.

보건의료정보관리위원장
오대승

그림 2-3 보건의료정보관리위원회 업무연락

2 실전문제

1. 정보 거버넌스의 원칙이 아닌 것은?

① 준수 원칙 ② 가용성 원칙 ③ 불투명 원칙
④ 보유 원칙 ⑤ 무결성의 원칙

2. 보건정보관리 전문인의 역할 변화에서 3세대 HICT에서 강조되는 직명은?

① 빅데이터 분석가 ② 개인보호 전문가 ③ 데이터정보 분석가
④ 보건정보관리자 ⑤ 데이터베이스 전문가

3. 보건의료정보관리위원회에 대해 옳은 것은?

① 보건의료정보관리과장은 분석자 역할
② 위원회 임기는 4년으로 정함
③ 병원장의 자문기관
④ 임상의사, 물리치료사로 구성
⑤ 위원회는 매월 개최

4. 보건의료정보관리과의 핵심적인 기능은?

① 보건의료정보 자료 분석 ② 의사들의 보조역할 ③ 임상자료 분류
④ 미비입력 관리 ⑤ 의료정보센터

5. 의료정보의 개인적 사용의 예로 옳은 것은?

① 병원통계 ② 법적 문제 ③ 의사들 집담회 증례자료
④ 의료의 질 평가 ⑤ 의학연구자료

6. 의무기록의 용도로 옳지 않은 것은?

① 법정에서의 증거자료 ② 환자의 연계성 있는 진료 제공
③ 의사들의 집담회 증례 보고자료 ④ 물리치료사들의 의사전달 도구
⑤ 의료정보센터

정답 1. ③ 2. ① 3. ③ 4. ⑤ 5. ② 6. ④

7. **보건의료정보관리사 1회 국가 면허시험을 실시한 년도는?**

① 1977년 ② 1981년 ③ 1982년
④ 1985년 ⑤ 2017년

8. **의무기록행정가(MRA)가 자격시험 합격할 경우 전문인 호칭은?**

① RRA ② ART ③ MRP
④ 의무기록사서 ⑤ RHIA

9. **정보 거버넌스 8가지 원칙 중 정보관리에 있어 데이터 신뢰성을 유지하는 것은?**

① 보호의 원칙 ② 보유 원칙 ③ 무결성의 원칙
④ 처분의 원칙 ⑤ 가용성 원리

10. **보건의료정보관리 NCS의 정의에 해당되지 않는 것은?**

① 환자진료에 필요한 통계 활용 지원
② 진료정보의 유용성 유지
③ 데이터 수집, 분석 및 관리
④ 데이터 질 향상 지속 유지
⑤ 법적 준거성 및 적용기술 신뢰성 확인

11. **데이터 주기의 보건정보관리사의 역할로 옳지 않은 것은?**

① 의료정보의 적법, 보존 및 파기관리
② 데이터 질 관리 및 진료정보의 코드화
③ 데이터 정보 접근 및 활용
④ 보건의료정보의 2차적 이용 관리
⑤ 정보 생성 및 데이터웨어 구축

12. **보건의료정보관리(의무기록)를 완성하는데 최종 책임은 누구인가?**

① 주치의 ② 의무기록과장 ③ 이사회
④ 병원장 ⑤ 이사장

정답 7. ④ 8. ① 9. ③ 10. ② 11. ⑤ 12. ①

13. **보건의료정보관리과에 장비와 인원 배정이 필요한 경우 그 책임은 누구인가?**

① 이사회 ② 주치의 ③ 관리부장
④ 병원장 ⑤ 의무기록과장

14. **의무기록은 크게 2가지 목적으로 이용될 수 있다. 맞게 연결된 것은?**

① 개인적 및 비개인적 문서 ② 공적 및 사적 문서
③ 공개적 및 비공개적 문서 ④ 개인적 및 법적 문서
⑤ 환자 및 병원 문서

15. **개인적 문서로 의무기록을 이용할 경우 승낙받아야 할 대상은?**

① 이사회 ② 의무기록과장 ③ 이사장
④ 병원장 ⑤ 주치의

16. **보건의료정보관리(의무기록)의 개인적 사용의 예로 맞는 것은?**

① 생명보험자료 ② 의료의 질 평가 ③ 병원통계
④ 의학연구자료 ⑤ 의사들의 집담회 증례자료

17. **병원에서 환자 치료시 발생되는 법적 · 도의적 책임은 누구인가?**

① 병원장 ② 이사장 ③ 이사회
④ 주치의 ⑤ 소속과 과장

18. **한국에 의무기록사가 연간 받아야 할 보수교육 시간은?**

① 8시간 이상 ② 10시간 ③ 12시간 이상
④ 11시간 이상 ⑤ 13시간 이상

19. **보건의료정보관리 정질분석의 내용은?**

① 진단명 기재 여부 ② 부서서명(countersign) 미비 여부
③ 수술기록지 기재 여부 ④ 필수서식 누락 여부
⑤ 진단명 일치 여부

정답 13. ④ 14. ① 15. ⑤ 16. ① 17. ③ 18. ① 19. ⑤

20. **미국에서 최초로 의무기록전문인의 호칭으로 맞게 기재된 것은?**

① Registered Record Administrator(등록된 의무기록행정가)
② Medical Record Librarian(의무기록 사서)
③ Registered Health Information Technician(등록된 보건정보사)
④ Registered Health Information Administrator(등록된 보건관리자)
⑤ Accredited Record Technician(인가된 의무기록사)

21. **보건정보관리자가 수행할 업무로 미국보건정보관리협회(AHIMA)에서 제시한 것으로 틀린 것은?**

① 임상자료전문가 ② 보건정보관리자 ③ 비상근 감독자
④ 자료 질 관리자 ⑤ 환자정보조정자

22. **의무기록과에 RRA와 ART도 아닌 자로 근무하는 사람을 무엇이라고 하는가?**

① Medical Record Practitioner(의무기록실무자)
② Registered Health Information Administrator(등록된 보건정보관리자)
③ Registered Health Information Technician(등록된 보건정보사)
④ Medical Record Librarian(의무기록사서)
⑤ Medical record Technician(의무기록사)

정답 20. ② 21. ③ 22. ①

제3장

보건의료정보관리(의무기록) 서식 및 내용분석

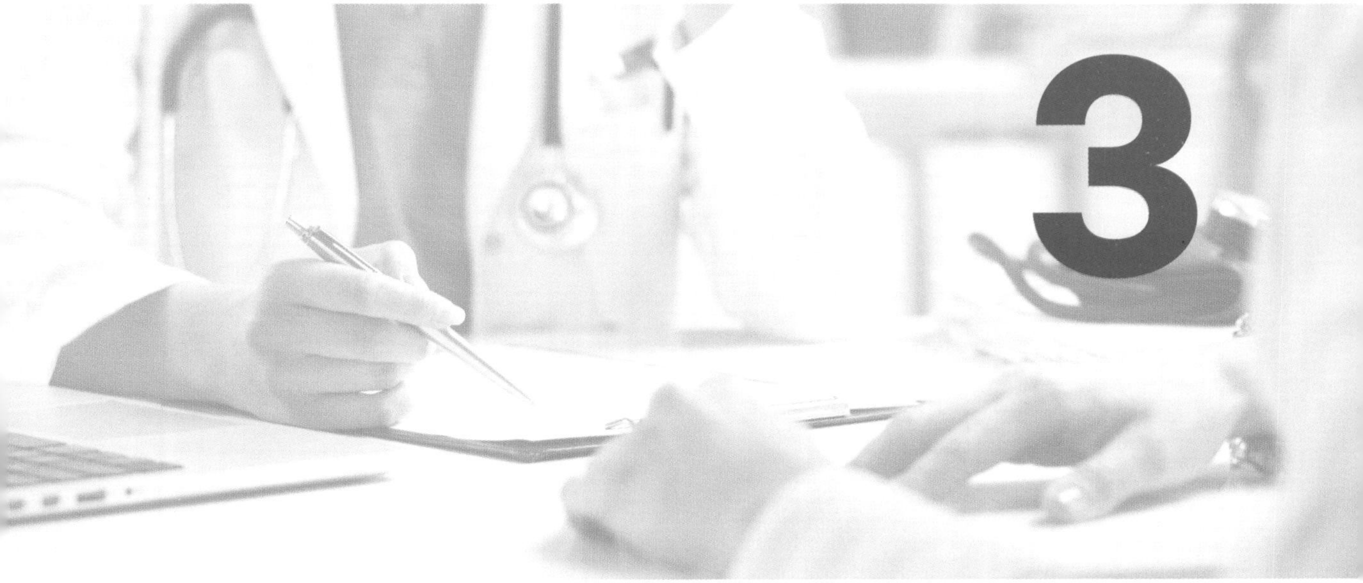

- ▶ 보건의료정보관리(의무기록) 서식 내용 및 분류
- ▶ 보건의료정보관리(의무기록)의 기본 서식 분석
- ▶ 보건의료정보관리 서식의 배열
- ▶ 문제지향식 의무기록(POMR)

제 3 장

보건의료정보관리(의무기록) 서식 및 내용분석

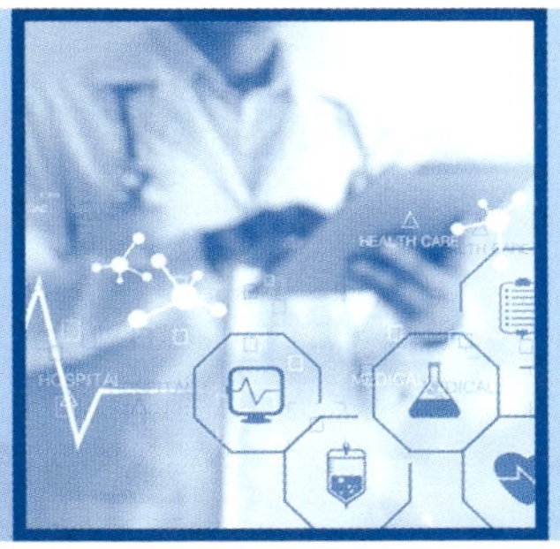

1 보건의료정보관리(의무기록) 서식 내용 및 분류

1.1 보건의료정보관리 사용 및 제정

1) 의료정보 사용 : 원본
2) 필수 내용 : 환자의 인적사항, 기록자 날짜, 기록자 서명

1.2 보건의료정보관리의 필수 내용

1) 인적사항 : 주소, 성명, 생년월일, 성별, 주민등록번호, 병력 및 가족력
2) 진단사항 : 주된 증상, 진단 결과 및 예견(impression)
3) 치료사항 : 치료내용 검사, 투약, 처치 등
4) 기타사항 : 날짜, 서명(signature)

1.3 보건의료정보관리 내용의 분류

1) 인적사항(Identification) : 환자의 인적사항
2) 진료기록(Medical) : 병력 및 신체검진기록, 경과기록, 수술기록 등 의사 작성
3) 간호기록(Nurses) : 간호기록, 투약기록 등 간호사 작성

2 보건의료정보관리(의무기록)의 기본 서식 분석

2.1 입퇴원기록지(Admission and Discharge Record)

- 입퇴원기록지는 흔히 의무기록 맨 앞에 철함
- 일명 "Face sheet"
- 환자의 인적사항은 입원 수속 당시 원무과에서 기재

1) 기재 내용

(1) 환자의 인적사항

- 입퇴원과의 담당직원(원무과)이 기록
- 환자 : 성명, 진찰등록번호, 성별, 연령, 주민등록번호, 주소, 본적, 전화번호, 직업, 결혼상태
- 연고자 : 이름, 주소, 환자와의 관계, 전화번호
- 입퇴원일시 : 입원과, 환자구분(의료보험 또는 산재보험, 일반보험), 병실호수

(2) 입원시 진단명(잠정적 진단명)

- 검사 또는 치료의 방향을 설정하고 입원실을 배정하는데 참고자료로 이용

(3) 사산아와 도착당시 사망(dead on arrival, DOA) 환자

- 입원환자로 간주하지 않음
- 입퇴원기록지는 작성되지 않으나 별도의 대장에 기록

2) 진료내용

- 환자가 퇴원할 무렵에 주치의사(전공의)가 기록

(1) 최종진단명(final diagnosis)

- 모든 검사의 종료 후 종합적으로 결론지어진 진단명
- 진단명은 원인과 병소를 나타내는 약어가 아닌 정식 의학용어로 기록

- 한국표준사인분류(Korean Standard Classification of Diseases, KCD)로 기재
- 입원의 주원인이 된 주진단명(Principal diagnosis), 기타진단명 및 합병증 등 기록

(2) 수술, 처치 및 검사명

- 입원기간 중 시행한 주 수술명, 기타 수술명, 주요처치, 검사명 기록
- 수술명은 수술종류와 수술부위를 모두 나타낼 수 있는 용어 기록

등록 번호	268 32 57
성 명	임영웅
주 민 등 록	580608-2617820

입퇴원기록지

Admission and Discharge Record

본 적 : 공주시 신관동 100 주소 : 서울시 송파구 잠실동 직업 : 회사원
전화번호 : 02) 612-2345 연고자성명 : 김두한

입원일 : 2023년 6월 8일 전과일수 20 년 월 일 과 병동 호	
퇴원일 : 2023년 7월 5일 재원일수 20 년 월 일 과 병동 호	
최종진단명	**분류번호**
주진단명 : Renal cell carcinoma , Rt.	
기타진단명 : DM nephropathy, GB, Tubular adenoma	
수술 및 처치명	
주수술명 : Radical nephrectomy, Rt	
기타수술 및 처치명 : Cholecystectomy, IVP, abd U/S	
치료결과 : 1. 완쾌 2. 경쾌 3. 호전안됨 4. 진단뿐 5. 가망없는 퇴원 6. 48시간내 사망 7. 48시간이후 사망	
퇴원형태 : 1. 퇴원지시후 2. 자의퇴원 3. 탈원 4. 전원	
병원감염 : 1. 수술후 2. 기타처치후 3. 비뇨기계 4. 호흡기계 5. 소화기계 6. 기타	
계속진료계획 : ☐ 없음 ☐ 있음 (약속일 2023년 6월 20일 시)	
담당 전공의사 서명 : Yoon	담당 전문의 서명 : 최회복
보건의료정보관리(의무기록) 완성일자 : 2023년 7월 6일	보건의료정보관리사 서명 : 임영광

그림 3-1 입퇴원기록지

(3) 치료결과 및 퇴원형태

- 치료결과 : 환자를 치료한 결과
  - 완쾌, 경쾌, 호전안됨, 진단뿐, 가망없는 퇴원, 사망(48시간 이내/이후)
- 퇴원형태
  - 퇴원지시후 : 의사의 퇴원지시를 받고 퇴원한 경우
  - 자의퇴원(discharge against advice, DAA, against medical advice, AMA)
    ☞ 퇴원요약지, 경과기록지, 간호기록지에 작성
  - 탈원(escape), 전원(타병원 이송)

(4) 부검(autopsy) 시행 여부 : 사망환자의 경우 부검 시행 여부 기록

(5) 추후 진료계획(f/μ) : 퇴원후 진료계획이 있는 경우 약속일시 등 기록

(6) 퇴원과명, 주치의사/전문의 및 전공의 서명

- 퇴원후 의무기록이 의무기록과로 전달되면 퇴원일 및 재원일수 기재
- 진단명과 수술처치명의 분류번호 부여

입퇴원기록의 중요 내용

◐ 인적사항

- 성명, 등록번호, 생년월일, 성별, 주소, 전화번호 등

◐ 기본정보

- 입퇴원일시, 입원과, 퇴원과, 병상, 병실, 환자구분/보험유형

◐ 진료내용

- 최종진단명(주진단명 및 기타 진단명), 합병증, 수술/시술, 처치 및 검사

◐ 기타

- 치료결과, 퇴원형태, 추후 진료계획(f/u), 주치의(전문의) 및 전공의 서명

3) 퇴원요약지(Discharge Summary)

- 입원기간동안 환자 질병의 경과, 검사, 치료 및 결과 등을 한눈에 볼 수 있게 요약한 기록
- 일명 Clinical resume
- 주치의사(전공의사)가 환자 퇴원 즉시 기록
- 환자 타병원 이송시 사본 보냄
- 입퇴원기록지 바로 뒤에 철함

(1) 기재내용

① 주소(Chief complaint, C.C) : 정보 입수(환자)

- 환자가 가장 괴로워하며 아프다고 호소하는 것
  예) 오늘 아침부터 심한 복통이 있음
- 일주일째 미열(mild fever)이 계속되고 있음

② 입원기간 동안의 검사 결과

- 임상검사, 방사선검사, 특수검사 및 신체조사의 결과
- 입원기간 동안 시행한 모든 검사의 결과를 기록
- 양성(positive) (+) : 증상 있음, 음성(negative) (−) : 증상 없음

③ 최종진단명

- 각종 검사결과 최종 확인된 진단명(diagnosis, Dx.) 기록
- 입퇴원기록지의 진단명과 일치하여야 함

④ 치료내용과 그 효과

- 내외과적으로 시행한 치료 내용
- 치료에 대한 환자의 반응
- 합병증 여부

⑤ 향후 치료계획 및 퇴원약 처방

- 약, 식사 및 운동량 등 퇴원후의 주의사항
- 치료지시
- 약속 또는 타병원으로 이송한 내용 기록

⑥ 기록자의 서명(signature) 및 입퇴원일

- 인턴이 기록한 경우 전공의 또는 주치의사가 부서서명(countersign)함

⑦ 퇴원요약지 작성 목적

- 연계성, 일관성 있는 치료 제공 : 단시간에 환자 병력 검토
- 전문의 시험시 구비서류
- 진료비 산정의 참고자료 : 보험회사에서 진료비 지불액 산정시

퇴원요약의 중요 내용

◐ 주소(Chief complaint, CC)
- 가장 아프다고 호소 = 병원 방문 주된 사유

◐ 최종진단명(Final diagnosis)
- 각종 검사결과 및 치료 후 입원기간 중 최종 내려진 진단명

◐ 병력 및 신체검진(History, Hx. & physical examination, P/Ex)
- 입원하게 된 사유, 현재 병력, 과거력 및 가족력 등 신체검진 내용

◐ 검사소견(Lab)
- 진단의학검사, 영상의학검사 및 특수검사 등 입원기간 중 시행한 검사 결과

◐ 수술 및 치료소견(Op. and Tx)
- 입원기간 중 시행한 주요 수술 및 처치명

◐ 치료과정 및 결과
- 내 · 외과 시행 치료, 치료결과, 합병증 유무, 협의진료여부 등 재원 중 진료 경과 요약

◐ 퇴원시 환자상태
- 호전(완쾌/경쾌), 호전 안됨, 진단뿐 및 사망 등의 치료결과, 의식상태 및 특이소견

◐ 퇴원형태
- 퇴원지시 후, 자의퇴원(DAMA/AMA), 탈원 및 전원

◐ 퇴원약
- 퇴원 시 처방약의 약품명, 회수, 투여방법 및 기간

◐ 추후 진료계획(f/u)
- 퇴원 후 주의할 지시사항(약/식사/운동량 등), 추후 진료계획 및 타병원으로 이송 내용
- 필요시 가정간호 연계 포함 추후관리(f/u), 퇴원 후 응급상황 발생시 대처방안

◐ 의사 서명
- 주치의 또는 담당 전공의는 퇴원 이전 퇴원요약 작성하고 서명
- 전공의가 작성시 전문의(주치의)의 확인서명(countersign) 필요

  단) 자의퇴원, 사망, 탈원 및 타병원 이송 전원의 경우

  – 퇴원 후 24시간 이내 작성

◐ 타병원 이송 : 전원환자
- 전원되는 의료기관명, 전원 사유, 전원시 연락된 담당자명
- 제공할 치료사항 등

등록 번호	200 37 65
성 명	임영웅
주 민 등 록	580608-2617820

퇴 원 요 약
Discharge Summary

1. 진단명 2. 주소 및 진찰소견
3. 검사소견 4. 치료 및 효과
5. 향후 치료계획 6. 퇴원약
7. 서 명

입원 : 2023년 6월 8일 퇴원 : 2023년 7월 5일

Final dx.(최종진단명) : Tetralogy of Fallot
AV block (HR 60–80/m)
2nd degree of AV block of wenckebach type

C.C(주소) : Cyanosis, abdominal pain

P.I(현재질병) : 2021. 3. NFD
2021. 5. 서울 영광병원에서 TOF로 진단받고
7. 정밀검사 위해 서울 G대학병원에 입원(4일간) 하였음
2021. 12. 본원 흉부외과 외래에서 검사 후 심장수술받기 위해 입원함

PH(과거력) : Tbc/DM/HT (–/+/–) Op history (–)

X-ray(방사선검사) : RLL pulmonary tuberculosis, activity $\bar{c}$ pleural effusion
Lab : CBC U/A : WNL EKG : RBBB
Op. & procedure(수술 및 처치) : TOF total correction (2021/12/15)

Tx.(치료) : Post op. AV block 있어 Holter 등으로 W/U하고 Pacemaker implantation 하여 HR 60–100 가량 유지함. Alupent 5mg P.O. Tid. medication 함

Discharge & Medication(퇴원 및 약)
Alupent 5mg
CSV 5mg p.o. tid x 5일
ADT 5mg

F/U(추후관리) : 2023. 7. 12. OPD

그림 3–2 퇴원요약지

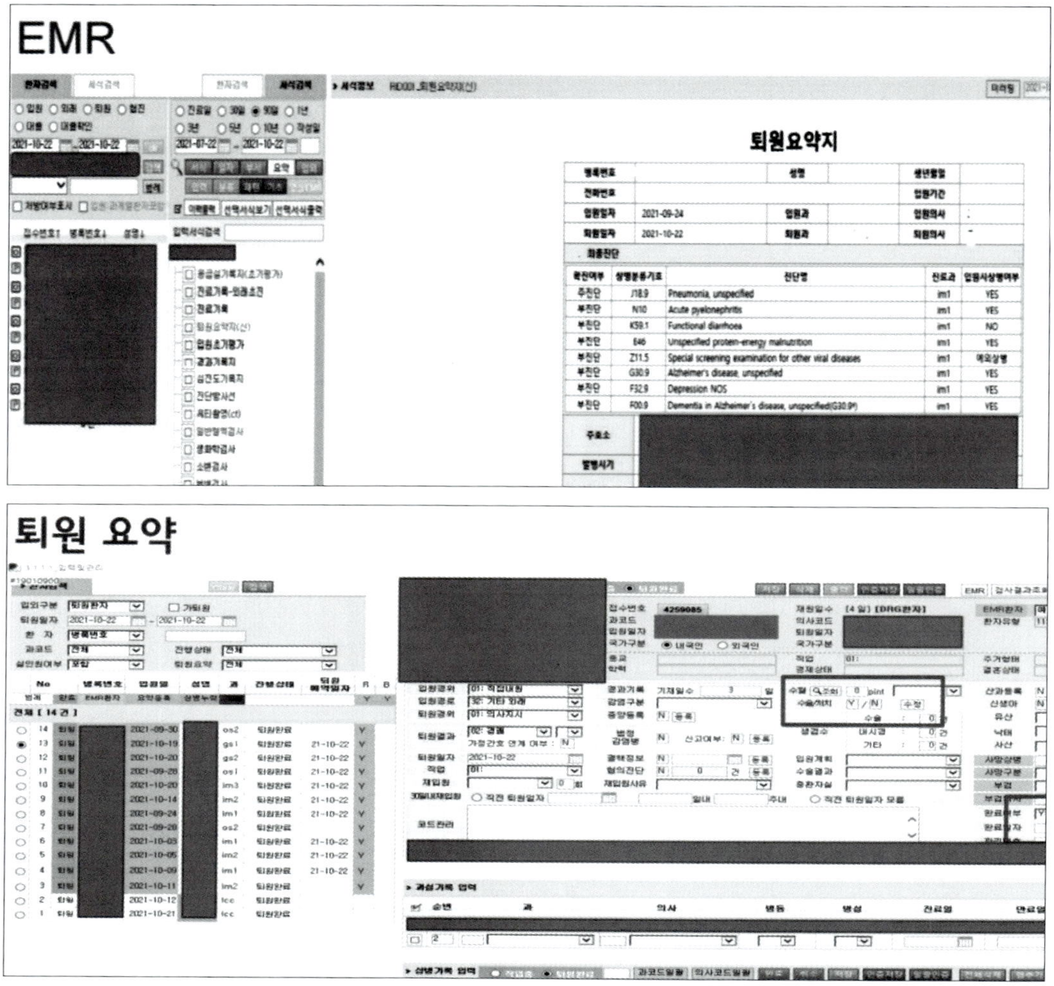

그림 3-3 EMR 퇴원요약지

⑧ 퇴원요약지 작성하지 않는 경우

- 정상분만(normal spontaneous vaginal delivery, NSVD)한 산모 : 37~42주
- 정상 신생아(normal newborn) : 2.5~4.5kg
- 단기입원서식(short-stay form) : 48시간 이내 퇴원환자

  ☞ 제왕절개(C/S) : 퇴원요약지 작성

4) 병력기록지(History)

- 목적 : 환자의 병력을 자세하게 기록하여 진단과 치료의 방향을 계획하는데 도움

- **작성자** : 인턴이 기록(통례)
  - 담당 전공의사 또는 주치의사가 검토한 후 확인부서(countersign)함
- **작성시한** : 입원 후 24시간 이내 작성
  - 수술이 예정된 환자는 수술 전에 작성
- **병력기록지 서식**
  - 항목별 개요서식(out-line form), 공란서식(blank sheet form) 및 해당항목 표시서식(check list)
  - 병원별로 임의 선택

(1) **주소(C.C.) : 환자가 가장 불편하다고 호소하는 문제점 또는 증상**

예) 왼쪽 아랫배가 쿡쿡 쑤셔요

(2) **현재질병상태**(Present Illness, PI)

- 처음 증상이 나타나서 현재까지 질병의 양상과 경과 기록
- 환자의 주호소가 나타나기 전후의 과정 서술
- 발병일, 환부, 경과, 기간, 다른 증상과의 관련성, 증상의 악화 또는 호전상태 등

  예) 환자는 기침이 심하고, 내원 일주일전부터 혈변이 있어 개인병원(local)에서 대장경 검사 결과 직장에 덩어리가 발견되어 정확한 진단을 받기 위해 본원에 내원

(3) **과거병력**(Past History, PH, PHx)

- 과거에 앓았던 질병과 치료의 내용
- 유년시절~현재까지 건강문제나 건강관리에 대한 정보 서술
- 어떤 질병, 사고, 수술 및 투약 등
  - 언제, 어떻게 받았고 그 결과는 어떠하며, 약의 과민성 또는 알러지 반응 기록

    예) 2022년 본원에서 변형근치유방절제술(Modified radical mastectomy) 시행
- 2016~2017년도에 결핵으로 약 복용

(4) **개인력**(Personal History, PH, PHx), **사회력**(Social History, SH)

- 가정환경, 성장과정, 직업, 결혼상태, 생활습관(흡연, 음주, 기호식품) 등 기록

  예) 본 50세 회사원은 하루에 담배 2갑, 맥주 1병 정도 마심

(5) 가족력(Family History, FH)

- 환자를 중심으로 하여 가족들의 질병 기록
- 부모 형제의 병력, 가족의 건강상태, 가족 중 사망자의 사인
  - 유전성 질환 유무, 정신질환, 심장질환, 암, 전염성 질환, 신장질환 등

    예) 환자의 형이 40세에 위암으로 사망하였고 누나가 간경변으로 2015~2016년 까지 치료받음

(6) 계통문진(Review of System, ROS)

- 환자가 진술하지 않은 주관적인 증상의 확인을 위해 실시
  - 증상 있음(+), 증상 없음(−)
- 진단의 실마리와 신체조사(physical examination)의 방향과 범위 제시

(7) ROS에 자주 사용되는 용어

① 일반적(general) : 영양(nutrition), 열(fever), 수면시 식은 땀(night sweats), 체중 증감(weight gain or loss)

☞ 예) Wt. loss(체중감소)

M/D/N 영양상태 양호(moderate/development/nutrition)

② 피부(skin) : 발진(eruption), 청색증(cyanosis), 황달(jaundice), 흑색변(melena) 등

③ 머리(head) : 두통(headache)

− 기간(duration), 심각성(severity), 특성(character), 위치(location)

④ 눈(eyes) : 통증(pain), 복시(diplopia), 눈물흘림(lacrimation), 염증(inflammation), 흔들림(blurring)

⑤ 귀(ears) : 난청(deafness), 분비(discharge), 이명(tinnitus), 현기증(dizziness), 통증(pain)

⑥ 코(nose) : 코피(epistaxis), 폐쇄(obstruction), 부비동/굴(sinus), 통증(pain)

⑦ 목(throat) : 목앓이/인두통(sore throat), 발적(redness), 삼킴곤란(difficulty in swallowing)

⑧ 호흡(respiratory) : 흉통(chest pain), 객혈(hemoptysis), 호흡곤란(dyspnea), 기침(cough)

⑨ 신경근육(neuromuscular) : 운동 약함(motor weakness), 관절통증(joint pain)

⑩ **심혈관(cardiovascular)** : 흉통(chest pain), 천식(asthma), 심계항진(palpitation), 빈맥(tachycardia)

☞ 예) 빈맥(tachycardia) : 맥박 100 이상
서맥(bradycardia) : 맥박 60 이하

⑪ **위장계(gastrointestinal)** : 식욕결핍(anorexia), 오심(nausea), 구토(vomiting), 토혈(hematemesis), 변비(constipation), 설사(diarrhea)

☞ 예) N/V (−/+) : 오심없고, 구토있음

⑫ **비뇨생식계(genitourinary)** : 배뇨장애(dysuria), 소변빈도(frequency)

5) 신체검진기록지(Physical Examination, P/E)

(1) 의미 및 특징

- 병력을 조사한 후 신체 각 부분을 자세히 조사하여 발견된 사항을 기록하는 것
- 인턴이 기록하고 담당 전공의나 전문 주치의사가 확인부서
- 공란서식, 항목별 개요서식 및 해당항목 표시서식

(2) 신체검진의 4가지 기본방법

① **시진(inspection)** : 검진자가 환자의 문제를 확인하기 위하여 환자를 관찰하는 시각적 감각

② **촉진(palpation)** : 접촉 행위

- 시진을 통해 발견된 비정상부 검진자의 손끝으로 촉진함으로 비정상 상태 확인

③ **타진(percussion)** : 어떤 물건으로 치거나 때리는 행위 cf) 백일해(pertussion)

④ **청진(auscultation)** : 신체에서 생긴 소리를 듣는 것

(3) 신체 장기 상태

① **전체적 모습(General appearance, G/A)**

- 활력증상(vital sign) : 체중(Wt.), 신장(Ht), T.P.R(체온, 맥박, 호흡), 혈압(B.P)
- 상태(state), 영양상태(nutritional state) 등

☞ 예 1) V/S $\overline{q}$ tid hr. 3시간마다 활력증상 체크

☞ 예 2) G/A : acute ill-looking appearance 전체적 모습

– 급하게 아픈 모습

alert mentality : 명료한 정신상태

② 피부(Skin) : 색깔(color), 색조침착(pigmentation), 황달(icterus), 반상출혈(ecchymosis), 점상출혈(petechia) 등

③ 머리(Head) : 두개(skull) 및 두피(scalp) : 배치(configuration), 반흔(scars)

③ 눈(Eyes)

- 공막(Sclera) : 황달(jaundice), 출혈(hemorrhage)
- 결막(Conjunctiva) : 충혈(hyperemia), 출혈점/점상출혈(petechiae)
- 각막(Cornea) : 빛의 반응(reaction of light), 크기(size), 평형(equality)

☞ 예) isocoria $\overline{c}$ PLR(+/+) : 동공의 크기 같고 빛의 반사 신속

- 시각(vision) : 명료도(acuity), 시야(visual fields)

④ 귀(Ears) : 고막(tympanic membranes), 청각(hearing), 분비(discharge) 등

⑤ 코(Nose) : 점막(mucosa), 중격(septum), 동 압통(sinus tenderness), 분비(discharge)

⑥ 입(Mouth) : 호흡(breath), 입(lips), 이(teeth), 잇몸/치은(gums), 혀(tongue) 등

⑦ 목(Neck) : 딱딱함(stiffness), 덩어리(masses), 갑상샘(thyroid), 혈관(vessels), 기관(trachea), 림프절(lymph nodes), 침샘(salivary glands)

⑧ 림프(Lymphatics) : 촉진 결절 위치(location of palpable nodes)

– 크기(size), 압통(tenderness) 및 가동성(mobility) 등

⑨ 가슴(Breasts) : 덩어리(masses), 분비(discharge), 유두(nipples), 압통(tenderness) 등

⑩ 폐(Lungs) : 숨소리(breath sounds), 거품소리/수포음(rales, ⓡ)

⑪ 심장(Heart) : 리듬(rhythm), 소리(sounds), 잡음(murmurs, ⓜ), 박동(pulsation)

⑫ 복부(Abdomen) : 압통(tenderness), 덩어리(masses), 소리(sounds), 딱딱함(rigidity)

⑬ 비뇨생식(Genitourinary) : 병변(lesions), 분비(discharge)

⑭ 근골격계(Musculoskeletal) : 기형(deformities), 움직임의 제한(limitation of motion)

⑮ 사지(Extremities) : 부종(edema), 진전(tremor), 곤봉모양(clubbing)

⑯ 신경학적(Neurological) : 이두–삼두근 반사(Biceps–triceps reflexes), 바빈스키반사(Babinski reflexes)

등록 번호 264 83 12
성 명 임영웅
주 민 등 록 580608-2617820

신체검진기록
Physical Examination

G/A(전신외관)

G/A(외관) ☐ 병색없음 ☐ 만성병색 ☐ 급성병색
M/S(정신상태) ☐ 정상 ☐ 몽롱 ☐ 혼미 ☐ 반혼수 ☐ 혼수
D/M/N(발육 및 영양상태) ☐ 정상 ☐ 부족 ☐ 비만

Skin(피부)

palpable(촉진) : ☐ 온 ☐ 건 ☐ 냉 ☐ 습

HEENT(머리, 눈, 귀, 코 및 인후)

skull and scalp(두개골 및 두피) ☐ 정상 ☐ 이상 ________
conjunctiva(결막) ☐ 정상 ☐ 창백(경함, 심함) ☐ 충혈(경함, 심함)
sclera(공막) ☐ 정상 ☐ 황달(경함, 심함)
ears & nose discharge (이루 및 비루) ☐ 없음 ☐ 있음 ________
lips & tongue(입술 및 혀) ☐ 정상 건조(경함, 심함)
throat and tonsil(인후 및 편도) ☐ 정상 ☐ 충혈(경함, 심함) ☐ 편도비대

Neck(경부)

neck(목) ☐ 유연 ☐ 경직(경함, 심함)
jugular venae(경정맥) ☐ 정상 ☐ 확장(경함, 심함)
lymph node(림프절) ☐ 정상 ☐ 이상 ________
thyroid gland(갑상샘) ☐ 정상 ☐ 이상 Slightly enlarged

Chest and Lung(가슴 및 폐)

inspection(시진) ☐ 대칭팽창 ☐ 비대칭팽창 ☐ 흡기시 함몰(늑간, 흉골하, 늑연하)
palpation(촉진) 및 percussion(타진) : ☐ 정상 ☐ 이상 ________
auscultation(청진) ☐ 정상 ☐ 이상 crack les on right lower lung (RLL) field

Heart(심장)

Point of maximum impulse(PMI) 최대 박동점 ☐ 정상 (5th ICS x LMCL)
☐ 이상 ________
Regular heart beat(RHB) 규칙적 심박동 ☐ 규칙 ☐ 불규칙
murmurs, ⓜ(잡음) ☐ 없음 ☐ 있음

그림 3-4(A) 신체검진기록지

등록 번호	264 83 12
성 명	임영웅
주민 등록	580608-2617820

신체검진기록

Physical Examination

Abdomen, Abd.(복부)

inspection(시진) ☐ 편평 ☐ 함몰 ☐ 팽창(경함, 심함)
auscultation(청진) ☐ 정상잡음 ☐ 이상 ______________

palpation & percussion(촉진 및 타진) : ☐ 유연 ☐ 강직 ☐ 이상소견(장기촉진, 종괴, 압통)

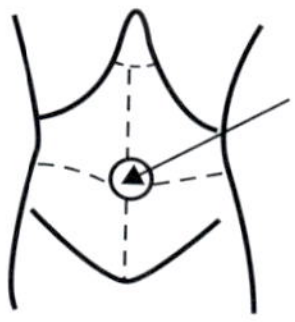

abdoninal tenderness(+) 복부 압통

Back & Extremities(Ext.) : 등 및 사지
CVA tenderness(늑골 척추간 압통) ☐ 없음 ☐ 있음 CVA tenderness (both & Lt.)
Lower extremities pitting edema(하지 함요 부종) : ☐ 없음 ☐ 있음
LOM(운동제한) : ☐ 없음 ☐ 있음

Nervous system(신경계)
pupil(동공) 및 prompt reflex(대공반사) ☐ 정상 ☐ 이상 ______________
motion(운동) 및 sensory(감각) : ☐ 정상 ☐ 이상 ______________
others(기타) : 언어, 연하장애, 바빈스킨 등

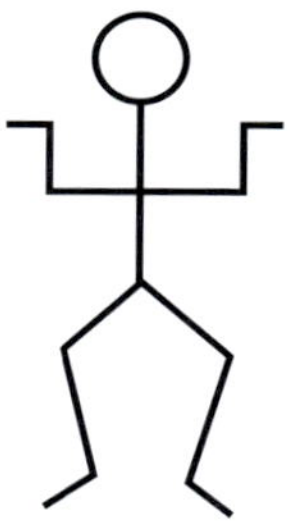

Imp.(추정진단) : lung cancer(폐암)
thyroid cancer(갑상선암)

Differential diagnosis(감별진단) ______________

Plan(계획) Chest CT, Thyroid scan

작성자 이장수 M.D.

그림 3-4(B) 신체검진기록지

(4) **예상되는 진단**(Diagnostic impression)

- 일명 : 임시진단(provisional diagnosis) 또는 가진단(tentative diagnosis)
- 환자가 입원할 당시 의사가 내린 진단명
- 병력(Hx.), 신체검사(P/E) 후에 내리는 진단명
- 검사, 치료를 위한 방향 제시, 진료과, 병실배정에 필요

(5) **감별진단**(differential diagnosis) : rule out(R/O) 의증

- 신체 증후나 신체적 반응이 비슷한 유사진단명

6) 단기간입원기록지(Short-form medical record) : 퇴원요약지 불필요

- 입원기간이 48시간 이내의 단기간 입원환자에게 적용되는 기록
- 주요 정보 : 병력 및 신체검진, 검사진료정보, 퇴원 후 계획
- 모든 병원이 사용하지는 않으나 효율적으로 작성
  예) 편도선 절제술, 방광경검사, 포경수술 등

7) 경과기록지(Progress Note)

- 경과기록지는 입원기록(admission note)~퇴원 또는 사망시에 최종 경과기록
- 입원 중 연속적으로 기록 (매일, 수시로)

(1) **입원기록**(Admission note)

- 입원당시 환자의 상태, 입원의 이유 등을 간단히 요약

(2) **경과기록**

- 환자의 임상경과를 발생 순서대로 기록
- 환자의 상태에 따라 수시로, 매시간 또는 매일 기록
- 진단 또는 치료를 위한 제반 검사, 처치 및 수술기록

▣ 수술 요약기록(Brief Op. summary, OR note)

- 질병상태의 변화, 요추천자(lumbar puncture), 생검(bx.), 흉강 또는 복강천자, 심도자, 척수조영술

- 절개 및 배농(incision and drainage, I & D) 등
- 수술기록, 수술부위의 상태 변화
- 감염여부(infection), 봉합사의 제거 등
  ☞ 제왕절개 부위에 감염여부를 알고자 할 경우
  경과기록지 중 Brief op. note(수술기록) 다음 기록 확인
  예) POD #1 : wound site infection (수술 후 1일째, 상처부위의 감염)

(3) End of service note : **동일과**

담당 근무를 마치는 의사가 다음 번 교대 근무자에게 인계하는 기록

① duty on(인수) : 새 근무자가 이전 근무자로부터 환자를 인수받은 후 작성

② duty off(인계) : 담당 근무를 마치는 의사가 새 근무자에게 인계하는 기록

(4) 전과기록(Transfer note) : **다른과**

① **전출기록(transfer out note)** : 환자가 치료받던 과에서 다른 과로 전과될 때 기록

② **전입기록(transfer in note)** : 환자를 새로 받은 과에서 기록

(5) 최종경과기록지(Final progress note)

- 퇴원당시 환자의 상태를 요약한 기록 : 퇴원요약지 대신 사용
- 퇴원후의 주의사항, 식사, 운동, 투약, 상처 치료 및 향후 치료계획 등 기록
- 환자가 사망한 경우 : 사망기록(expire note) 작성
  – 사망원인(직접사인, 선행사인, 간접사인), 임종시 상황 및 시간, 부검시행 여부 등

(6) 경과기록지 작성자

- 경과기록지는 환자진료에 참여한 치료자가 기록
  – 주치의, 전공의, 협의진단의 I & D(절개 및 배농) 실시자 등
- 진료지원부서(영양과, 사회사업과 등), 특수치료(물리치료, 작업치료 등)
  – 별도의 서식이 없는 병원에서는 경과기록에 기록 후 서명 및 날짜 작성

경과기록(Progress Note) 중요 내용

◐ 입원기록(Admission note)
- 입원 첫날의 경과기록

◐ 경과기록(Progress note)
- 환자의 상태변화를 순서대로 기록

◐ 인수인계(Duty off / Duty on)
- 담당 근무를 마치는 의사가 다음 번 교대 근무자에게 인계시 기록
- 교대시 환자상태, 치료 내용, 주의사항
- 인수 및 인계 의사명 기록 및 서명

◐ 전과기록(Transfer note)
- 입원 중 다른 진료과로 전과될 경우
  - 보내는 임상과 : 전출기록(transfer out note)
  - 받는 임상과 : 전입기록(transfer in note) 작성

◐ 최종경과기록(Final progress note)
- 퇴원시 환자 상태를 요약한 기록
- 환자 사망시 사망기록(expire note) 작성

8) 협의진단기록지(Consultation Record)

(1) 주치의사가 정확한 진단과 치료를 위해 자기 전문영역 밖의 다른 전문분야 의사의 의견 기록

(2) 의뢰내용과 의뢰에 대한 회답 기록
- 진찰 중 나타나는 사실들, 진찰결과 내린 진단명, 진찰 소견, 진찰 의뢰한 의사명, 약 처방 등을 기록하고 서명

(3) 협의진단 기록을 위한 별도의 서식이 없는 경우
- 간호기록지, 경과기록지, 의사지시기록 순으로 기재 확인

예) 협의진단 의뢰내용(GS)이 있는데 협의진단 기록이 없는 경우

① 간호기록지에 협의진단이 있는지 확인

② 경과기록지 또는 의사지시기록 확인

예) consult GS 표시

▣ 협의진단을 의뢰하는 경우

- 환자의 상태가 위급한 경우
- 진단이 잘 내려지지 않은 경우
- 합병증이 생겨서 다른 분야의 전문적 의견이 필요한 경우
- 정신과적 증상이 나타났을 경우
- 환자나 그의 가족이 원할 경우
- 환자가 가지고 있는 어떤 질환이나 상태가 현재 계획하는 치료에 문제가 될 염려가 있는 경우

협의진단기록의 중요 내용

◐ 주요 작성항목

- 의뢰일시 및 서명, 의뢰내용, 회신일시 및 서명
- 회신내용, 응급 및 비응급여부

9) 마취기록지(Anesthesia Record)

(1) 마취 전후 신체조사기록지

① 마취하기 전에 신체 각계의 상태와 증상 등 점검하는 것

② 마취를 시행한 의사가 마취로 인한 합병증 여부 등 점검하여 그 상태 기록

- 수술 전(마취 후) 48시간 이내 기록
- 수술 후 24시간 이내 기록

(2) 마취기록

① 마취제의 종류, 양, 마취방법, 시간, 체온, 맥박, 호흡, 혈압, 수술동안의 환자 상태, 수술명 및 수술의사명의 기록

② 마취전문의사(anesthesiologist)의 서명

③ 마취기록의 작성항목

- 마취의 성명, 작성일(마취시행일), 마취제 종류, 마취제 사용량, 마취기간
- 마취방법, 환자관찰결과, 수술 전 · 후 진단명 및 수술명
- 환자의 정보 : 환자의 키, 체중, 성별, 연령

등록 번호 264 83 12
성 명 임영웅
주 민 등 록 580608-2617820

경과기록
Progress Notes

일 자	내 용	서 명

(Admission note 입원기록)

7.5 C.C. : Abdominal pain esp) epigastric
D : for 3days
P.I. : 본 61세 여자 환자는 상기 주소로 본원 ER 경유 내과에 입원하였다. 환자는 평소 hunger pain과 intermittent epigastric discomfort가 있었으며 내원 4일전 저녁에 빵을 먹고 잔 후 다음날 epigastric pain develop 되어 home medication했으나 Sx. improve되지 않아 진짜병원 방문 후 management 받다가 more aggrevation되어 본원 ER로 transfer 되어 내과 B part에 입원하였다.
P.Hx : 10년전 이자염으로 개인 local clinic에 adm.하여 Tx. 받음
No DM No HIBP No Pul tb. No hepatitis
FHx : N-C
ROS : fever (+), chill (-), headache (-), dizziness (+), nausea (+), vomiting(+)
constipation (-), diarrhea (-), cough (-), dysuria (-), sputum(-)
dyspnea(-), palpitation (-), Wt. loss (-), abd. pain, hearing disturbance (-)
P/E
GA : Acute ill-looking app.
alert mentality
Skin : Warm & dry
No petechiae
No skin rash
HEENT : Normocephaly
Not anemic conjunctiva
No icteric sclera
Neck : Not palpable LNs
Chest : CBS $\bar{s}$ ⓡ
Heart : Rapid heart beat $\bar{s}$ ⓜ
Abdomen : Flat & rigid
Decreased BS
Black/Ext. : Lt. CVA pain & tenderness
No pitting edema
Anus genitalia : N-S
Imp) Acute pancreatitis
Plan) 1. L-tube Gomcosuction
2. Antiulcer medication

그림 3-5(A) 경과기록지

등록 번호	264 83 12
성 명	임영웅
주 민 등 록	580608-2617820

경과기록
Progress Notes

7.5 C.C. : S : Abdominal pain
Fever
O : V/S BP 120/70mg BT 39℃
Lab) CBC 9.2/10600, Electrolyte 135/3.8/98/211
A : Acute pancreatic pseudocyst
P : Abd U/S

(Off Service Note)

7.8 본 66세 여자환자는
Dx. : Acute pancreatitis
Pseudocyst formation으로 입원중입니다. 내원당시 amylase(5.24)에서 7.7일 amylase/lipase (81/137)로 normalized 되었습니다.
현재 problem도 fever (39.5℃)와 aggrevated leukocytosis, pseudocyst formation으로 abd U/S와 abd. CT를 시행하였습니다.
fever control 및 pseudocyst에 대한 operability를 고려해 보아야 될 것으로 사료됩니다. 현재 medication은 L-tube c Gomco로 NPO 상태로 Mild zauta Foy mixed fluid antibiotics입니다.

(Off Service Note)

7.9 본 66세 여자환자는 Dx. : Acute pancreatitis, Pseudocyst formation
내원당시 amylase 524 → 81로 감소되었습니다. high fever, leukocytosis, pseudocyst formation으로 abd u/s상 liver에 multiple increased density CT상 pseudocyst formation pancreas내 decreased density 있습니다.

= 중 략 =

(Transfer out note)

7.15
본 66세 여환은 Acute pancreatitis pseudocyt formation으로 입원중인 환자로 abd. U/S상 interval change 없고 U/S guided aspiration도 고려 중인 환자입니다.

7.15 (Transfer in note)
본 66세 여환은 acute pancreatitis, pseudocyt로 입원중으로 금일 GS로 transfer 되었다.

= 중 략 =

(OR note)

8.2 Preop Dx. : Pancreatic psuedocyst $\overline{c}$ GB stone
Post Dx. : Same
Op. name : Cholecystectomy, Op. cholangiogram, External drainage

그림 3-5(B) 경과기록지

등록 번호	264 83 12
성 명	임영웅
주 민	580608-2617820
등 록	

경과기록
Progress Notes

8.2 Op. findings : 1. The 7x5x3cm sized cystic lesion was noted on the pancreatic head portion
2. It was aspirated with needle.
3. Its amount was about 70cc serous chocholated colored fluid.
4. The liver was slightly fatty changed and light brownish colored.
5. The other intraperitoneal organ was grossly normal.

Op. procedures : 1. Under GEA
2. Supine position
3. Skin prep c drap
4. Great omentum was divided, ligated.
5. GB was removed.
6. Op. cholangiogram was done.
7. Ext. drainage.
8. Pt. send RR in goood condition 최수상

8.3 POD #1
abd pain complaints
drain color : Sl. bloody.
CBC follow up : No active bloody
P) Fluid therapy
Drain color closed observation
Conservation tx.

8.27 Dermatology consultation

8.31 Pt. will be discharged $\overline{c}$ improved

그림 3-6(C) 경과기록지

- 병력 및 신체검진(마취합병증, 알레르기, 계통문진, 투약력 등)
- 주요 진단검사 소견 및 특이 결과
- ANA(American society of anesthesiologist) 신체등급분류
- 수술일, 수술과, 수술의

마취기록지의 중요 내용

◐ 필수 작성항목
- 마취의 성명, 마취시행일(작성일)
- 마취제 종류, 마취제 사용량, 마취기간, 마취방법, 환자관찰결과
- 수술 전/후 진단명 및 수술명
- 환자의 정보(환자의 키/체중, 성별/연령)
- 병력 및 신체검진/마취합병증, 알레르기, 계통문진, 투약력 등
- 주요 진단검사 소견 및 특이 결과
- ASA(American society of anesthesiologist) 신체등급분류
- 수술일, 수술과, 수술의

10) 수술기록지(Operation Record)

- 수술을 받은 모든 환자의 의무기록에는 수술기록지 필수
- 수술기록지는 수술을 담당했던 의사가 작성
- 수술직후에 기록하거나 녹음 필수
- 수술기록지에는 수술 집도의사(주로 전문의)와 보조의사(전공의)의 서명 필수
- 한국의 전문의 시험 응시시 본인이 작성한 수술기록지 사본 제출
  - 일반외과(GS), 신경외과(NS), 흉부외과(CS) 등 외과계통
  - 두 장씩 작성하여 원본은 의무기록 첨부, 사본은 제출용으로 사용

(1) 수술기록지의 기재할 내용

- 수술 집도의사(surgeon)와 수술기록지를 작성한 보조의사의 이름 및 서명
- 수술실 간호사 이름
- 수술 전 예상 진단명(preoperative diagnosis)
- 수술 후 확인한 진단명(postoperative diagnosis)
- 발견된 사항(finding) : 수술시 절제된 장기의 정상비정상 여부의 발견

- 자세한 수술과정(procedure)
- 수술 후 환자상태 : POD #1, POD #2 등에서 확인
- 수술명(name of operation)

(2) 자세한 수술과정 및 발견된 사항

- 마취방법, 내부장기들의 정상 또는 비정상 상태
- 첫 절개로부터 진행된 모든 절차, 봉합사(suture), 수술기법, drain 사용 여부
- 스폰지(sponge) 숫자 세기, 병리조직검사 의뢰 여부 등
- 수술 후 환자의 상태
- 수술일자

11) 조직병리검사보고서(Pathology Report)

- 수술시에 제거해 낸 조직은 조직병리전문의사가 검사
- 조직병리전문의사는 생검(biopsy), 부검(autopsy) 및 수술시에 제거(~ectomy)한 조직(tissue)을 검사한 후 보고서 작성하고 서명해야 함
- 원본을 의무기록에 첨부

(1) 조직검사보고서(Tissue report)

- 수술시에 적출(~ectomy)된 조직, 진단하기 위해 시행한 생검(bx.)
- 냉동절편(frozen section), 골수흡인 및 생검
- 조직검사 시행시 인적사항 + 임상적 진단명 함께 조직병리실로 보냄
- 조직병리전문의사는 조직을 육안적(gross)으로 검사한 후 현미경검사(microscopy)를 하여 조직검사보고서 작성

(2) 조직검사보고서 내용

- 적출된 조직이나 장기의 이름
- 임상적 진단명(clinical diagnosis) : 조직검사 의뢰시 주치의사가 기록하여 보내는 진단명
- 육안적 검사 내용(macroscopic examination)
- 현미경적 검사 내용(microscopic examination)

- 병리학적 진단명(pathological diagnosis) : 작성일, 병리 slide 번호

12) 부검보고서(Autopsy Report) 내용

- 사체해부를 담당한 병리의사가 작성 및 서명 후 환자 보호자가 서명한 동의서 첨부
  - 간단한 병력 및 치료 내용
  - 육안 및 현미경검사의 자세한 내용
  - 해부학적 진단명(anatomical diagnosis)

▣ 부검을 시행한 경우

- 부검을 시행한 환자의 의무기록에는 환자 또는 그의 직계가족이 서명한 부검승락서 반드시 포함
- 부검 시행 후 의무기록에 첨부
  - 임시보고서 : 3일 이내, 최종보고서 : 3개월(90일) 이내
- 병리학적 진단명과 해부학적 진단명은 최종진단명과 일치

13) 검사결과 기록지(Flow Sheet)

- 체온, 활력증상, 투약 및 환자의 증상 등 다양한 사항을 전체적으로 한 눈에 볼 수 있게 시간 또는 날짜 순서대로 기록한 서식

14) 임상병리검사보고서(Laboratory Reports, Lab)

- 주치의사가 의뢰한 검사물에 대한 검사결과를 기록한 문서
- 임상병리과에서는 병리전문의사의 감독하에 임상병리사가 검사 실시, 작성 및 서명
- 3부 작성 : 원본 의무기록, 사본 원무과 계산용, 임상병리과 보관용
- 누락검사지는 해당 의무기록에 찾아 첨부

15) 그라프 기록지(Graphic Record)

- 병동의 간호사는 환자 입원 후 일정한 간격으로 환자의 T.P.R 측정
  - T.P.R : 체온(temperature), 맥박(pulse), 호흡(respiration)
- 기타 식사, 대변, 섭취량 및 배설량(intake and output, I & O) 및 혈압 등 함께 기록

등록 번호 264 83 12
성 명 임영웅
주 민 580608-2617820
등 록

협의진료기록
Consultation Record

Request for consultation to 외과 홍장기 선생님

Consult for the management of URI 상기도감염 관리를 위한 의뢰

상기 환자는 PNET frontal Lt로 Op. 했습니다.
cough, sputum, rhinorrhea 호소하고 있어 귀과적 management 위해 consult 드리오니
고진선처 바랍니다.

2023. 3. 6 a.m Prof. 정구장/어운수 M.D.
Date hour p.m signature of attending physician

Report of consultation

Opinion and Recommendation

We reviewed pt. & chart

C/C coughing
sputum
PEx ENT sl. injected pharynx

chest coarse BS c rhonchi

imp) 1. R/O bronchopneumonia
2. A. pharyngitis

2023. 3. 8 a.m P rof. 윤국 수/한라 면 M. D.
Date hour p.m signature of attending physician

그림 3-7 협의진료기록지

마취기록지
Anesthesia Record

등록 번호 264 83 12
성 명 임영웅
주 민 등 록 580608-2617820

1Anes. No. ________ Phys. Stat. Ⓔ, 1, ②, 3, 4, 5
Wt. 71kg Ht. 178 Hb ________
Preop. Dx. Finger deep laceration Op. Prop. Exploration
Rt. 2, 3, 4, 5
Post. Dx. SAA Op. pert. none
Premedication A/S 0.5mg Nubain 8mg

Hour Am 11 : 00 V MD V Total(mg)

2.5% Pent.		350
S.C.C		80
Callamine		
d-Tubo.		
Mioblocb		
O_2l/min.		2
Ethrane		
$(C_2H_3)_2O$		
C_2FaHB-CL		
S(0.1%)		
Fluids ①		
2		
3		

Pre-Anesthetic remarks
B+
DM (157.8%)
Sinus tachy cardia
Fatty liver
EKG monitoring

Code :
X Anes. 200
⊙ Op.
▲ Temp. 180
● Pulse
V B.P 160
Λ
▽ C.V.P 140
○ Sont. resp
Ass't resp. 120
⊗ Cont'd resp. 100
80
40
20

180: V V V
160: V
120: V V V V V
80: Λ Λ Λ Λ Λ Λ Λ Λ
0 0 0 0 0 0 0 0 0 0 0 0 0 0 0 0 0 0

Methods
① General Anesthesia
☐ Ⅳ with Mask
☐ NRB, T-peice
☐ Endotracheal
☐ Cuff, Pack
☐ Oro, Naso, Trac.
2. Regional Anesthesia
☐ Spinal
☐ Epidural
☐ Caudal
☐ Ⅳ Block
☐ Axillary Block
3. T herapy H/ C 1000

Fluid Total
1. 5% D/S 550cc
2. H?S 1000cc
3. Dopa 800mg+ 5%

Remarks
Posture
Duration of Op 12 Hr. 15 min
Anes.
Surgeons Sr. Cr. Anesthesiologist
Blood No. Group
B_1
B_2

그림 3-8 마취기록지

◐ 산욕열(puerperal fever)

- 분만 24시간 후~분만 후 10일 이내 체온이 38℃ 이상 2번 올라감

16) 활력증상기록지(Vital Sign, V/S) : T.P.R.

- 체온(T), 맥박(P), 호흡(R), 혈압(B.P) 및 의식상태 등을 측정하여 연속적으로 기록
- 위험성이 높은 환자의 경우 사용되는 특수기록지
- 간호사가 작성
- 그라프에 그려 변화양상 쉽게 파악

17) 회복실기록지(Recovery Room Record)

- 수술 후 환자는 회복실로 옮겨지는데 회복실에 도착 당시의 상태
- 회복실 내에서 환자상태, 치료내용, 회복실로부터 병동으로 옮겨질 때의 상태 등 기록

18) 수혈기록지(Transfusion record)

- 수술받은 환자의 기록에는 수혈기록지가 반드시 있어야 함
- 수혈기록지의 내용
  - 환자의 인적사항
  - 환자의 공여자의 혈액형과 Rh형
  - 교합성 검사결과
  - 공여자 확인번호
  - 수혈기록 : 수혈시작과 종료시간, 수혈량, 부작용 유무
  - 수혈의사의 서명

수술기록(Operation Note) 중요 내용

◐ 수술 전 진단명(Preoperation diagnosis)
- 수술 전 예상 진단명

◐ 수술 후 진단명(Postoperation diagnosis)
- 수술 후 확인된 진단명

◐ 수술명(Name of operation)
- 주수술 및 함께 시행한 부수술명 기재

◐ 마취방법
- 전신/부분마취

◐ 수술소견 및 절차(Operative findings & procedures)
- 마취방법, 수술자세, 수술 중 발견한 장기 소견
- 수술부위 절개부터 시행된 모든 절차, 수술방법, 봉합사
- 배액관 삽입여부, 스폰지 갯수, 혈액 손실량(EBL), 조직병리검사 의뢰 여부 등

◐ 수술종료시 환자 상태

◐ 수술기록 작성 서명
- 집도의사명(주로 전문의) 및 보조의사명(전공의)

19) 방사선기록지(X-ray Report)

(1) 진단방사선기록지 : 진단을 위해 방사선 촬영을 한 필림상에 나타난 것
- 방사선과 전문의사가 판독
- 그 내용 방사선기록지에 기록
- 방사선과 전문의사의 서명

(2) 치료방사선기록지 : 방사선치료를 시행할 경우
- 광선의 종류, 양 및 치료받은 부위 등을 자세히 기록
- 방사선 전문의사가 서명

등록 번호	264 83 12
성 명	임영웅
주 민 등 록	580608-2617820

수술기록
Operation Record

Preoperative diagnosis : Pancreatic pseudocyst with GB stones
Postoperative diagnosis : S/A
Same of operation : Cholecystectomy, Operative cholangiogram
External drainage

Findings :

There was minimal amount of ascitic fluid collection in the peritoneal cavity. The GB was dilated and it was measured about 8x6cm in size and contained 0.5x1.0cm sized small multiple black pigmented stones. The GB was not slightly thickened and edematous and was 0.3cm in thickness. The CBD was not enlarged and was about 0.6cm in diameter.

The 7x5x3cm sized cystic lesion was noted on the pancreatic head portion. and it was aspirated with needle and its amount was about 70cc serous chocholated colored fluid. The liver was slightly fatty changed and light brownish colored and there was not palpable nodule and not cirrhotic change. The other intraperitoneal organ was grossly normal.

Procedures :

Under the general endotracheal anesthesia. the patient was supine position on the operative table. The operative field was prepared and draped as usual manners. The Rt. upper paramedian skin incision was made about 15cm in length and deepened to the SQ layer and the rectus muscle was splitted along the its fiber direction. After the peritoneum was opened. the above examined throughly and the GB was exposed to the incision wound. The hepatoduodenal ligament was sharply dissected and the cystic duct was hooked using the #3 silk to prevent the stone passage. The cystic artery was identified and clamped. divided and ligated. Next, the serous of GB was incised along avascular plane from the liver bed and the cystic duct was ligated with #4 silk.

The operative cholangiogram was taked and stone was not on the CBD.

The peritoneum was closed with 1-0 Vicryl continous suture and the fascia was closed with #5 silk interrupted sutures. The SQ layer and skin were approximated with #3 silk interrupted sutures in each layer. The patient well tolerated during all procedure and was sent to the recovery room in good condition.

Tissue to path ☐ Yes ☐ No Drains 1 silastic Sponge count correct ☐ Yes ☐ No
Dictated/Written by U.K. Lee Surgeon's Signature Y.H.Park

그림 3-9 수술기록지

등록 번호	264 83 12
성 명	임영웅
주 민	580608-2617820
등 록	

병리검사 보고서
Pathological Report

접 수 일 : S-2023 -3201
의뢰의사 : 최완화

Organ and tissue received 받은 장기 및 조직
1. Gallbladder 담낭(GB)
2.
3. Sent by ________________ M.D.

Pathological Findings and Diagnosis

Gross Description 육안적 기술

The Specimen consists of three compartments. The first one is a gallbladder. measuring 8x3cm. Its outer surface is pinkish gray and smooth with focal ragged area.

The opened specimen reveals greenish bile tinged velvety mucosa. The wall is not thickened and gall stone is not found. The second one is a small piece of pinkish gray soft tissue, clinically from the cystic duct, measuring 1cm in length.

O.Y.Park

Pathological Diagnosis 병리학적 진단 (최종진단명) :

Gallbladder, cholecystectomy : Chronic cholecystitis
Cystic duct, excision : Chronic nonspecific inflammation
Tissue from pancreas : Enzymatic fat necrosis

2023. 06. 08

Kim Yeon, M.D.
Signature of Pathologist

그림 3-10 병리검사보고서

등록 번호	264 83 12
성 명	임영웅
주 민 등 록	580608-2617820

임상검사 경과표
Lab. Flow Sheet

Item/date	1/6	1/7	1/8	1/9	1/10	1/11
Hgb.(12–17g/dl)	15.6	15.2	9.5	9.6	8.6	7.9
Hct. (37–53%)	50					23
WBC (5,000–10,000/mm3)	12800					15700
SGOT (5–30 I.U.)	74					
SGPT (5–35 I.U.)	9					
Bilirubin. Total (0.2–1.0mg/dl)		8.1	6.6	7.6	12.8	21.3
Platelets (150,000–350,000/mm)						
BUN (7–19mg/dl)	11			7.2	8.4	8.2
Cholesterol (130–250mg/dl)	280	270	268	265	257	251
Anti HBs Ag	Positive					Positive
VSRD	Non-reactive					
UTI (10 ml 이상)	Staphylococcus	1,5000				
CRP	0.5 ↓	8.1	6.6	7.6	12.8	
Na+ (136–145mEq/L)	136			144	142	138
E-coli	Positive					
Protein	++					
Cl						
Ca^{++} (8.5–10.5mg/dl)	9.9					

그림 3-11 임상검사 경과표

등록 번호	264 83 12
성 명	임영웅
주 민 등 록	580608-2617820

혈액학기록
Hematologic Record

Dept.		Req. by Dr.		Room No.	
Date specimen collected		Time			
KCD No. (A00-Z99)					

☐ HGRE	Routine CBC		☐ HGRL	Platelet Count	468 10^{9}/L	☐ HGCM	Morphology of cells
☐ HGWB	WBC	5.4^{9} 10 /L	☐ HGRD	Red cell distribution width	%		Anisocytosis
☐ HGRB	RBC	4.32^{10} 10 /L	☐ HGPD	Platelet distribution width	%		Poikilocytosis
☐ HGHB	Hemoglobin	11.2g/dL		Mean Platelet vol-ume	f		Polychroman
☐ HGHT	Hematocrit	33 %	☐ HGRT	Reticulocyte Count	%		Hypochromia
☐ HGWD	WBC diff count	%	☐ HGES	E.S.R (Westergren)	mm/h		Microcytosis
	Seg. neutio	34 %	☐ HGEO	Eosinophil Count	10^{10} /L		Macrocytosis
	Stab neutio	%	☐ HGMI	Mean Corp. Indices			Target cells
	Lymphocytes	59 %		M.C.V	fl		Hypersegment
	Monocytes	5 %		M.C.H.	pg		Toxic granules
	Eosinophils	2 %		M.C.H.C	%		Spherocyte
	Basophils	%					Platelets

Remarks :

Date of Report M. D. 2023				Examined by		Rechecked by
수납인		수 가	수 가	검 사 료	수 납 액	

그림 3-12 혈액학기록

등록 번호 264 83 12
성 명 임영웅
주 민 등 록 580608-2617820

체온 · 맥박 · 호흡기록
T.P.R Sheet

2022. 8	8/24		8/25		8/26		8/27		8/28		8/29	
Hosp. days	HD #1		HD #4		HD #5		HD #6		HD #22		HD #23	
Op. days												
Special medication												
Hour	AM	7PM	AM	2PM	6AM	1PM	AM	1PM	AM	2AM	5PM	2AM

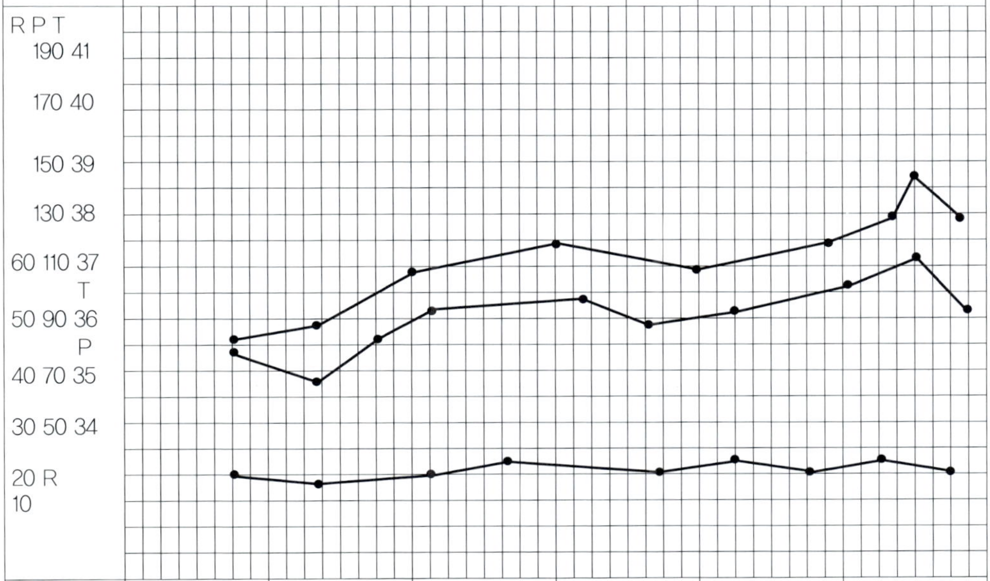

Diet		NPO	SD	SD	SD	SD	RD
Stool							
Urine							
Measure-ment	Wt.	55.2kg	57.3kg	57.6kg	57.6kg	58.2kg	Unable
	Ht.	164cm					

그림 3-13 T.P.R. Sheet

20) 심전도검사보고서(Electrocardiographic Report, EKG, ECG)

- 심장질환의 진단을 위하여 심장의 박동상태를 그래프로 묘사
- 그라프 그 자체와 심장전문의사가 판독한 내용 포함
- 판독한 심장전문의사(cardiologist)가 서명

21) 뇌파검사보고서(Electroencephalographic Report, EEG)

- 뇌파검사란 뇌파의 변화를 그라프로 나타낸 것
- 뇌와 신경계의 질환을 진단하는데 중요한 진단방법
- 신경과 전문의사가 판독한 보고서만 의무기록에 첨부
- 뇌파검사보고서는 판독한 신경과 전문의사가 서명

22) 의사지시기록지(Doctor's Orders)

- 주치의사는 환자의 진단과 치료에 필요한 검사, 처치 및 투약 등 필요한 사항들을 전공의사나 간호사에게 지시
- 모든 지시(order)는 날짜와 지시자의 서명 필수

(1) 구두지시(verbal order) 또는 전화지시(telephone order)

- 간호사가 기록하고 구두지시를 내린 의사는 24시간 이내, 구두지시 후 첫 방문시 확인부서 서명 필수

(2) 기본 지시사항(standing order 또는 routine order)도 지시자의 서명 필수

- 환자 누구에게나 행하는 지시(order)

(3) 퇴원지시(discharge order)

- 환자 퇴원 전에 지시

(4) 퇴원지시가 필요 없는 경우

- 사망환자, 탈원(escape)
- 자의퇴원(DAA, DAMA) : 환자 또는 직계가족이 서명한 "자퇴서약서"의 첨부필요

등록 번호	264 83 12
성 명	임영웅
주 민 등 록	580608-2617820

방사선 보고서

x-Ray Report

발행처	발행일자	보고일자
	2023. 2. 3	2023. 2. 8

Chest PA, Rt. lat

: No significant interval change of RUL pulm. Tb lesion since 2023-2-3

Reported by Yoon M. D.

그림 3-14 방사선보고서

23) 간호기록지(Nurses' Record)

- 환자가 입원수속을 마치고 병실에 도착시~퇴원 또는 사망까지 기록
- 간호사가 환자를 관찰한 사항, 간호 내용, 간호시 환자의 반응 및 상태변화 등을 날짜 순서대로 기록
- 의사가 내린 검사 지시, 실제 행해졌나 확인할 수 있는 기록지

등록 번호 264 83 12
성 명 임영웅
주 민 등 록 580608-2617820

의사지시기록
Doctor's Order

일자	내용	서명
	(Admission Order)	
6. 13		
	1. Check V/S qid	
	2. ⓡ Lab ① ⓡ CBC $\bar{c}$ ESR BT PT APTT	
	② UA	
	③ HBs Ag/Ab. VDRL	
	3. ABR	
6. 14.	4. SOW (Dr's on call) → Soft diet (T.M)	
	5 Left short leg splint change	
	(Preop. order)	
6. 17.		
	6. Check V/S tid	
	7. NPO from midnight	
	8. Get op. & special permission sheet	
	9. prepare W/B 7P $\bar{c}$ x-matching	
	10. Send pt. to OR $\bar{c}$ chart & films	
	11. PRBC 2P transfusion $\bar{c}$ x-matching	
	(Post op. order)	
6. 18	1. Check V/S $\bar{q}$ 15min	
	2. O2 2ℓ/min inhalation	
	3. Check I/O $\bar{c}$ hourly	
6. 19	4. Urine bag change qod	
6. 20	5. High S-S enema	
	6. SD	
6. 21	7. H-vac remove	
6. 22.	8. PT on Rt. knee	
6. 23.	9. Uro consult for neurogenic bladder	
6. 24	10. EMG	
6. 25	11. Pontal 1T, Magen F 1T] #1 p.o (stat)	
6. 26	12. Discharge $\bar{c}$ medication	
	① RTO 2wks later	
	② Duricef 3T, IRRMR 3T, RIZE 3T, Magen-F 3T] #3 p.o x 14 days	

그림 3-15 의사지시기록지

의사지시기록의 중요 내용

◐ 필수 작성항목

- 지시날짜, 지시내용, 지시를 내린 의사명

◐ 의사

- 검사, 처치 및 투약 등 지시사항 기록 후 서명

◐ 간호사

- 지시내역을 확인하고 시행한 후 수행내용을 기록 및 서명

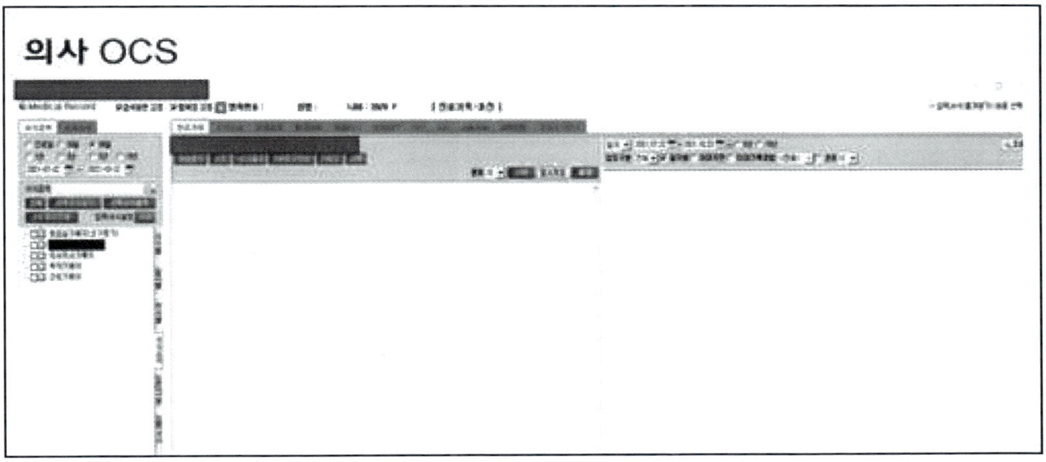

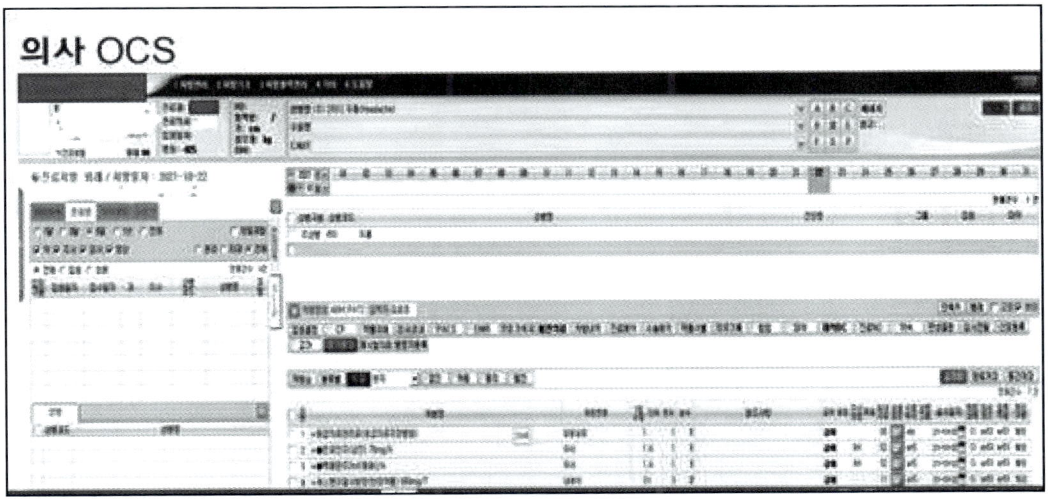

그림 3-16 의사지시기록 OCS

(1) 간호정보의 작성

① **일반정보**

- 입원일시, 연락처, 귀중품, 응급시 연락할 사람, 요구사항 등

② **입원관련정보**

- 입원방법, 입원경로, 흡연, 음주, 산과력
- 병리조사 : 주호소, 현병력, 과거력, 자가약, 알레르기, 가족력, 입원 및 수술력

③ **신체사정**

- 의식수준, 신체계측, 장애평가, 기능평가, 통증평가, 낙성평가
- 욕창평가, 영양상태, 심리상태 등

④ **사회력** : 직업, 종교 및 국적 등

⑤ **특정 환자 평가** : 말기환자, 노인 등

⑥ 교육요구도, 교육계획, 치료계획, 작성자 서명 등

⑦ **간호기록**

- 초기평가와 치료계획을 기반으로 재원 중 모든 환자 대상
- 환자 상태변화, 임상경과, 합병증 또는 부작용 유무
- 이에 대한 진단, 치료계획, 수술 후의 환자상태

(2) 간호기록 작성

① **환자 인적사항** : 등록번호, 환자명, 주민번호, 성별, 연령, 병동, 병실

② **입원 일시 및 입원방법** : 걸어서, 휠체어 이용, 침대차 등

③ 입원시 환자상태

④ 주증상과 시행된 치료, 검사, 약물투여, 흡수량 및 배설량

⑤ **검사물 채취 내용** : 종류, 시간 등

⑥ 주치의에 알린 시각 및 주치의 방문 시각

⑦ 전과 및 협의진단에 관한 사항

⑧ **수술환자의 경우** : 병동 출발시각, 수술 후 병실 도착시각

⑨ 퇴원시 환자 상태 및 퇴원방법, 퇴원형태(정상퇴원, 자의퇴원, 사망 등)

⑩ **자의퇴원의 경우** : 자퇴서약서 확인 및 자퇴 사유

⑪ **사망퇴원의 경우** : 사망일, 시간, 사망 확인한 의사 이름

⑫ **타병원 이송시** : 시송사유, 이송기관명

⑬ 날짜, 시간, 작성자의 서명

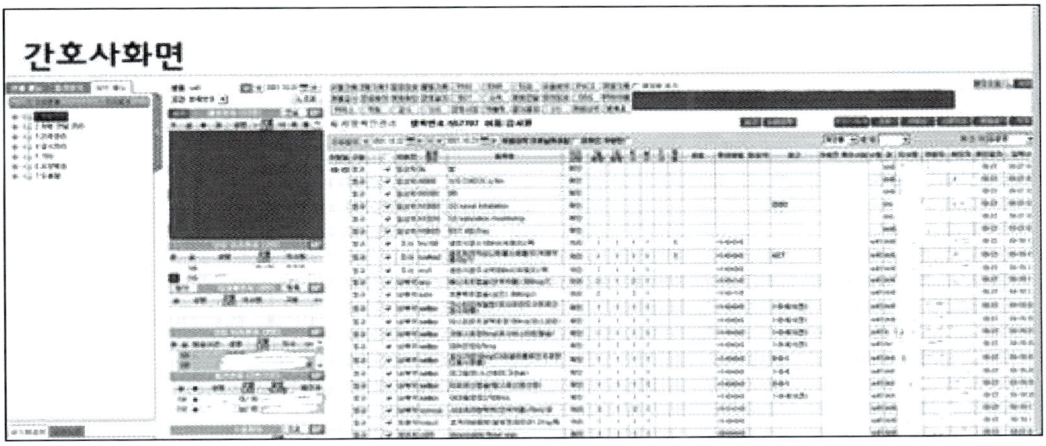

그림 3-17 간호기록

간호기록 중요 내용

◐ 일반정보

- 입원일처, 귀중품, 응급시 연락할 사람, 요구사항 등

◐ 입원관련 정보

- 입원방법, 입원경로
- 병력조사 : 주호소, 현병력, 과거력, 자가약, 알레르기, 가족력 입원 및 수술력
- 흡연/음주, 산과력

◐ 신체사정

- 의식수준, 신체계측, 장애평가, 기능평가, 통증평가
- 낙상평가, 욕창평가, 영양상태, 심리상태 등

◐ 사회력

- 직업, 종교 및 국적 등

◐ 특정 환자 평가

- 말기환자, 노인 등 특별한 관심을 요하는 환자의 평가

◐ 기타

- 교육요구도, 교육계획, 치료계획, 작성자 서명 등

등록 번호 264 83 12
성 명 임영웅
주 민 등 록 580608-2617820

간호기록지
Nurse Record

일 자	시 간	내 용	서 명
7. 5	8 AM	Admitted an ambulatory via OPD	Lee
7. 6	9 : 00 AM	Send the Pt. to OR with chart $\overline{c}$ X-ray film voiding	Lee
		Came to ward	
		Rt. eye shield $\overline{c}$ Lt. eye patch	
		ABR adviced	
		:	
		생략	
7. 7	1:30 PM	Send the Pt. to OR $\overline{c}$ chart & film	Lee
	3 PM	Return to ward	
		V/S checked	
		OP 실패하고 돌아 옴	
		No complaints	
	3 :30 PM	foley catheter removed by Dr. 만수강	
		:	
		생략	
7. 10	10 AM	Discharge $\overline{c}$ p.o Med for 7 days	Lee
		OPD F/U teaching	

그림 3-18 간호기록지

24) 산과기록지(Obstetrical Records)

- 임신초기에 산과 외래 방문~분만전까지 정기적인 산전관리 기록

(1) 산전기록지의 내용

- 산전기록지(Prenatal record)

① 가족력(Family history, FH)

- 부모 또는 형제의 병력, 즉 결핵(TB), 고혈압(HTN), 심장병, 당뇨병(DM)
- 정신질환, 간질, 알레르기, 다산, 선천성 기형 및 기타 유전성 질환 유무

② 월경력(Menstrual history)

- 초경, 간격, 기간, 양, 최종월경일(Last menstrual period, LMP)
- 분만예정일(Estimated date of confinement, EDC)

③ 병력(Medical history)

- 건강상태, 신장질환, 심장질환, 고혈압, 류마티스성 열, 성병, 부인병
- 풍진, 정신적 또는 정서적 문제, 갑상샘질환, 정맥염, 정맥류, 약의 과민반응
- 알레르기

④ 현재임신(Present pregnancy)

- 구토증, 소화불량, 변비, 두통, 출혈, 질분비물, 부종, 복통, 비뇨기계 문제, 풍진
- 방사선에 노출경력, 약 복용 여부

⑤ 이전 임신력(Previous pregnancy)

- 임신, 유산, 출산경력 즉 임신 및 진통기간, 분만형태, 다태아 여부
- 분만장소, 자녀수 등

⑥ 신체조사(Physical examination, P/E)

- 체온, 맥박, 호흡, 혈압, 체중, 신장, 부종, 태위, 기타 신체 각 부분의 상태

◐ 임신횟수(gravidity) : $G_5\ P_3\ L_2\ D_1\ A_1$

☞ G : gravida 임신 5번　P : para 출산 3번　L : live 생존아 2명
D : dead 사망 1명　A : abortion 유산 1명

◐ 출산력(parity) : $3 - 0 - 1 \left\langle \begin{matrix} 1 \\ 0 \end{matrix} \right. - 2 \left\langle \begin{matrix} 1 \\ 1 \end{matrix} \right.$

☞ 만기분만 3회, 조산 없음 0, 유산 1번(자연유산 1, 인공유산 0), 생존아 2명(남아 1명, 여아 1명)

⑦ 골반검사(Pelvic examination)

- 외음, 질, 외음부, 자궁경, 자궁 및 부속기관, 직장검사, 골반 치수

⑧ 임상병리검사(Laboratory examination)

- 성병검사, 태아부모의 혈액형 및 Rh형, 혈구검사, 소변검사, 결핵검사, 질 세포검사

⑨ 연속적 산전관리기록(Subsequent prenatal visits)

- 두통, 현기증, 부종, 구토증, 출혈, 혈압, 체중, 복부의 높이, 태위, 태아의 심음
- 소변검사, 적혈구검사, 약 복용

(2) 진통 및 분만기록지(Labor and delivery record)

- 병력 및 신체조사 결과를 기록 후 진통과 분만과정 작성

① 진통 및 분만의 3단계

- 제1기(first stage) : 진통시작~자궁경이 완전히 열릴 때까지
- 제2기(second stage) : 자궁경이 완전히 열린후~태아의 분만까지
- 제3기(third stage) : 태아의 분만~태반이 나올 때까지

② 진통기록지

- 진통시작시간, 양수막 파열방법(자연적 또는 인위적), T.P.R(체온, 맥박, 호흡)
- 태아의 심음, 자궁수축 및 자궁경의 확장, 1-3기에 소요된 시간
  - 태위, 분만방법, 겸자사용 여부, 신생아의 성별, 체중, 상태 및 Apgar 점수

③ Apgar score (A/S) 아프가점수
- 신생아 상태 : 0~10점
- 1분, 5분 측정
- 심박수, 호흡노력, 근육긴강도, 반사감 음성 및 피부색 평가

④ 진통기록지의 내용
- 태반과 제대의 상태, 회음외측 절개 또는 파열, 파열방향과 정도, 파열부위 봉합
- 진통제, 마취제, 자궁수축제 등의 사용약
- 합병증 또는 기형 등의 내용 기록

⑤ 과다 출혈
- 정상분만시 500cc 이상, 제왕절개시 1,000cc 이상
  예) EBL(실추정량) 600cc : 자연분만인 경우 → 과다출혈

(3) 산후기록지(Postpartum record)

① 산후경과기록 및 퇴원요약기록(Obstetric progress-discharge summary)
- 정상산모인 경우 별도로 기록하지 않음
- 제왕절개, 분만합병증, 산후 합병증이 심한 경우 산모의 경과 기록

② 산후간호기록지(Nurses' postpartum record)
- 산후 재원기간 동안 산모의 상태를 간호사들이 그라프로 그림
- TPR : 체온(temperature), 맥박(pulse), 호흡(respiration)
- 섭취량과 배설량(Intake and output, I & O)
- 유방(breast)과 유두(nipple)의 상태
- 외부 회음부(perineum)의 상태에 관한 내용

25) 신생아기록지(Newborn Record)
- 신생아는 출생과 동시에 새로운 병원등록번호 부여
- 신생아에 관한 기록을 엄마의 기록과 분리하여 보관

(1) 분만시 출생기록지(Birth history)

- 애기를 받은 산과의사가 기록

① 산모 병력(Maternal history)

- 출산력, 연령, 혈액형, 질병 유무, 임신합병증, 임상검사 및 X-ray 결과

② 현 분만상태(Present delivery)

- 임신기간, 산전관리 여부, 진통기간, 양수막 파열상황, 태아의 위치, 분만 방법
- 분만합병증, 마취방법, 총 분만시간

③ 신생아 기록(Infant record)

- 출생일, 체중, Apgar score, 호흡개시

④ 신체조사기록(Physical examination, P/E)

- 분만실에서 산과의사가 신생아의 신체상태를 조사하여 기록

(2) 신생아기록지(Newborn note)

- 소아과 의사가 신생아를 관찰후 상태 기록
- 전신적 상황과 각 부분을 조사, 특히 선천성 기형, 출생시 손상 유무 조사 및 기록

(3) 신생아 확인기록지(Newborn identification form)

- 병원에서 출생한 신생아들의 식별을 위하여 작성
- 출생에 관한 내용 : 출생일시, 성별, 부모 성명
- 애기의 손바닥 또는 발바닥 도장
- 엄마의 엄지손가락 지문
- 애기를 확인한 의사와 간호사 서명

26) 외래기록지/통원치료기록(Outpatient Record, or Ambulatory Care Records)

(1) 응급실 기록지[Emergency room(ER) record]

- 응급실에서 진료를 받은 환자 모두에게 작성

① 작성항목

- **응급의료센터기록** : 환자가 응급실 도착시 인턴이 작성
  - 주호소, 현병력, 과거력, 전신외관, 신체검진
- **응급실기록(ER note)**
  - 환자의 해당 진료과 전공의가 작성
  - 주호소, 현병력, 과거력, 사회력, 신체검진, 검사소견, 추정집단, 계획

② 응급실 초기평가 작성 내용

- 환자의 인적사항
- 응급실 도착시간
- **환자기본상태** : 혈압(BP)/고혈압(HTN), 맥박, 호흡, 체온, 의식상태
- 내원사유
- **내원경로 및 수단** : 구급차, 119 구조대, 자가용, 영업용 택시 등
- **응급환자 분류** : 응급, 준응급, 비응급 등
- 진료의사 서명
- 주증상 및 진단명
- 치료계획
- 주진료과
- 응급실 도착시각 및 의사초진시각
- 타과의사 호출시각, 타과의사 실제 진료시각
- **퇴원시 상태** : 입원, 귀가, 사망, 이송, 기타
- 응급실 이탈시각

응급실 기록의 중요 내용

◑ 주요 작성항목

- 응급실기록 : 환자가 응급실 도착시 인턴이 작성
- 주소, 현병력, 과거력, 전신외관, 신체검진
- 응급실기록(ER note) : 환자의 해당 진료과 전공의가 주로 작성
- 주소, 현병력, 과거력, 사회력, 신체검진, 검사소견, 추정진단, 계획

등록 번호	264 83 12
성 명	주은혜
주 민 등 록	820368-2058070

산전기록(경과기록 1-2면)
Antepartum Record

일 자	시 간	내 용	서 명
		〈Admission Note〉	
11.7	C/C	#1. vaginal bleeding (onset 1 week ago)	
		#2. IUP at 34^{+3} wks	
	P/I	상기 환자는 above C/C으로 admission	
	F/Hx	Father : 3년 전부터 NIDDM 있음	
		Mother : Sciatica due to HNP L4-5	
	P.Hx	1) Op and admission Hx.	
		# '21 p/f C-Sec ⇕ 3.2 kg at local due to fetal distress	
		2) DM / HTN / tbc / Hepatitis : N-S	
		3) Allergy : N-S	
		4) G_3 P2 L_2 A_1 D_0	
		LMP : 2023. 5. 7	
		EDC : 2023. 12. 6	
		Menarche : 11 yrs	
		Marriage : 25 yrs	
		Menstruation : 1 : 28일	
		D : 3 days	
		A : moderate	

Condition on admission

General condition B.P. 200/120 Pulse 98/min Body weight 92 kg
Heart NL Lungs NL Height 160 cm
Pain character Urine alb. ________
Abdominal findings
H.O.F ________ cm A.C. ________ cm Pelvic Mensurations
F.H.T 140/min

그림 3-19 산전기록

등록 번호	264 83 12
성 명	주은혜
주민등록	820368-2058070

분만기록
Delivery Record

By Dr. : M. K. Choi Assistant : S.O. Yoon
Date : 2022. 12. 6 Time : 8 : 52 A.M. Placenta Length first stage hrs ☐ P.M. Time 8 : 55, AM Labor end stage hrs
Presentation : ☐ Scrubbed ☐ Draped ☐ Catheterized
Fetus Position : WT Station : -3
Anesthesia : ☐ Local ☐ Pudendal ☐ Caudal ☐ S pinal ☐ General By M. K. Choi Type of Delivery LFT C/S ☐ Spontaneous ☐ Forceps : Low Mid Low-mid Type (Name)
Other
Placenta : ☐ Spontaneous ☐ Crede : 800gm ☐ Condition : grossly normal
Blood loss : 600ml Episiotomy : None Midline : LML
Laceration : None
Repair : Anatomicaly repaired c CCGs, Vicryl, Silk, Nylon
Medication (during delivery) : None
Post-partum : Fundus Blood pressure : 120/80mmg Pulse : 78 bpm
Positi ve pressure : ☐ No ☐ Yes Intubation : ☐ No ☐ Yes Apgar score : 7/1 min 9/5 min
Respiration : ☐ Spontaneous ☐ Assisted
Immediate care : ☐ Cord Eyes ☐ Gastric suction ☐ Brac & Prints
Remarks : BPD 10.5cm C.L. = 60cm
Postpartum Record 산후기록
Date : 2022. 12.10 Puerperium : ☐ Normal ☐ Complications
Breasts : Ample Nipples : erect Nursing : ☐ Yes ☐ No
Uterus : ☐ Normal involution ☐ Abnormal
Lochia : ☐ Normal ☐ Abnormal
Perineum : fair Condition episiotomy or lac : clear
Complications : None
Remarks :
Advise on family planning given : Yes
Signature : Choi

그림 3-20 분만기록

등록 번호 264 83 12
성 명 주은혜
주 민 820368-2058070
등 록

진통기록
Labor Record

2022	Time		Sign	Type R.V.	Presentation	Station	Dilatation	EEffacement	Memb.	Contraction			Fetal heart		B.P.	Pulse
M.D	A.M.	P.M								Interval	Dur.	Character	rate	location		
12.5		6	Kim	V	Vx		F.F	ST	I	– none –			142	+	110/70	74
12.6	10									– none –			144	+		
	6									– none –			142	+		
		12								– none –			146	+		
		6								– none –			144	+		
12.7	10									– none –			142	+		
	6			–	OR	–				– none –			140	+		
	9		Kim	V	Vx	–3	FT	ST	I	– none –			142	+		

Explanations : Membrane status, medications, and other procedures – write in across labor record at time administered

At 5 : 00 PM on 2022–12–6 Admitted to WARD

Rec) H/D 1ℓ IV

Skin prep for C/S

Kim

At 10 : 00 AM on 2022–12–7 A pt. was sent to the OR $\overline{c}$ a chart & x–ray

그림 3–21 진통기록

등록 번호 264 83 12
성 명 주은혜
주 민 820368-2058070
등 록

신생아 검진

Examination of Newborn Baby

신생아실 ( ) NICU (V)
재태 주령 : 31^{+2} weeks
분만양식 : ☐ NSVD ☐ Vaccum ☐ C/S ☐ Breech
☐ Extraction ☐ 기타(forcep delivery)
산모병력 :

Body physiques
B.Wt : 1.35kg H.C. : 28cm Length : 37.6cm C.C : 22.3cm BT : 36.8℃
RR : 30/min PR : 180/min BP : / Average ( )
Newborn Examination
General appearance :
Activity – ☐ good ▫ fair ☐ poor Crying – ☐ well ☐ weak
Others – ☐ flaccid ☐ motionless ☐ pallor
HEENT : Anterior fontanel – ☐ open ☐ closed ☐ depressed ☐ bulged
Scalp – ☐ succedaneum ☐ hematoma
Face – ☐ symmetry ☐ asymmetry ☐ cleft lip
Forcep markings – ☐ erythema ☐ depressed ☐ laceration at ( )
Neck : ☐ Normal ☐ asymmetry ☐ palpable mass ☐ webbed neck
Lung : Expansion – ☐ well ☐ fair ☐ poor
Breathing sound – ☐ clear ☐ rhonchi ☐ rales ☐ irregular
Heart : R.S.R – ☐ irregular ☐ murmur ☐ tachycardia ☐ bradycardia
Abdomen : soft ☐ distended ☐ scaphoid
Palpable organ – ☐ none liver ☐ spleen kidney ☐ abnormal mass
Umbilical cord : Color – ☐ normal ☐ hemorrhage ☐ meconium
Artery – ☐ one ☐ two ☐ absence
Genitalia : Appearance – ☐ normal
Testis – ☐ one ☐ two ☐ undescended
Femoral pulse : ☐ palpable ☐ not palpable
Hip joint movement : ☐ full ☐ limited on abduction
Extremities : ☐ Normal Abnormal – ☐ poorly dactylia ☐ syndactylia ☐ club foot
☐ symm movement
Reflexes : Moro – ☐ good ☐ fair ☐ poor ☐ absence asymmetry
Grasping – ☐ strong ☐ fair ☐ poor
Sucking – ☐ strong ☐ fair ☐ poor Ventral suspension – ☐ increased tone
☐ normal
☐ decreased tone
Head lag – ☐ good ☐ fair ☐ poor
Other congenital or abnormal findings : N–C

그림 3–22 신생아 검진

등록 번호	264 83 12
성 명	주은혜
주 민	820368-2058070
등 록	

신생아확인기록

Newborn Identification Form

출생일시 2023년 12월 7일 10시 20분 오전 성별 ☐ 남 ☐ 여

신생아 왼쪽 발바닥	신생아 오른쪽 발바닥
	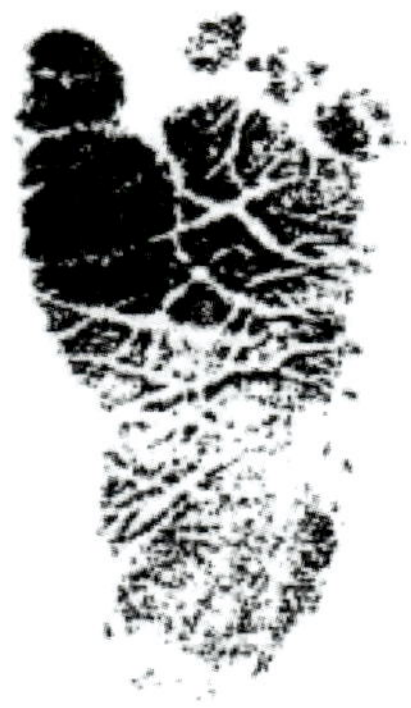

바른손 모지 (산모)	확인자	비 고
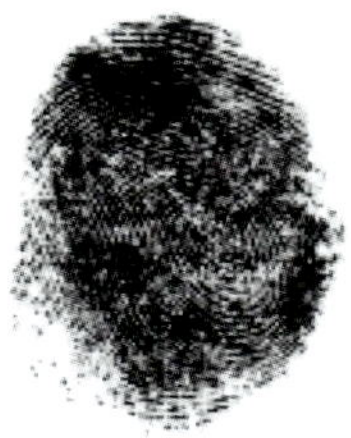	분만 의사 정찬영 분만개조 간호사	1.42kg 31^{+4} 주 (31주 4일) 1'−O 5'−2 10'−2 * A/S : 1−10점 − 1분 : 0점. 5분 : 2점 − 10분 : 2점 * 10점 : 가장 양호

그림 3-23 신생아 확인기록

등록 번호	264 83 12
성 명	오기적
주 민 등 록	828061-1023450

응급실 기록
Emergency Record

2023. 1. 4 도착시간 : 7 : 20

환자주소	서울시 강남구 논현동 312				전 화	501-2840	직업	상업
동행인	성 명	오기적	연령	50	성별/연령	523-3111	환자와 관계	남편
	주 소	서울시 강남구 논현동 312						
내원수단	□ 택시 □ 구급차 119 □ 경찰차 □ 기타							
사고발생경위	집 계단에서 Hemoptysis (≒150cc) abd pain 있는 것 발견하여 119 구급대 통해 내원.							
	아파트 계단을 내려가다 넘어져 chin laceration (≒2cm) 됨							
사고발생보고	□ 친척 □ 경찰 □ 기타							
내원당시 상태	활력증후 혈압 80/50 mmHg 맥박 /min 호흡 /min 체온 ℃ 의식상태 : □ 명료 □ 혼돈 □ 반의식 □ 무의식							
응급처치후 처리	□ 입원 과 호 □ 외래의뢰 □ 귀가							
	□ 타병원 □ 사망 □ 기타							
작성자 신문선								

Brief History

C/C : Hematemesis
P.I # Known alcoholic liver ds.
 #2 어제 알콜 drinking
 → Develop되어 ER 방문
P.H Alcoholic liver ds
S.H Smoking (-)
 Alcohol Soju 2-3 bottle/day
ROS Can not check
P/Ex Acute ill looking
 Pale conjunctiva
 Icteric sclera
 Blood in mouth & nose
 Chest CBS s̄ ⓡ
 RHB s̄ ⓜ
 Further exam can't

imp) UGI bleeding
R/O Varix bleeding Park

Req) CBC c̄ PLT PT/PTT
Stat
 e' BUN/Cr Glu NH3
 U/A
 Che PA Park

그림 3-24 응급실기록지

(2) 외래진료기록지(Outpatient records)

- 환자가 외래진료를 받을 때마다 날짜, 주소, 병력, 신체조사, 검사명, 검사결과, 치료명
- 진료 의사의 서명 작성
- 중앙화(centralization)를 적용하는 병원에서는 입원기록과 함께 배열
- 분산화(decentalization)를 실시하는 병원은 외래기록과 분리하여 별도로 보관

(3) 행정기록(Administrative record)

- 진료서식 이외에 행정 업무상 필요한 환자를 대상으로 작성하는 기록
- 상처감염보고서(wound infection report)
- 사고보고서(incident report)

(4) 기타 의무기록 서식(Other forms of medical record)

- paramedical 분야와 특수병동에서 사용하는 서식 및 기타 서식 별도로 사용

① Paramedical 분야에서 사용되는 기록지

- 사회사업 기록지(Social service record)
- 영양상담 기록지(Dietitians' consultation record)
- 물리치료 및 작업치료 기록지[Physical therapy(PT) & occupational therapy record]

② 특수병동에서 사용하는 기록지

- 중환자실 기록지(Intensive care unit record, ICU)
- 신장투석 기록지(Kidney dialysis unit record)

③ 특수진단 기록지(Special diagnostic record)

- 근전도검사 보고서(Electromyographic record, EMG)
- 폐기능검사 보고서(Pulmonary function record)

④ 이송 기록지(Transfer record)

- 환자를 다른 치료기관으로 이송시 치료 담당할 의사가 참고할 내용

– 병력 및 이학적 소견, 주요 검사소견
– 진단명, 치료내용, 수술명 및 소견
– 향후 필요한 치료

등록 번호 264 83 12
성 명 이승리
주 민 710641-1023450
등 록

당뇨병 관리기록
Antepartum Record

Date / Medication	10/2	10/3	10/4	10/5	10/6	10/7	10/8
Body Wt.	80kg						
Diet (Cal)	NPO		GD	GD	NPO	1800cal GD 4	1900cal GD #4
Medications							
Insulin (U)							
Injection site							
Blood sugar 7 am 11 am 4 pm 9 pm		157 19 181 118	166 274 152 189	166 못함 87(6pm) 248	153 123 227 163	157 103 X(부재) 187	171 224 154 204
Acetone							
Hypoglycemia							

그림 3-25 당뇨병관리기록

등록 번호	264 83 12
성 명	이승리
주 민 등 록	710641-1023450

수술 신 청 서
검사
마취

병 명 : 왼쪽 손 및 손바닥 화상 수축후
수술/검사명 : STSG
주치의사 : 노사모

본인은 본인(또는 상기환자)에게 행하여질 수술, 검사 및 이에 수반되는 마취의 필요성과 그 내용, 의학상 일반적으로 예상되는 합병증과 후유증에 대하여 금일(노사모)의사로부터 자세한 설명을 들었으며, 본 수술, 검사로써 불가항력적이거나 일반적으로 야기될 수도 있는 합병증 또는 후유증, 환자의 특이체질로 인한 우발사고가 있다는 것을 충분히 이해하면서 귀병원에 상기 수술 또는 검사를 실시하여 줄 것을 본 서면으로 요청하며, 이에 따른 일반적인 후유증이나 합병증에 대하여 민 · 형사상의 제소 또는 이의를 제기하지 않을 것을 자필 서명, 날인으로 서약합니다.

* 기 왕 력 : ☐ 없음 ☐ 있음
* 특이체질 : ☐ 알레르기 ☐ 당뇨병
☐ 고혈압 ☐ 출혈소인
☐ 심장병 ☐ 약으로 인한 사고
☐ 마취사고 ☐ 기타 ______________

2023. 1. 5 11시 00분 (오전) 오후

상기환자 또는 대리인 : 이승리 인 Lee
주 소 : 서울시 서대문구 남가좌동 100-22
증 인 : 장수촌 인 Jang
주 소 : 환자와 동일

* 본 신청서는 본인의 서명이나 날인으로 유효하나 미성년자 또는 본인이 서명하기 어려운 신체적, 정신적 지장이 있을 때는 보호자 또는 가까운 가족이 대리서명 또는 날인 해야 한다.

만 형 통 귀하

그림 3-26 수술신청서

등록 번호 264 83 12
성 명 이승리
주 민 710641-1023450
등 록

자퇴서약서

Discharge Against Advice (DAA) Report

본인은 귀 병원에 (입원(○), 응급실) 가료중 본인의 사정에 의하여 자퇴하므로 퇴원후에 여하한 결과를 초래할지라도 담당의사 또는 병원 당국에 대하여 하등의 이의를 제기하지 않을 것을 서약합니다.

* 본 서약서는 환자의 서명날인으로 유효하나, 미성년자 또는 본인이 서명하기 어려운 신체적, 정신적 지장이 있을 때는 보호자 또는 가까운 가족이 서명 날인해야 한다.

2023년 2월 5일

환자 서명 이승리 Lee
주소 서울시 송파구 잠실동 100-1
주민등록 710641 - 1023450

환자가 본인이 아닌 경우

환자와의 관계 ____________
주소 ____________
주민등록 ____________
서약자서명 ____________ (인)

그림 3-27 자퇴서약서

27) 승낙서 또는 서약서(Authorization or Consent Form)

- 법적 문제 발생시 병원과 의사를 보호하기 위한 서식

(1) 수술, 마취(검사) 승낙서

- 환자 또는 가족이 기록
- 수술승락서를 받아야 하는 책임자 : 수술담당의
- 수술내용에 대한 충분한 이해, 합병증 유발 가능성, 의학적 처리의 위임 및 결과에 대해 이의를 제기하지 않겠다는 서약 등 포함
- 수술신청서 뒷면에는 수술전에 준비해야 할 여러 가지 사항들의 준비 여부를 체크하는 "수술전 체크 일람표"(Preoperative check list)를 인쇄하여 쓰기도 함

(2) 의무기록 열람(복사) 신청서

- 자신의 기록을 본인 또는 제3자가 열람(또는 복사)하게 해 달라는 신청서
- 이러한 신청서가 없이는 의무기록의 내용을 그 환자의 진료 참고용과 관계관청 이외에는 알리지 않아야 함

(3) 자퇴서약서

- 의사의 권유를 듣지 않고 자의로 퇴원하는 경우에 환자 또는 가족이 퇴원 후의 사태에 대하여 병원측에 책임을 묻지 않겠다는 서약서

3 보건의료정보관리(의무기록) 서식의 배열 (Arrangement of Medical Record)

3.1 보건의료정보관리(의무기록)가 작성되는 과정

1) 의무기록 작성의 시작 : 원무과 입퇴원계
2) 입원기록의 순서 : 병동간호사 station에서 의무기록은 기록발생순서의 역순
3) 병동에서 입원환자의 기록 보관 : 역일순
4) 의무기록과에 영구철로 되기 전에 일정한 순서로 재배열함 : Assembling

3.2 보건의료정보관리(의무기록) 서식의 배열 방법

1) 서식 종류별

(1) 통합식 의무기록(Integrated medical record)

- 완전히 진료발생 날짜 순으로 철함
- 특정 질병에 관한 모든 정보가 함께 처리
  - 환자의 질병과 치료에 관한 내용을 일목요연하게 파악
- 유사 정보의 비교가 어려움
  예) 혈당치의 증가를 과거와 현재 비교 가능

(2) 순서대로 철하기(Assembling, Arrangement)

- 동일 서식 중에서는 날짜순서로 철하는 방법
- 일정한 순서대로 철함으로써 보려고 하는 서식의 위치를 쉽고 신속히 찾음
- 병동에서 의무기록이 작성되는 동안에는 각종 기록들이 퇴원일부터 입원일까지 역으로 철해짐
- 영구철로 되기 전에 일정한 순서에 의하여 재배열하는 것

보건의료정보 서식 배열 순서 (1→17번)

(1) 입퇴원기록(admission and discharge record)
(2) 응급실기록지(emergency record)
(3) 퇴원요약(discharge summary)
(4) 병력기록 및 신체조사기록(history & physical examination)
(5) 경과기록(progress notes)
(6) 협의진단기록(consult record)
(7) 각종 검사보고서(laboratory report)
(8) 수술신청서(operation permission)
(9) 마취기록(anesthesia record)
(10) 수술기록(operation record)
(11) 조직검사보고(pathology report)
(12) 회복실 기록(recovery room record)
(13) 의사지시기록(doctor's order)
(14) 기타 치료기록(other therapeutic record)
 – 투약기록지, 섭취량과 배설량(I&O) 등
(15) T.P.R.(체온, 맥박, 호흡기록)
(16) 활력증상기록(vital sign, V/S)
(17) 간호기록(nurse's record)

4 문제지향식 의무기록(Problem Oriented Medical Record, POMR)

4.1 특징

1) 1950년대 말에 미국의 Dr. Lawrence Weed가 고안한 것
2) 종래의 기록방식과는 다른 체계적이고 과학적인 기록방식

4.2 문제지향식 4가지 구성요소

1) 기초자료(Data Base) : 첫 단계

- 문제지향식 의무기록의 첫 단계
- 환자에 관한 정보를 수집하여 문제점을 파악하고 치료방침을 결정하는데 필요
- 주소(C.C), 현재력(PH) 및 과거병력(PH), 가족력(FH), 사회력(SH), 이학적 소견
- 계통문진(ROS), 생리적 자료, 검사소견(Lab.) 등

2) 문제목록(Problem List) : 색인역할

- 문제지향식 의무기록의 4가지 구성요소 중 가장 핵심적인 요소
- 환자의 건강과 관련된 각 문제점의 색인 역할
  - 기초자료의 정보를 근거로 환자의 건강에 관련된 의학적, 사회적 및 정신적 문제점 등을 밝혀 각 문제에 번호를 붙여 목록 작성
- 과거 치료된 질환이나 수술은 문제목록 기재난에 "후 상태"(S/P, StatusPost) 기재

3) 초기 계획(Initial Plan) : 진단-치료-교육-추적

- 문제목록에 작성된 문제들을 해결하기 위하여 계획을 세우는 것

◐ 4가지 항목의 계획

- 진단계획(diagnostic plan) : 당뇨병환자인 경우 이에 따른 계획
- 치료계획(therapeutic plan) : 약, 처치 및 상황에 따른 계획
- 교육계획(education plan) : 환자 또는 보호자 교육
- 추적계획(follow-up plan) : 위암환자 수술여부에 따른 계획

4) 경과기록(Progress Notes) : SOAP

- 각 문제점에 대하여 계획을 시행한 결과 어떤 현상이 전개되고 어떻게 변화해 갔는가를 기록하는 것
- 경과일람표(Flow sheet)
  - 장기간 계획된 문제는 경과일람표로 경과기록지를 대신할 수 있음

5) SOAP 형식

(1) 주관적 정보(Subjective information, S)

- 환자 또는 직계 가족이 제공하는 것
- 주소(C.C), 증상, 병력 등

(2) 객관적 정보(Objective information, O)

- 신체조사결과, 임상검사 소견 등에서 얻어지는 것
- CT, MRI, Endoscopy(내시경), BP 150/100 mmHg 등

(3) 분석평가(Assessment, A)

- 의사의 판단, 진단 및 예후에 대한 전망
- 진단명

(4) 계획(Plan, P)

- **진단계획** : 위암환자인 경우 이에 따른 계획
- **치료계획** : 수술, 화학요법 등
- **교육계획** : 환자 또는 가족 교육 예) 당뇨병 식이요법
- **추적계획** : 화학요법 효과여부 등에 따른 계획

1. 기초자료(Data base)	2. 문제목록(Problem list)	3. 초기계획(Initial plan)	4. 경과기록(Progress Notes)
• 첫 단계 • 주소(C.C.) • 병력 : 개인/과거력(PH) 가족력, 사회력 • 검사(Lab) 등	• 색인역할 • 가장 핵심요소 • 질환명/문제 번호순	• 진단, 치료, 교육 및 추적계획	• S(주관적 정보, subjective inf.) – 환자 아픔 호소(주소/C.C) – 병력(Hx) • O(객관적 정보, objective inf.) – 검사[CT, MRI, 혈압(BP) 등] • A(평가, Assessment) – 진단명 • P(계획, Plan) – 진단, 치료, 교육 및 추적계획

그림 3-28 문제지향식 의무기록(POMR) : 1→4번 순서

표 3-1 문제지향식 의무기록의 장 · 단점

장 점	단 점
• 조직적 사고(추적)로 환자의 문제점을 누락없이 다룰 수 있으며, 상호관계 파악 및 처리 • 문제목록지가 색인역할을 하여 기록을 쉽게 이용 • 의료팀 구성원사이에 의사소통 명확 • 교육병원에서 의학교육의 효과 증진 • 치료의 질 평가 : QA과정이 용이 • 컴퓨터 수록시 용이	• 기록하는데 시간이 많이 소요 • 부피가 많아짐 • 의료진에 훈련을 시켜야 함 • 의료진의 자세

등록 번호	264 83 12
성 명	이승리
주민등록	710641-1023450

경과기록(SOAP 형식)

Progress Notes

일자	내용	서명

■ **경과기록지/ 병력기록지 중요 순서** (1→11번)

1. Admission note : 경과기록지에 기재
2. C.C (주소)
3. P.I (현재질병)
4. P.H. (개인력) ─┐
5. P.H. (과거력) ─┤ 병력(Hx.)
6. FH (가족력) ─┘
7. ROS (신체각계조사) : + (증상있음), – (증상없음)
8. P/E (신체검사) : 전체모습(G/A) ~ 사지(Ext.)
9. SOAP(주관적 정보, 객관적 정보, 평가, 계획)
10. OR note / Brief op. note : 수술환자인 경우 기재
11. Discharge(퇴원)

3. 5 S : Mild periumblical discomfort
mild fever
O : Abd U/S : fluid collection (No interval change)
RHB $\overline{s}$ ⓜ, BT : 37℃, B.P : 150/110 mmHg
A : Acute pancreatitis
P : Conservative managementReported by Yoon M. D.

그림 3-29 경과기록지 중요순서 및 SOAP 형식

중요내용

▣ 보건의료정보관리(의무기록) 기본서식

- 입퇴원기록지(admission and discharge record) = face sheet
  - 치료결과 : 완쾌, 경쾌, 호전안됨, 진단뿐, 가망없는 퇴원, 48시간 이내/이후 사망
  - 퇴원형태 : 퇴원지시 후, 자의퇴원, 탈원
    → 자의퇴원[(discharge against advice(DAA) 또는 against medical advice(AMA)]

- 퇴원요약(Discharge summary) : 중요한 내용 요약
  - 입원기간 동안 환자의 질병 경과, 검사, 치료 및 결과 등 한눈에 파악하도록 요약한 기록
  - 퇴원요약지 작성하지 않는 경우 : 정상분만 산모, 정상 신생아, 단기입원서식
  - 퇴원지시가 필요없는 경우 : 사망, 자의퇴원(DAA, DAMA, AMA)

- 병력기록(History)
  - C.C(주소) : 환자가 가장 불편하다고 호소
    예) 오늘 아침부터 심한 복통있음
  - PI(현재질병) : 처음 증상~현재까지 질병 경과
    예) 환자 2개월 동안 기침~개인병원 CT 촬영~본원 IM(내과) 내원
  - PHx(과거력) : 과거에 앓았던 질병
    예) 2021년에 본원에서 mastectomy(유방절제술) 시행
    2018년에 우울증으로 약 복용
  - PH(개인력) : 직업, 결혼상태, 생활습관(흡연, 음주 등)
    예) 공무원으로 하루에 담배 1갑씩, 맥주 1병 정도
  - FHx(가족력) : 가족들의 질병 기록
    예) 아버지 당뇨병, 누나 간암으로 사망 등
  - ROS(계통문진) : 증상이 있는 경우(+), 없는 경우(−)

진단의 실마리 제시

- 기간 중 병력기록(Interval history)
  - 퇴원후 30일 이내 같은 진단명으로 재입원하는 경우

- 신체검진기록지(Physical examination)
  - 시진(inspection), 촉진(palpation), 타진(percussion), 청진(auscultation)

- 경과기록(Progress note) : 상세히 매일기록
  - 입원기록(admission note)~퇴원/사망시 : 날짜별로 기록

◐ 중요 작성 내용

- 요추천자, 생검(bx.), 심도자, 척수조영술, 절개 및 배농(I & D)
- 수술기록(OR note), 수술부위의 상태변화, 감염여부, 봉합사 제거
- duty on(인수), duty off(인계) : 임상과(내과, 흉부외과 등) 동일
- tranfer on(전입), transfer off(전출) : 임상과 변경

◐ 경과기록지/병력기록지의 작성 순서

- C.C(주소) → P.I(현재질병) → PH(과거력) → FH(가족력) → ROS(계통문진) → P/E(신체검사) → S.O.A.P.(주관적. 객관적. 평가. 계획) → Brief op. note (간단한 수술기록) 등

- 협의진단기록지(Consultation record)
  - 환자의 상태가 위급시, 진단이 잘 내려지지 않을 때
  - 타 분야의 전문적 의견이 필요시, 정신과적 증상이 있을 경우
  - 환자 또는 가족이 원할 경우

- 마취기록지(Anesthesia record)
  - 마취 전후 신체조사기록 : 수술 전(48시간 이내), 수술 후(24시간 이내) 기록
  - 마취전문의 서명

- 수술기록(Operation record)
  - 수술과정 및 발견사항
    마취방법, 내부장기들의 정상 또는 비정상 상태, 봉합사
    수술기법, drain 사용여부, 스폰지 숫자 세기, 병리조직검사 의뢰여부 등

- 조직병리보고서(Pathology report)
  - 수술시 적출된(~ectomy) 조직, 진단위해 시행한 생검(biopsy)
  - 병리과 전문의사 작성 및 서명
  - 육안적 검사, 현미경적 검사 내용, 병리학적 진단명

- 부검보고서(Autopsy report)
  - 임시보고서 : 3일 이내, 최종보고서 : 3개월(90일) 이내 의무기록 철함

- 임상병리 검사보고서(laboratory reports)
  - 임상병리사가 작성 및 서명

- 그라프 기록지(Graphic record) : 활력증상기록(V/S)
  - T.P.R.(체온, 맥박, 호흡) 측정

- 방사선기록지(X-ray report)
  - 방사선과 전문의 판독 및 서명

- 심전도검사보고서(electrocardiography, EKG, ECG)
  - 심장전문의 판독 및 서명

- 뇌파검사보고서(electroencephalography, EEG)
  - 신경과 전문의 판독 및 서명

- 의사지시기록(Doctor's orders)
  - 기본 지시사항(standing order=routine order) : 환자 누구에게나 행하는 order

– 퇴원지시 불필요한 경우 : 자의퇴원(자퇴서약서 첨부), 사망

▣ 단기입원기록지(short–form medical record)

- 입원기간이 48시간 이내인 단기 입원환자 : 퇴원요약지 불필요
  예) 편도선 절제술, 방광경검사, 포경수술 등

▣ 산과기록지

◐ 산전기록(Prenatal record)

- 기간 : 산과 외래 방문~분만전까지 산전관리
- 가족력(FH), 월경력 : 최종월경일(LMP), 분만예정일(EDC)
- 병력/개인력과거력 : 성병, 간질, 고혈압, Rh형 등
- 임신력 : G_5 P_4 L_3 D_1 A_1
  → G(임신) 3번, P(분만) 4번, L(생존아) 3명, D(사망) 1명, A(유산) 1번
- 골반검사, 임상병리검사 : 혈액형, 성병검사
- 산전관리기록 : 혈압, 체중, 복부 높이, 태위, 태아의 심음 등

◐ 진통 및 분만기록지(labor and delivery record)

- 제1기 : 진통~자궁경 완전 열림
- 제2기 : 자궁경 개대~태아 분만
- 제3기 : 태아 분만~태반(placenta) 만출

◐ Apgar score (A/S) 아프가점수

– 1, 5분 측정 : 10점 만점 – 점수가 높을수록 건강한 아기
– 심박동, 호흡, 피부색, 근육의 긴장상태 및 자극에 대한 반응
– 과다출혈 : 정상분만 : 500cc 이상, 제왕절개 1,000cc 이상

◐ 산후기록지

- T.P.R, 섭취량과 배설량(I & O), 유방과 유두상태, 회음부 상태

▣ 신생아기록지(Newborn record) : 신생아 엄마기록과 분리 보관

- 분만시 출생기록지
  - 애기를 받은 산과의사가 기록
  - 산모병력, 현 분만상태, 신생아 기록(Apgar, 체중 등), 신체조사기록

- 신생아기록지
  - 산과의사로부터 신생아를 인계받은 소아과 의사가 기록
  - 선천성 기형, 출생시 손상 유무 조사 및 기록

- 신생아 확인기록지
  - 출생에 관한 내용
  - 애기의 손바닥 또는 발바닥, 엄마의 엄지손가락, 출생에 관한 내용

- 특수병동 기록지
  - 중환자실(ICU, CCU), 신장투석기록지

- Paramedical 분야 사용 기록지
  - 영양상담기록, 물리치료 및 작업치료기록, 사회사업기록지

- 간호기록지
  - 의사가 내린 검사 지시가 실제로 행해졌나를 확인하는 기록지
  - 간호사가 기록 : 그래프기록지(graphic record), I & O(섭취량과 배설량), 실측정 기록지[vital sign(V/S) record], 입원상태, 사망시간

▣ 문제지향식 의무기록(POMR)

- 기초자료(Data base) : 첫 단계
  - 주소(C.C), 병력[개인력/과거력(PH), 가족력(FH), 사회력(SH)], 검사(Lab) 등

- 문제목록(Problem list) : 질환명
  - 색인역할, 가장 핵심요소

- 초기계획(Initial plan)
  - 진단, 치료, 교육 및 추적계획

- 경과기록(Progress Notes) : SOAP
  - S(주관적 정보, subjective information) : 주소(C.C), 병력(Hx)
  - O(객관적 정보, objective information) : 검사[CT, MRI, 혈압(BP) 등]
  - A(평가, Assessment) : 진단명
  - P(계획, Plan) : 진단, 치료, 교육 및 추적계획

3 실전문제

1. 출산력 3-1-2-1 중 2의 의미로 옳은 것은?

① 유산 ② 분만 ③ 조산
④ 생존아 ⑤ 임신

2. EKG의 작성과 서명은 누가 하는지 옳은 것은?

① 심장내과 전공의 ② 신경과 전공의 ③ 심장내과 전문의
④ 흉부외과 전공의 ⑤ 흉부외과 전문의

3. 일명 Face sheet이라고 하며, 보건의료정보관리(의무기록)에서 첫 부분에 오는 것은?

① 병력기록지 ② 입퇴원기록지 ③ 응급실기록지
④ 외래기록지 ⑤ 퇴원요약지

4. 퇴원요약기록지를 작성하는 목적으로 다르게 기재된 것은?

① 타병원으로 환자이송시 ② 의료진 의학연구자료
③ 전문의 채용시 참고자료 ④ 의료진의 치료내용 비교
⑤ 보험산정시 참고자료

5. 퇴원요약기록지가 필요없는 경우로 맞는 것은?

① 정상분만 ② 장기간 입원한 경우 ③ 제왕절개분만
④ 조산아 ⑤ 과숙아

6. 주소(C.C)에 대한 설명으로 가장 옳은 것은?

① 1년 전에 위궤양 치료 ② 하루에 맥주 1병
③ 가장 괴로운 것은 복통 ④ 3년 전에 첫째 아기 분만
⑤ 뇌졸중

정답 1. ① 2. ③ 3. ② 4. ④ 5. ① 6. ③

7. 아버지가 관절염이 있는 경우 보건의료정보관리(의무기록) 중 어디를 찾아야 하는가?

① P.I. ② F.H. ③ P.H.
④ C.C. ⑤ P/E

8. 환자가 하루에 담배 1갑을 흡연할 경우 보건의료정보관리(의무기록) 중 어디에서 찾을 수 있는가?

① 개인력(Personal history)
② 주소(Chief complaint)
③ 과거력(Past history)
④ 현재질병(Present illness)
⑤ 가족력(Family history)

9. 4가지 기본적인 신체검사로 다르게 기재된 것은?

① 시진(inspection) ② 촉진(palpation) ③ 타진(percussion)
④ 구진(papule) ⑤ 청진(auscultation)

10. 신체검진기록지 이후에 내리는 진단명은?

① 병리학적 진단명(Pathological diagnosis)
② 최종진단명(Final diagnosis)
③ 진단적 의증(Diagnostic impression)
④ 수술 전 진단명(Pre-operative diagnosis)
⑤ 수술 후 진단명(Post-operative diagnosis)

11. 신체검진기록지(P/E)에서 찾을 수 있는 것은?

① 하복부의 통증으로 입원
② 수포음(rales) 없는 깨끗한 호흡음
③ 1년 전에 자궁절제술(hysterectomy)
④ 위암
⑤ 하루에 맥주 1병 마심

정답 7. ② 8. ① 9. ④ 10. ③ 11. ②

12. **기간 중 병력기록지(Interval history)에 대한 의미로 맞게 기재된 것은?**

① 퇴원후 10일 이내 동일 진단명으로 재입원한 경우
② 퇴원후 30일 이내 동일 진단명으로 재입원한 경우
③ 퇴원후 30일 이내 다른 진단명으로 재입원한 경우
④ 입원기간 10일 이내 동일 진단명으로 재입원한 경우
⑤ 입원기간 30일 이내 다른 진단명으로 재입원한 경우

13. **동일과내에서 주치의가 바뀔 때 작성되는 기록은 무엇인가?**

① Transfer out note ② Transfer in note ③ Start of service note
④ End of service note ⑤ Transfer of service note

14. **협의진단을 의뢰하는 경우로 틀리게 기재된 것은?**

① 환자 상태가 위급할 때
② 환자가 정신과적 질환이 있을 경우
③ 보호자가 원할 때
④ 진단이 애매할 경우
⑤ 환자에 대해 책임감을 분배하기 위해

15. **보건의료정보관리(의무기록) 서식 중 수술 중 동결절편(Frozen section)한 결과는 어떤 기록지에 있는가?**

① 수술기록지 ② 병력기록지 ③ 마취기록지
④ 조직병리보고서 ⑤ 입퇴원기록지

16. **마취 신체조사기록의 시기로 가장 맞는 것은?**

① 수술 전 24시간 이내 ② 수술 후 48시간 이내 ③ 수술 전 48시간 이내
④ 수술 전 48시간 이후 ⑤ 수술 후 24시간 이후

17. **수술기록지 중 수술부위에 장기의 정상유무 상태를 알 수 있는 부분은?**

① 수술후 진단명 ② 수술 발견사항 ③ 수술과정
④ 수술명 ⑤ 수술전 진단명

정답 12. ② 13. ④ 14. ⑤ 15. ④ 16. ③ 17. ②

18. '환자는 복통이 심하고 내원 며칠 전부터 약을 복용하고 있었다'. 이에 대한 기록은?

① 주소(C.C) ② 과거력(PH) ③ 가족력(F.H)
④ 현재질병(P.I) ⑤ 개인력(P.H)

19. 산전기록(Prenatal record)에 해당되지 않는 것은?

① EDC ② LMP ③ 가족력
④ 골반측정기록 ⑤ Apgar score

20. 제왕절개시 과다출혈량은?

① 500cc 이상 ② 1,000cc 이상 ③ 1,500cc 이상
④ 2,000cc 이상 ⑤ 2,500cc 이상

21. 보건의료정보관리(의무기록) 작성자가 틀리게 기재된 것은?

① 출생기록지는 산과의사가 기록한다.
② 신생아기록지는 소아과의사가 기록한다.
③ EKG 보고서는 심장전문의가 해독하고 서명한다.
④ 임상결과지는 임상병리사가 서명한다.
⑤ 방사선기록지는 방사선 기사가 서명한다.

22. Lumbar puncture 시행 과정에 대한 내용을 알 수 있는 기록지는?

① 입퇴원기록지 ③ 경과기록지 ② 임상병리보고서
④ 뇌전도(EEG) 보고서 ⑤ 의사지시기록지

23. 문제지향식(POMR) 의무기록 중 병력기록에 속하는 것은?

① 문제목록 ② 기초자료 ③ SOAP중 P
④ SOAP중 A ⑤ 경과기록

정답 18. ④ 19. ⑤ 20. ② 21. ⑤ 22. ③ 23. ②

24. 문제지향식 의무기록 중 '혈압이 140/100mmHg'이라는 내용은 어디에 속하는가?

① SOAP의 O ② SOAP의 A ③ SOAP의 P
④ SOAP의 S ⑤ Data Base

25. 보건의료정보관리지(의무기록지)에 대한 설명으로 틀린 것은?

① 신생아 기록지는 산모기록과 분리 보관한다.
② 일반적으로 ROS 후에 P/E가 기록된다.
③ 분만의 3단계는 분만부터 태반 배출까지이다.
④ 산모기록지 중 이전 임신력에 GPLDA 중 G는 출산을 의미한다.
⑤ 사산아는 내원한 환자로 간주하지 않는다.

26. 아프가 점수(Apgar score)에 대한 설명으로 틀린 것은?

① 울음소리 ② 피부색 ③ 근육 긴장상태
④ 심박동 ⑤ 호흡

27. 간호사가 작성하는 내용에 해당되지 않는 것은?

① 퇴원요약지(Discharge summary)
② 그래프기록(Graphic record)
③ 실측정기록(Vital sign record)
④ 섭취량과 배설량(I & O) 기록
⑤ 입원상태(admission status)

정답 24. ① 25. ④ 26. ① 27. ①

제4장

전자의무기록
Electronic Medical Record [EMR]

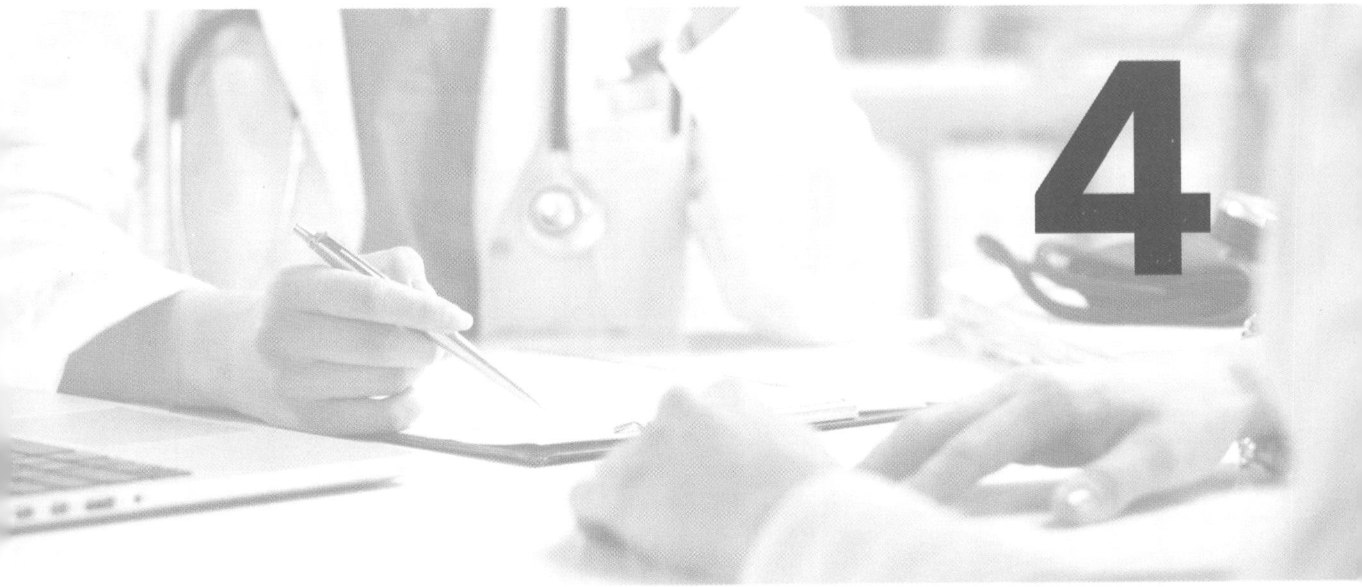

- ▶ 전자의무기록의 개념 및 목적
- ▶ 전자의무기록의 도입 배경, 문제점 및 기대효과
- ▶ 전자의무기록의 의료법, 서식 및 보완요소
- ▶ 전자의무기록의 평가지표 및 모형
- ▶ 전자의무기록의 인증제 목적 및 분류
- ▶ 전자의무기록의 발전과정
- ▶ 전자건강기록시스템의 모델
- ▶ 보건의료정보 표준화 및 전자의무기록의 발전방안

제 4 장

전자의무기록(Electronic Medical Record [EMR])

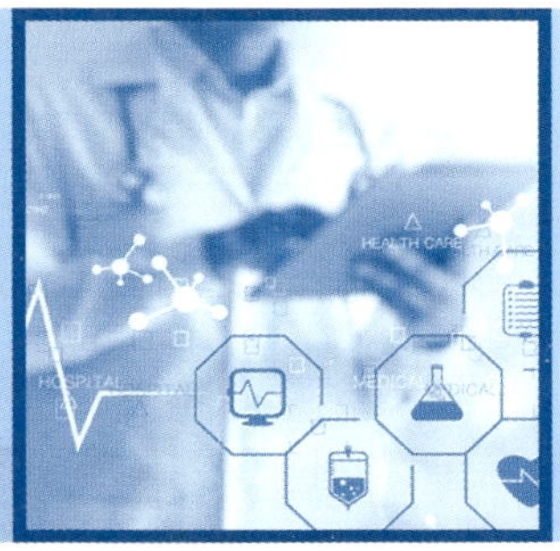

1 전자의무기록의 개념 및 목적

1.1 전자의무기록(Electronic medical record, EMR)의 개념

1) 전자의무기록은 기존에 종이차트에 기록했던 인적 사항, 병력
   - 건강상태, 진찰, 입 · 퇴원기록 등
   - 환자의 모든 정보를 전산화하여 입력, 관리, 저장하는 형태
2) 의무기록은 의사나 간호사 등의 의료인이 진료와 전반적인 내용을 기록하여 작성한 서류
3) 1990년대에 각 의료기관에 처방전달시스템이 도입
   - 진료를 위한 모든 처방이 전산으로 전달되었음
4) 이후 처방뿐만 아니라 환자의 진료기록을 전산으로 작성하는 전자의무기록시스템 EMR이 도입됨
5) 전자의무기록은 진료기록을 전자적으로 입력하고 작성함
   - 전자 서명 후 저장하는 시스템

1.2 전자의무기록의 목적

1) 평생에 걸친 건강기록 포함
2) 의료진을 위한 의사결정지원 자료 연결되어야 함
3) 필요시 즉시 사용 가능하도록 의료기관 공유가 되어야 함
4) 권한 부여받은 사람만 접근 가능해야 함

1.3 전자의무기록의 주요 내용

1) 환자의 기초정보부터 병력사항, 약물반응, 건강상태, 진찰 및 입퇴원기록

2) 방사선 및 화상진찰 결과, 기타 보조연구결과 등

☞ 전자의무기록의 핵심 실체(객체)

– 환자 의사 처방 문제

☞ 전자의무기록의 입력 도구

– 음성인식/휴대용 컴퓨터/문자인식

– Pen mouse

– POC(Point of Care)

– PDA(개인휴대정보단말기)

– Medical Information Navigator

표 4-1 전자의무기록의 내용

전자의무기록의 구성 내용	
• 최종 진료내용과 의료제공자 • 최종 의료기관에서의 환자 확인 자료 • 입원 및 접수 직원에 관한 사항 • 환자의 인구통계학적 사항 • 보험 및 건강계획 정보 • 진료 예약 사항 • 진단명 • 알레르기 • 투약내용 • 의사지시사항	• 재활계획을 포함한 치료계획 • 가정간호 및 호스피스 정보 • 추후관리 • 간호사항 • 자기관리 상태 • 손상 및 장애 • 보조기 필요 여부 • 영양관련 사항 • 치료자관련 사항 • 사회사업서비스관련 사항

1.4 전자의무기록의 기능 및 정보입력 지원방안

1) 전자의무기록의 기능

- 건강정보 및 진료자료와 정보제공
- 처방결과와 진료결과 관리
- 처방 입력과 관리
- 의사결정지원

- 전자의료정보 공유와 연결성 제공
- 환자지원
- 환자관련 행정지원
- 통계 및 국민건강자료 관리

(1) 진료정보의 자료 입력

- 전자의무기록시스템 인증제의 평가항목
  - 전자의무기록의 입력과 조회 기능 포함
  - 환자의 기본정보를 생성하고 환자의 진료 정보를 입력하고 조회 가능
    예) 성명, 성별, 생년원일, 주민번호

(2) 자료저장

- 입력된 전자의무기록의 내용을 저장하고 보관 가능

(3) 진료정보의 처리

- 다양한 저장매체로 저장
  - 저장된 자료를 필요한 형태로 가공 및 분석하여 사용 가능

(4) 진료정보의 교환 및 의사소통

- 전자의무기록의 진료 정보를 타 의료기관 및 국가 보건의료기관과 교류
  - 의사소통 가능

(5) 보안

- 전자의무기록시스템의 신뢰성, 안전성 및 연속성을 보장할 수 있음
  예) 사용자에 따른 계정관리, 접근 및 접근 통제
  전자인증, 모니터링, 비식별 조치 암호화 및 백업 등

2) 전자의무기록 정보입력 지원방안

- 음성인식기술의 적용
- 구조화된 입력 방식 적용

• 표준화된 의료용어체계의 도입

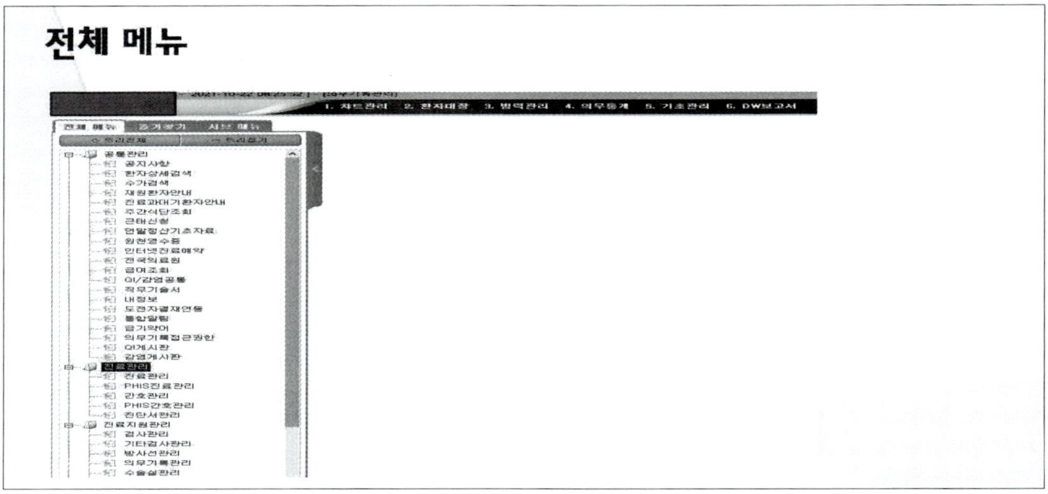

그림 4-1 EMR의 전체 메뉴

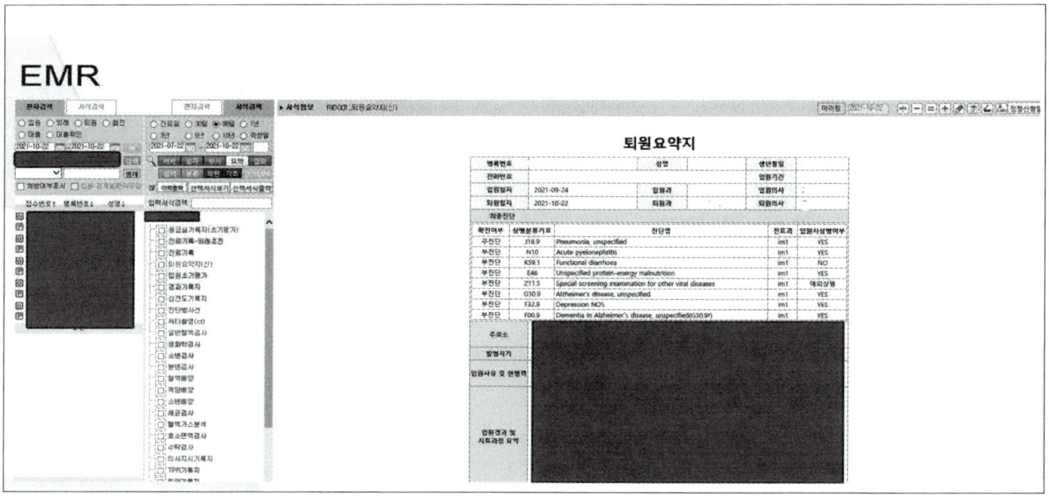

그림 4-2-1 EMR의 퇴원요약지

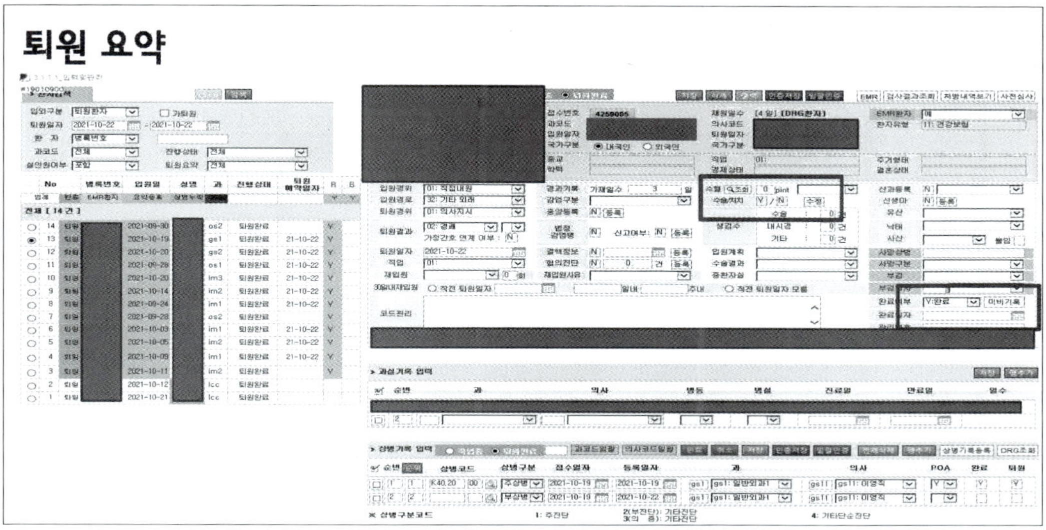

그림 4-2-2 EMR 퇴원요약 내용

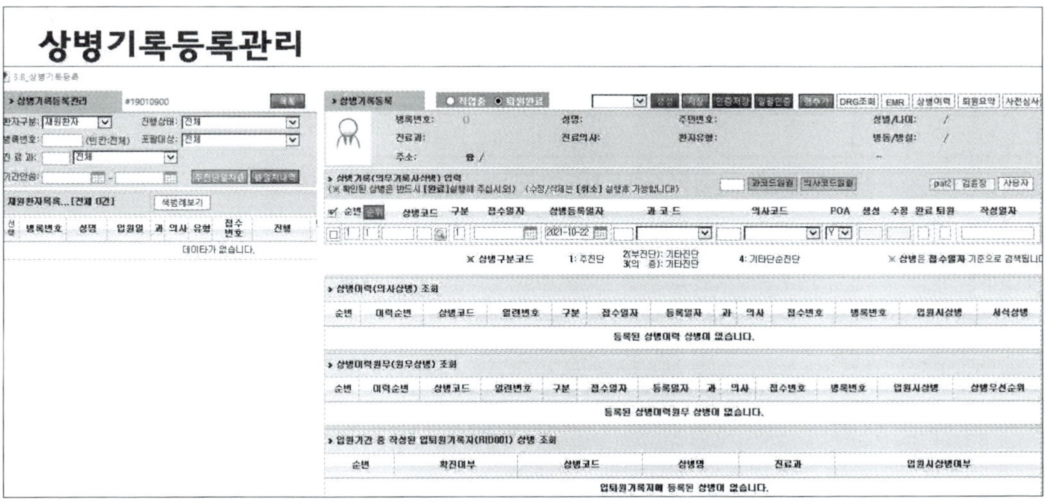

그림 4-3 EMR 상병기록(POA) 등록관리

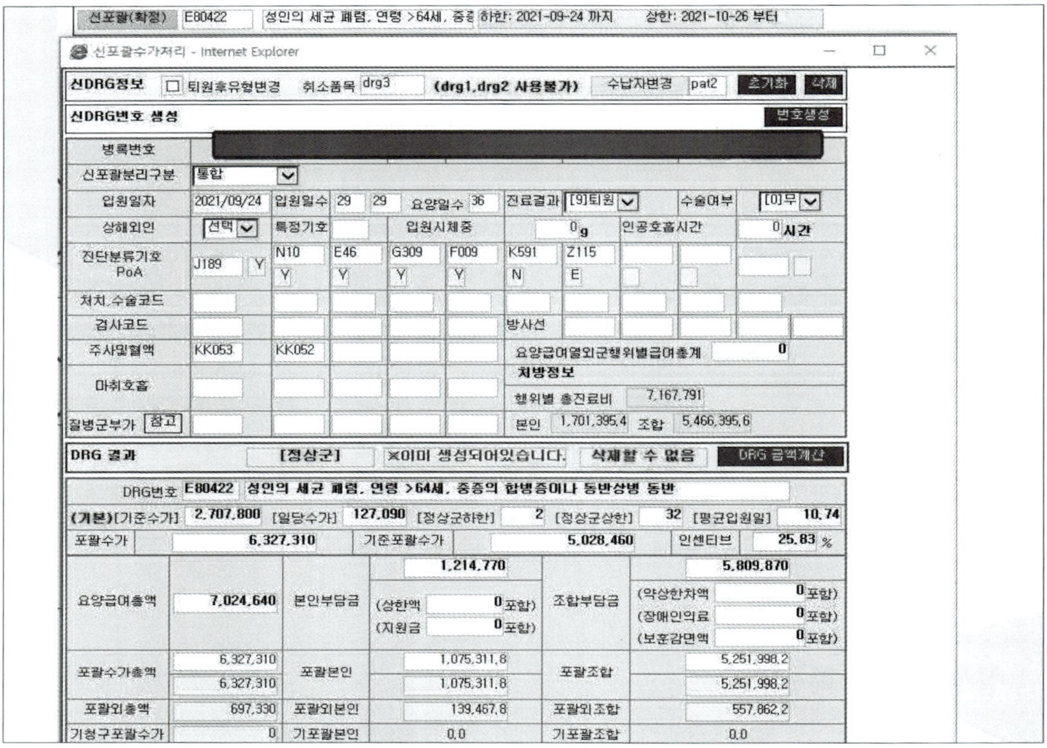

그림 4-4 DRG 화면

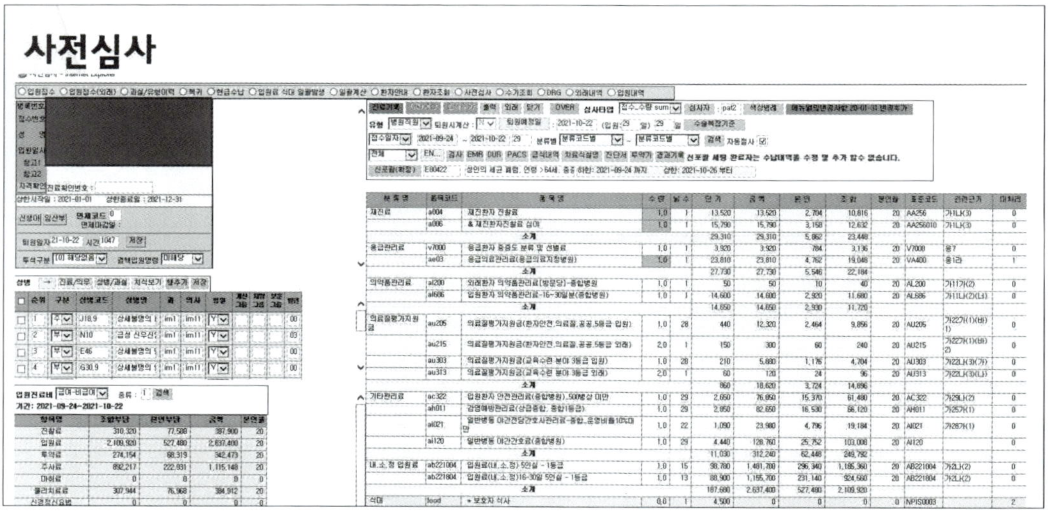

그림 4-5 사전심사

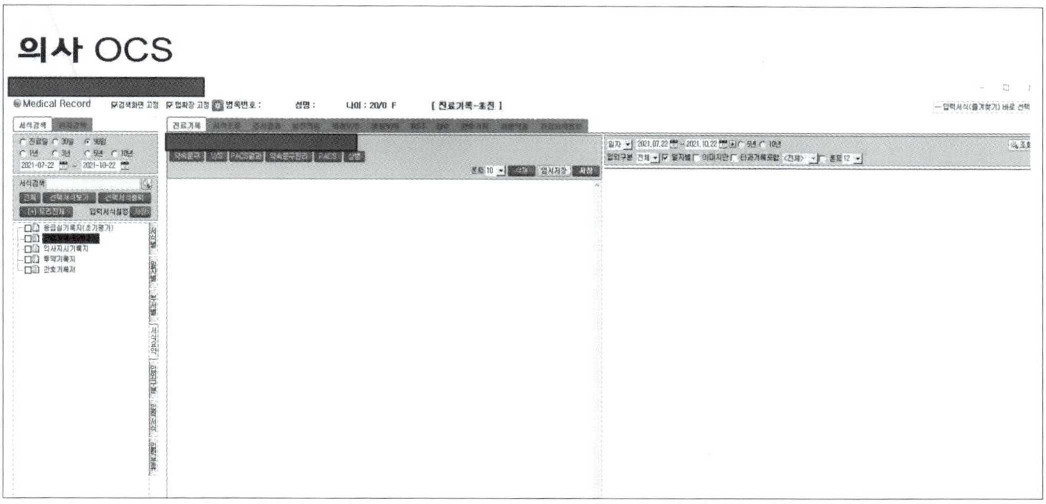

그림 4-6-1 EMR 의사 OCS

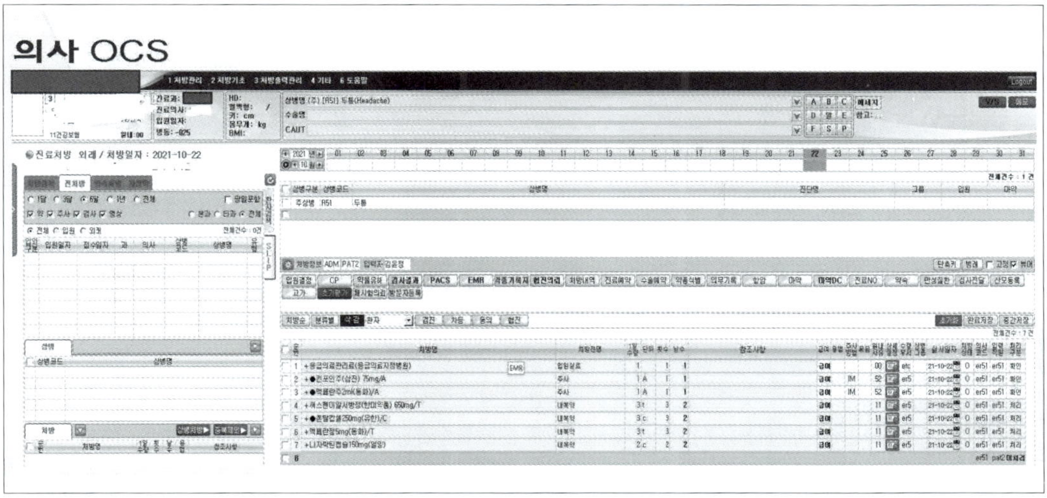

그림 4-6-2 EMR 의사 OCS

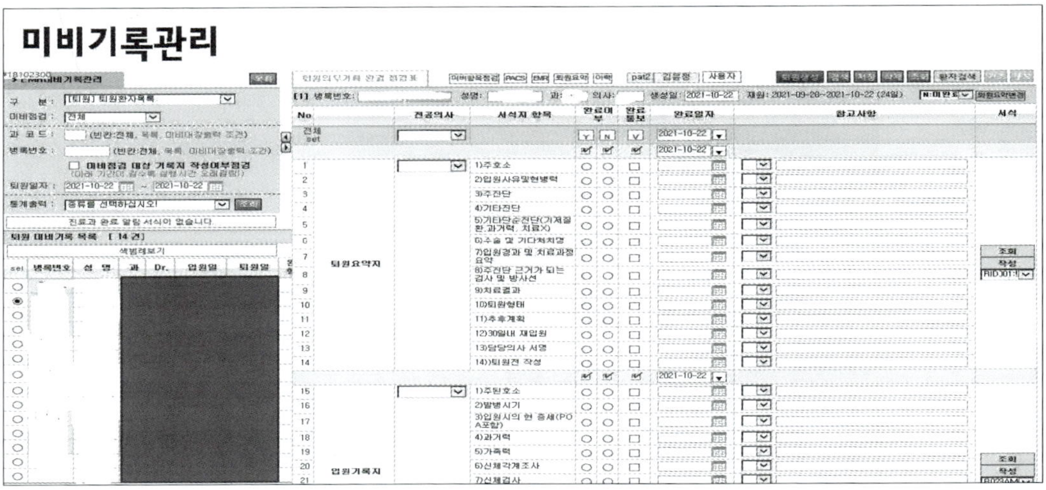

그림 4-7 EMR 미비기록

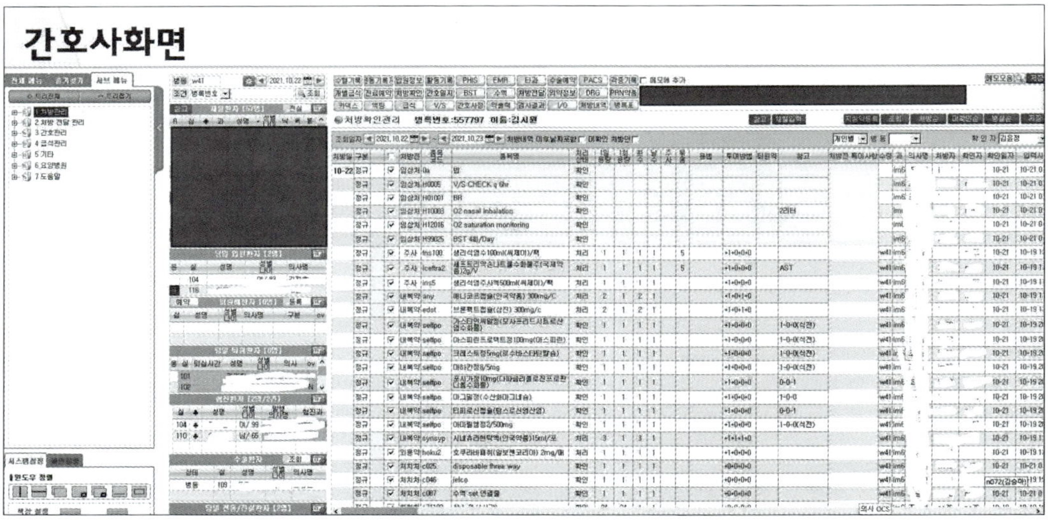

그림 4-8 EMR 간호사 화면

2 전자의무기록의 도입 배경, 문제점 및 기대효과

2.1 전자의무기록의 도입 배경

1) 전자의무기록은 의료기관에서 의무기록이 종이 형태로 관리되던 과거 방식에서 IT 기술을 접목

  - 디지털 병원을 구축하는 핵심 기술로 활용되고 있음

2) 의료기관을 중심으로 생성되는 이러한 임상 데이터는 유전체 정보, 생활습관 정보 등과 결합
   - 최근 4차 산업혁명의 핵심기술을 활용
   - 이를 토대로 모든 질환의 원인을 찾아 궁극적으로는 개개인에게 맞춤형 의료서비스를 제공
   - 정밀의료(precision medicine)의 근간이 되고 있음

2.2 종이 기반 의무기록의 문제점

1) 정보접근의 비효율성
2) 중복기록
3) 기록자간 기록방식의 비일관성
4) 자료의 누락
5) 기록내용의 모호성

2.3 전자의무기록 전환시 문제점

1) 종이의무기록이 전자의무기록 전환시 문제점

- 의무기록의 접근성 문제
- 보건의료정보의 표준화가 미흡
- 입원과 외래환자 정보가 통합화되어 있지 않음
- 의무기록에 기술하는 용어가 표준화되어 있지 않음

2.4 전자의무기록의 기대효과

1) 데이터의 접근성 향상

- 전자의무기록에서는 각종 데이터를 의료정보 데이터베이스에 저장한 후
  - 진료정보와 영상자료 등을 공유
  - 필요시 쉽게 원하는 자료를 검색할 수 있음

2) 자료의 질 향상

- 데이터가 표준화되어 있고 데이터베이스 기법을 이용
  - 데이터의 불필요한 중복과 누락 및 입력오류를 방지

3) 진료의 효율성 및 의료의 질 보장

- 전자의무기록시스템은 진료 과정에서 발생하는 데이터를 실시간으로 처리
  - 의료정보로 활용할 수 있음
- 환자 치료에 관련된 의사들이 의료정보를 공유함
  - 의료진 사이의 의사소통이 원활해지고 정확 및 신속한 진료 진행

    예) 영상의학과에서 의료영상 촬영 종료 후 영상의학과 전문의가 판독 진행
  - 해당 환자의 진료의사가 판독결과를 참고하여 처방 내림
  - 정확하고 신속한 진료 진행

4) 다양한 형태의 데이터 저장 및 검색

- 전자의무기록은 컴퓨터에 저장된 문서나 그래픽 정보 등
  - 표준화된 다양한 정보를 사용자가 실시간으로 조회가 가능

5) 의학연구 수준 향상

- 체계적으로 구축된 방대한 데이터베이스로부터 다양한 연구자료
  - 검색, 사용할 수 있도록 하여 의학연구 수준을 향상시킬 수 있음

6) 환자의 서비스 개선

- 전자의무기록 도입으로 환자 진료기록과 영상의학검사 및 진단검사의학 결과
  - 신속하고 정확하게 조회하여 환자의 진료 대기시간을 단축
  - 의사가 진료에 집중할 수 있도록 함
  - 환자에 대한 의료서비스를 향상시킬 수 있음

7) 의료의 질 향상

- 행정관련 자료와 임상자료를 이용
  - 의료의 질 향상을 위한 QI 활동을 활성화시킬 수 있음

2.5 전자의무기록의 해결과제

1) 자료를 컴퓨터가 이해할 수 있는 형태로 가공
2) 의료정보의 보안, 사적 비밀 보장 및 신뢰보장 등
   - 이것을 지키기 위한 정책적, 제도적 및 기술적 방책의 수립

2.6 전자의무기록의 구축 조건

1) 표준화된 내용 항목과 논리적인 구조를 결정해야 함
2) 입력할 항목과 각 항목에 포함되는 내용, 데이터 출력과 관련된 자료의 종류와 유형 등을 결정
3) 전자의무기록 자료와 주변 전산시스템을 효율적으로 연계시켜야 함
4) 전자의무기록의 서식, 용어, 정의 및 코드 등을 표준화해야 함
   - 의료기관 내 모든 부서들이 표준화되고 공통된 용어와 코드 사용
   - 이는 전자의무기록 개발과 시행에 필수적
   - 국내외 의료기관 간에 의료정보 교환 위해서 표준화된 방식 적용해야 함

표 4-2 전자의무기록의 구축 조건 및 기대효과

전자의무기록의 구축 조건	전자의무기록 기대효과
• 표준화된 내용 항목과 논리적 구조 결정 • 입력할 항목과 각 항목에 포함 내용 – 데이터 출력관련 자료의 종류, 유형 결정 • 전자의무기록 자료와 주변 전산시스템 효율적으로 연계시켜야 함 • 전자의무기록의 서식, 용어, 정의 및 코드 등 표준화해야 함 – 의료기관 내 모든 부서들 표준화 – 공통된 용어와 코드 사용 – 전자의무기록 개발과 시행에 필수 – 국내외 의료기관 간 의료정보 교환 → 표준화된 방식 적용	• 식별의 용이성과 정확성 • 상세하고 완전한 기록 • 판독시간의 단축 • 자료 접근성 향상 • 자동화, 정형화된 입력과정 통해 객관적, 완전한 기록 재생 • 컴퓨터 자문을 통해 의료의 질적 향상 • 자료의 공유 및 의사소통량 증가 • 자료의 재생산성 및 가공능력 향상 • 접근성, 보안성

3 전자의무기록의 의료법, 서식 및 보완요소

3.1 전자의무기록의 의료법

- 정부는 의료법 개정 : 2002. 3. 30
  - 『진료기록부 등을 전자서명법에 의한 전자서명이 기재된 전자문서로 작성 · 보관할 수 있음』이라고 규정
  - 전자의무기록 도입을 위한 법적 근거를 마련하였음
- 의료법 시행령 및 시행규칙 개정안 : 2002. 12. 30
  - 전자의무기록을 도입하기 위해 위변조를 방지할 수 있는 장치
  - 백업저장 장치 등을 갖추도록 하는 등 세부 시행 규칙 마련
  - 현재 규제개혁위원회에서 심의 중

1) 의료법 제16조 : 전자의무기록 관리 · 보존의 필요 장비

- 네트워크에 연결되지 아니한 백업저장시스템
- 전자의무기록의 생성과 전자서명을 검증할 수 있는 장비
- 전자서명 후 전자의무기록 변경여부 확인가능 장비

2) 의료법 제18조 3항(처방전 작성과 교부)/제23조 3항(전자의무기록)

- 정당한 사유없이 전자처방전에 저장된 개인정보 탐지/누출 변조/훼손 안됨
- 의료법 제87조 : 5년 이하 징역 / 2천만원 이하 벌금

3) 의료법 제21조 1항 : 기록열람

- 의료인, 의료기관 종사자는 이 법이나 다른 법령에 따로 규정된 경우 외
  - 환자기록 열람/사본 등의 내용 확인하게 해서는 안됨

    단) 환자/환자 배우자/환자 직계존비속/배우자 직계존속
    - 이들이 환자 기록 열람/사본교부 등 내용 확인 요구시
    - 환자 치료의 불가피한 경우 아니면 확인할 수 있게 함

4) 의료법 제22조 1항 : 진료기록부

- 의료인은 진료기록부/조산기록부/간호기록부/기타 진료기록 갖추어 둠
  - 의료행위 사항과 의견 상세히 기록하고 서명해야 함

3.2 전자의무기록 범위

1) 전자의무기록은 다음과 같은 하부 구조를 이룸
- 병원정보시스템, 임상정보시스템, 의료정보 데이터베이스
- 의사결정 지원시스템, 보건의료 정보망, 의학 지식기반의 구축 등

2) 전자의무기록 = 의료정보학의 꽃

표 4-3 종이 및 전자의무기록의 차이점

종이 의무기록	전자의무기록
• 정보접근의 비효율성 • 중복기록 • 기록자간 기록방식의 비일관성 • 자료의 누락 **전자의무기록의 기능** • 자료입력/자료저장/보안 • 정보처리/정보교환/자료제시 ☞ 정보 보안의 원칙 – 인증/무결성/접근제어 – 기밀성/부인봉쇄	• 식별의 용이성과 정확성 • 상세하고 완전한 기록 • 의무기록의 신뢰도 향상 • 판독시간의 단축 • 자료 접근성 향상 / 보안성 • 객관적이고 완전한 기록 재생 • 컴퓨터 자문을 통해 의료의 질적 향상 • 자료의 공유 및 의사소통량 증가 • 자료의 재생산성 및 가공능력 향상

3.3 전자의무기록의 서식

1) 전자의무기록 서식의 분류

(1) 공통 서식
- 모든 진료과에서 공통으로 사용하는 서식

(2) 과별 서식

- 특정 진료과 또는 질환에 사용하는 서식

(3) 연구 및 개별 서식

- 특정 진료과 또는 개인의 연구를 위한 서식

2) 전자의무기록 서식의 생성방식

(1) 기본 서식

- 서식생성기를 이용하여 사용자의 요청에 따라
  - 서식의 형태를 만들어 사용하는 서식
- 서식에 포함된 항목들은 용어사전(항목 마스터)에 등록되어 있음
  - 서식은 서식 마스터에 등록하여 생성하는 서식

표 4-4 전자의무기록 서식 및 서식 생성방식

전자의무기록 서식	전자의무기록 서식 생성방식
• 공통 서식 – 모든 진료과에서 공통 사용 서식 • 과별 서식 – 특정 진료과 또는 질환 사용 서식 • 연구 및 개별 서식 – 특정 진료과 또는 개인 연구 서식	• 기본 서식 – 서식생성기를 이용 사용자 요청 → 서식 형태 만들어 사용 – 서식에 포함된 항목들은 용어사전(항목 마스터)에 등록되어 있음 • 이미지 서식 – 일반적 사용하는 워드프로세스 – 작성된 서식을 이미지 파일로 변환 – 바코드 등을 삽입하여 전자의무기록 문서를 저장하기 위한 서식 예) 각종 동의서/신청서 • 프로그램 서식 – 프로그램 개발자가 직접 프로그램으로 개발하여 생성하는 서식 예) TPR기록, 마취기록

(2) 이미지 서식

- 일반적으로 사용하는 워드프로세스로 작성된 서식을 이미지 파일로 변환
  - 바코드 등을 삽입하여 전자의무기록 문서를 저장하기 위한 서식
    예) 각종 동의서/신청서 등을 이미지 서식으로 개발하여 사용

(3) 프로그램 서식

- 서식생성기로 개발하기에는 어려운 경우
  - 프로그램 개발자가 직접 프로그램으로 개발하여 생성하는 서식
    예) TPR기록(임상관찰기록), 마취기록 등 특수 의료정보

3.4 전자의무기록의 안전관리 위한 보안 요소

1) 기밀성(Confidentiality)

- 환자의 의료 및 개인정보 누출 위험 → 암호화

2) 무결성(integrity)

- 의료정보의 위 · 변조 위험 → 메시지 인증으로 위변조 불가능

3) 위조방지(Non forgery)

- 서명위조 → 메시지 인증, 전자 서명키 생성

4) 신원확인(User authentication)

- 서명자 인증으로 의료행위자인 서명자의 신원확인
  → 메시지 인증, 송신자가 전자서명행위자임
    - 전자서명행위자는 전자서명 생성키 소유자임

5) 부인방지(Non-repudiation)

- 분쟁 발생시 의료내용에 대한 부인방지의 측면
  → 메시지 인증, 전자서명 생성키 소유자의 기록 작성 내용의 부인방지

3.5 전자문서 및 전자서명(digital signature)

1) 전자문서의 의미

- 전자문서라 함은 정보처리시스템에 의하여 전자적인 형태로 작성
  - 송신 또는 수신되거나 저장된 정보를 말함

2) 전자서명의 의미

- 전자서명은 서명자를 확인
  - 서명자가 당해 전자문서에 서명하였음을 나타내는 데 이용
  - 이를 위해 전자문서에 첨부되거나 논리적으로 결합된 전자적 형태의 정보
- 전달된 메시지나 문서의 원래 내용이 변조되지 않았다는 것을 보증 목적
  - 전자문서에 특수한 형태의 디지털 정보를 첨부

3) 전자의무기록의 전자서명 목적

- 전자의무기록은 전자서명 인증제도 등을 사용하여 부당한 노출을 방지
  - 『전자서명법』 제2조를 제정하여 국민의 사생활 보호를 보장하고 있음

중요 내용

◑ 전자의무기록의 안전관리 보안요소

1) 기밀성(Confidentiality)
  - 환자의 의료 및 개인정보 누출 위험 : 암호화

2) 무결성(integrity)
  - 의료정보의 위 · 변조 위험 : 메시지 인증으로 위변조 불가능

3) 위조방지(Non forgery)
  - 서명위조 : 메시지 인증, 전자 서명키 생성

4) 신원확인(User authentication)
  - 서명자 인증으로 의료행위자인 서명자의 신원확인
    → 메시지 인증, 송신자가 전자서명행위자임

5) 부인방지(Non-repudiation)
  - 분쟁 발생시 의료내용에 대한 부인방지의 측면
    → 메시지 인증, 전자서명 생성키 소유자의 기록 작성 내용 부인방지

3.6 전자의무기록의 관리 및 보존

1) 전자의무기록의 관리 · 보존 : 「의료법」 제23조

(1) 의료기관에서는 생성된 전자의무기록을 안전하게 관리하고 보존하여야 함

(2) 「의료법」 제23조에서는 다음과 같이 전자의무기록의 관리 · 보존 제시

① 의료인이나 의료기관 개설자는 진료기록부 등을 「전자서명법」에 따른 전자서명이 기재된 전자의무기록을 작성 및 보관할 수 있음

② 의료인이나 의료기관 개설자는 보건복지부령으로 정하는 바에 따라

- 전자의무기록을 안전하게 관리 · 보존하는 데에 필요한 시설과 장비 구비해야 함

③ 정당한 사유없이 전자의무기록에 저장된 개인정보 탐지하면 안됨

- 누출 · 변조 또는 훼손하여서는 안됨

2) 전자의무기록 보존

(1) 전자의무기록을 안전하게 관리 · 보존하기 위하여 「의료법 시행규칙」 제16조에서는 다음과 같이 필요한 시설 및 장비를 구비하고 있음

① 전자의무기록의 생성 · 저장과 전자서명을 검증할 수 있는 장비

② 전자서명이 있은 후 전자의무기록의 변경 여부 확인 등

- 전자의무기록의 이력관리를 위하여 필요한 장비

③ 전자의무기록의 백업저장장비

④ 네트웨크 보안에 관한 시설과 장비

- 유 · 무선 인터넷과 연결된 경우에 한정함

⑤ 전자의무기록시스템

- 전자의무기록의 관리 · 보존과 관련되는 서버, 소프트웨어
- 데이터베이스 등이 전자적으로 조직화된 체계
- 상기 전자의무기록시스템의 보안에 관한 시설과 장비

⑥ 전자의무기록 보존 장소에 대한 물리적 접근 방지 시설과 장비

- 출입통제구역 등 통제 시설
- 잠금장치

⑦ 의료기관 외 시설 및 장비

- 의료기관 외 장소에 전자의무기록의 저장장비 또는 백업장비 설치시 필요한 시설

과 장비
- 전자의무기록시스템의 동작여부와 상태 실시간으로 점검할 수 있는 시설과 장비
- 전자의무기록시스템에 장애가 발생한 경우 대체할 수 있는 예비 장비
- 폐쇄회로 텔레비전 등의 감시 장비
- 재해예방시설

전자의무기록관련 법령

◑ 의료법 제16조 : 전자의무기록 관리 · 보존의 필요 장비
- 네트워크에 연결되지 아니한 백업저장시스템
- 전자의무기록의 생성과 전자서명을 검증할 수 있는 장비
- 전자서명 후 전자의무기록 변경여부 확인가능 장비

◑ 의료법 제18조 3항(처방전 작성과 교부)/제23조 3항(전자의무기록)
- 정당한 사유없이 전자처방전에 저장된 개인정보 탐지/누출 변조/훼손 안됨
- 의료법 제87조 : 5년 이하 징역 / 2천만원 이하 벌금

◑ 의료법 제21조 1항 : 기록열람
- 의료인, 의료기관 종사자는 이 법이나 다른 법령에 따로 규정된 경우 외
  - 환자기록 열람/사본 등의 내용 확인하게 해서는 안됨

◑ 의료법 제22조 1항 : 진료기록부
- 의료인은 진료기록부/조산기록부/간호기록부/기타 진료기록 갖추어 둠
  - 의료행위 사항과 의견 상세히 기록하고 서명해야 함

◑ 전자서명 및 전자의무기록 법령
- 전자서명 : 전자서명법 제2조

3.7 개인휴대정보단말기(PDA) 이용의 전자의무기록

1) 개인휴대정보단말기(PDA), 노트북 컴퓨터 등 Mobile computing을 이용
   - 의료진이 진료현장에서 직접 환자정보를 입력
   - 무선통신 기반 현장진료
   - 처방전을 발급하는 시스템을 POC(Point of Care)라고 함
2) PDA와 무선 LAN, IMT-2000 등
   - Mobile 환경이 발전함에 따라 가능해진 시스템

중요 내용

◐ Point of care
- 개인휴대정보 단말기를 이용하여 의료진이 진료현장
  - 이곳에서 직접 환자정보를 입력하거나 처방전을 발급하는 시스템

◐ 전자의무기록의 기능
- 건강정보 및 진료자료와 정보제공
- 처방결과와 진료결과 관리
- 처방 입력과 관리
- 의사결정지원
- 전자의료정보 공유와 연결성 제공
- 환자지원
- 환자관련 행정지원
- 통계 및 국민건강자료 관리

◐ 전자의무기록의 입력 도구
- PDA(개인휴대정보단말기) / 휴대용 컴퓨터 / Pen mouse
- Medical Information Navigator / 음성인식 / 문자 인식

◐ 전자의무기록의 핵심적 실체(객체)
- 환자 / 의사 / 처방 / 문제

◐ ASTM의 전자의무기록 표준화 항목
- 신체검진 / 문제목록 / 투약내용

4 전자의무기록의 평가지표 및 모형

4.1 전자의무기록 평가지표 및 현황

1) 전자의무기록의 평가지표

- 의료기관의 정보화 수준을 측정하는 평가지표 및 모형
  - 미국보건의료정보관리시스템협회의 EMRAM(electronic medical record adoption model)
- HIMSS에서는 EMRAM으로 EMR(전자의무기록)의 기능과 구축 내용
  - 수준을 평가하며 최저 수준이 0단계부터 최고 수준인 7단계 분류

2) 상급 및 일반병원 현황

- 상급병원은 7단계인 최고 수준을 유지하고 있음
  - 대부분의 병원은 의료기관의 형태 및 규모, 투자 여력, 사용자의 수준 등에 따라 사용하는 시스템에 상당한 편차 있음
- 편차 최소화 및 전자의무기록시스템 기능의 국가적 표준과 적합성 검증 실시
  - 진료의 연속성 확보와 품질 향상을 위한 방안
  - 2020년부터 전자의무기록시스템 인증제도의 운영 고시

4.2 전자의무기록(EMR)의 평가 모형

1) 0단계

- 진료지원시스템 미구축

2) 1단계

- 진단검사 정보시스템, 영상정보시스템, 투약정보시스템 등의 진료지원 시스템 구축

3) 2단계

- 처방시 충돌 확인 가능(임상의사 결정지원 가능)
- 영상의무기록시스템의 이미지 기록을 전자의무기록과 연계하여 조회 가능
- 의료진들의 전자의무기록 조회 기능
- 기본적 보안시스템

4) 3단계

- 전자 간호기록(임상관찰기록, 활력징후, 섭취/배설, 간호기록, 약물투여 등) 작성 기능
- PACS 시스템을 활용하여 영상 및 판독 조회 기능
- 처방과 입력의 오류 확인이 가능한 상호 운용성의 임사의사 결정지원 기능
- 전자 투약관리시스템(e-MAR) 기능, DUR, 처방전 전송시스템 등
- 권한별 보안시스템

5) 4단계

- 처방 입력과 임상의사결정지원시스템(프로토콜)
- CPCE(computerized physician order entry) : 전산 처방 시스템인 OCS와 임상의사결정지원시스템인 CDS를 결합한 기능

6) 5단계

- 구조화된 템플릿을 사용한 전자의무기록
- RFID 및 비코드를 사용한 안전한 투약관리시스템
- 방어시스템

7) 6단계

- 완전한 임상의사결정시스템(CDSSI)
- 완전한 의료현상저장시스템을 통하여 의사들의 진료 지원
- 구조화된 탬플릿 기반의 전자의무기록시스템으로 각종 기록의 문제 및 진단 목록

표 4-5 전자의무기록시스템의 평가 모형(지표)

단계	내 용
0단계	• 전자건강기록 기반의 진료지원시스템이 구축되지 않은 단계
1단계	• 진단검사의학과, 약국, 영상의학과 등 – 보조 임상시스템이 구축된 단계
2단계	• 임상자료저장소, 내부 상호운용성 • 기본적인 보안환경 구축
3단계	• 간호기록 및 진료지원기록, 전자약물관리기록 • 역할기반 보안관리
4단계	• 임상의사결정지원시스템이 있는 전산화된 의사지시입력 • 간호 및 진료지원 문서, 기본업무의 연속성
5단계	• 구조화된 템플릿을 사용한 진료기록 • 외부 침입 및 장비 보호
6단계	• 기술 사용 약물관리, 혈액제품 및 모유관리, 위험보고 • 완전한 임상의사결정지원
7단계	• 완전한 전자의무기록 외부 진료정보교류, 데이터 분석 • 거버넌스, 재해 복구, 개인정보 보호 및 보안

8) 7단계

- 완전한 전자의무기록시스템
- 표준화 기반의 진료정보교류를 통한 의료기관 간 진료 정보 공유
- 데이터 웨어하우스
- 진료과 간 데이터 연속성 보장
- 재난복구시스템
- 개인정보보호 및 보안시스템

5 전자의무기록의 인증제 목적 및 분류

5.1 전자의무기록시스템 인증제의 목적

- 환자 안전과 진료연속성 지원을 목적
  - 국내 전자의무기록시스템에 대한 국가적 표준과 적합성 검증
  - 이를 통해 일체의 표준제를 개발 유도
  - 시스템의 상호호환성 확보 등 품질 향상
  - 의료소비자에게 양질의 의료서비스를 제공하기 위한 제도

1) 개인정보 유출 및 보안사고 방지

- 국민 관점의 표준화된 전자의무기록 기반
- 의료진과의 의사소통 향상, 환자 진료기록의 변경이력 관리 등 강화됨
  - 진료기록에 대한 신뢰성 향상, 의료정보의 정보보안 수준을 높여
  - 개인정보 유출 및 보안사고를 방지

2) 안전 및 의료서비스 질 향상

- 의료기관 관점에서 안전하고 체계적인 정보관리를 통한
  - 환자 진료의 연속성 확보, 투약 경고 등
  - 임상의사결정지원 강화, 의료정보의 이력 관리 등
  - 안전하고 질 높은 의료서비스가 가능

3) 시장 품질 요구 대응

- 산업계 관점에서 각 의료기관의 다양한 요구사항
  - 이에 중복 개발 및 인력 투입 방지를 통한 비용 절감
  - 품질 향상, 전자의무기록시스템의 품질 기준에 국가가 인정함
  - 이에 따라 시장의 품질 요구에 대응

5.2 전자의무기록시스템의 인증 분류

- 국내에서는 「의료법」 제23조의2(전자의무기록의 표준화 등)를 근거
- 전자의무기록시스템 인증은 기능성, 상호운용성 및 보안성으로 분류

1) 기능성

- 진료기록 생성, 저장 및 관리 등의 기능 기준과 의료기관의 데이터 검증 등의 서비스 기준이 마련됨

2) 상호운용성

- 시스템 간 상호교류가 가능하도록 하는 성능기준으로 구성

3) 보안성 영역

- 기술적, 관리적, 물리적 보안 및 개인 정보보호 성능기준과 「개인정보 보호법」 등을 준용하여 인증기준 마련

표 4-6 전자의무기록 인증 기준 및 분류 항목

기준	분류 항목
기능성	• 의무기록, 원무관리, 환자정보조회, 공공보고 및 연계 • 처방(투약, 지시처방, 검사처방, 공통관리, 의뢰처방), DUR • 투약간호, 환자 약물 부작용 관리, 간호기록 • CDSS, 검사결과, 환자교육
상호운용성	• 진료정보교류를 위한 환자들의 식별체계, 진료정보관리 • 영상정보, 교류전송, 보안
보안성	• 자료의 백업 및 복구, 감사, 기밀성, 암호화 • 식별 및 인증, 권한 및 접근통제

6 전자의무기록의 발전과정

6.1 전자의무기록의 형태

1) 전자의무기록의 최종단계인 CPR을 목표로 발전과정 중
   - 여러 수준의 전자의무기록의 형태가 나타나고 있음
2) 미국 의무기록연구소(Medical Record Institute : MRI)의 5단계

6.2 전자의무기록의 발전 5단계

1) Automated Medical Record(AMR) 자동의무기록

- 보험청구, 원무관리 등의 업무를 부분적으로 전산화
- 방사선과, 임상병리, 약국 등의 개별 전산화시스템

2) Computerized Medical Record(CMR) : Document Image System

- 기존의 종이 의무기록을 스캔하여 인덱스가 구성된 이미지 형태로 저장
- 서명을 포함한 의무기록지의 정보구조를 그대로 유지하게 됨
- 의무기록 image system의 장점
  - 의무기록 조회의 용이성/의료진의 입력 부담 경감
  - 수기 서명 후 scanning하여 법적 문제 해결
- 광화일 시스템

표 4-7 의무기록 Image System과 CPR의 장점

의무기록 Image system의 장점	CPR의 장점
• 의무기록 조회의 용이성 • 의료진의 입력 부담 경감 • 수기 서명 후 scanning함 – 법적 문제 해결	• 환자 대기시간 단축 • 응급실 진료 신속 • 차트 보관 공간 절감 • 환자 요구의 충족 가능

3) Electronic Medical Record(EMR) 전자의무기록

- 의무기록내용을 전산화할 계획으로 병원 정보시스템을 구축

– 네트워크 환경하에서 의무기록정보를 검색할 수 있도록 구현한 시스템

4) Electronic Patient Record(EPR) 전자환자기록
= Computer–based Patient Record(CPR) 컴퓨터 기반 환자기록

- CPR은 기존의 의무기록보다 넓은 범위의 환자관련 의료정보 포함
- 자료가 전국간 또는 국제적으로 표준화되어 정보 호환성이 있어야 함
- CPR의 효과
  – 환자 대기시간 단축/응급실 진료 신속/차트 보관 공간 절감
- 병원간 또는 국가간의 의무기록교류

5) Electronic Health Record(EHR) 전자건강기록

- 한 사람의 평생 모든 건강관련 정보 포함
- 환자의 모든 건강관련 정보를 필요시 전산에서 검색할 수 있어야 함

전자의무기록의 발전과정

◑ Automated Medical Record(AMR) → Computerized Medical Record(CMR) → Electronic Medical Record(EMR) → Electronic Patient Record(Computer–based Patient Record, EPR=CPR) → Electronic Health Record(EHR)

7 전자건강기록시스템(Electronic Health Record)의 모델

7.1 연동시스템

- 서로 다른 건강관련 조직과 환자 및 보호자들 간의 데이터 통합을 지원

1) 개인건강기록(Personal Health Record, PHR)

- 개인이 본인의 건강관리의 주체가 됨
- 개인이 본인이나 가족의 모든 건강기록을 직접 생성, 입력 및 관리
- 현재의 의료기관 중심의 건강정보관리체계를 정보주체인 환자에게 넘겨줌

2) 클라우드(Cloud)

- 클라우드는 인터넷상에 마련한 개인용 서버에 각종 문서, 사진 및 음악 등
  - 파일 및 정보를 저장하여 두는 시스템
- 인터넷에서 호스팅되는 원격 서버 네트워크를 사용
  - 데이터를 저장하고 관리 및 처리하는 것

3) 근거리 통신망(Local Area Network, LAN)

- 조직 내에서 정보 교환을 지원
  - 의료기관정보시스템을 구축하기 위하여 의료기관의 모든 곳
  - 신경망처럼 네트워크를 설치해야 함

7.2 임상 시스템

- 의료 현장에서 진료 · 처방, 검사결과 및 투약 등의 데이터
  - 즉시 사용할 수 있도록 지원

1) 진료현장정보시스템(POC)

- 모바일 디바이스 이용
  - 의료진이 진료현장에서 직접 의료정보를 입력
  - 의료정보를 조회하는 시스템

2) 임상의사결정지원시스템(CDSS)

- 진료자가 양질의 진료를 제공할 수 있도록 임상진료지침을 제공
  - 진단 및 진료과정을 지원하는 시스템

3) 의료영상전송시스템(Picture Archieving and Communication System, PACS)

- 각종 의료영상 촬영장치로 촬영한 의료영상들을 디지털화
  - 저장매체에 저장하고 네트워크를 통하여 각 단말기로 전송함
  - 의료기관 내에서 언제든지 실시간으로 환자의 영상 조회할 수 있는 시스템

표 4-8 영상 전자의무기록 발전단계

단계	개념	내용
1단계	Automated, medical record	• 원무관리, 진료비 계산, 검사결과 • 처방 관리
2단계	Computerized medical record	• 의무기록영상시스템
3단계	Electronic medical record	• 의무기록 전산 입력, 데이터 전산화
4단계	Electronic patient record	• 의료정보 교류가 가능 원격진료 • 국제적 연구 활성화
5단계	Electronic health record	• 환자의 의료정보 • 개인의 각종 건강관련 정보 통합관리

4) 처방전달시스템(Order Communication System, OCS)

(1) 배경

- 전자의무기록의 초기단계 → 병원정보시스템(HIS)
- 국내 1990년대 신설된 병원들 주축으로 전 병원을 네트워크 환경으로 구축 전산시스템
- 원무 및 보험청구 중심 → 한 단계 발전하여 OCS 도입

(2) 개념

- 처방내용을 기록하여 전달 대신 → 컴퓨터에 입력하여 해당부서로 전송
- 의사가 투약, 검사 등의 처방을 처방 또는 검사용지에 기록하는 대신
  - 컴퓨터에 입력하면 정보가 약국, 임상병리검사실 또는 방사선검사실 등
  - 해당 부서로 전달되어 신속한 처리 기능

(3) OCS의 목표

- 의료진의 기록작업(paper work) 감소
- 종이없는 의무기록체계(paperless medical record system) 구축
- 진료지시 및 결과의 신속, 정확한 전달
- 환자의 대기시간 단축

표 4-9 의무기록의 데이터 구조 비교

종이 기반 의무기록	컴퓨터 기반 의무기록
• 정적(static) • 한 번에 한 장소에서만 볼 수 있음 • 원하는 정보 검색시 기록 모두 찾음	• 동적(dynamic) • 여러 지역에서 동일하게 볼 수 있음 • 데이터 검색, 색출 가능

8 보건의료정보 표준화 및 전자의무기록 발전방안

8.1 보건의료정보의 표준화 필요성 및 요건

1) 보건의료정보 표준화의 필요성

- 의료기관의 진료 정보를 서로 다른 시스템에서 상호 연계하여 공유
  - 이를 위해 각종 변환이나 가공을 하지 않도록 하는 표준화된 규칙
  - 적용해야 하며 교류할 수 있는 기반이 필요

2) 보건의료정보의 표준화 요건

(1) 임상 용어의 표준화

- 전자의무기록 환경에서 의료기관 간 의료정보의 교환과 공유를 위해 UMLS, SNOMED-CT 등의 임상 용어의 표준화

(2) 의료정보의 표준화

- 전자의무기록의 정보 모형 및 기능 모델인 HL7 Reference Information Model, HL7, EHR System Functional Model 등
  - 의무기록 정보 및 의료정보의 표준화

(3) 전자적 통신 프로토콜의 표준화

- HL7 messaging, DICOM 등 전자적 통신 프로토콜의 표준화

(4) 제도적 및 법적 장치의 표준화

- 미국의 HIPAA(Health Insurance Portability and Accountability Act) 법률
  - 이와 같은 안전하고 효율적인 전자의무기록 사용과 관리
  - 이를 위한 제도적, 법적 장치의 표준화

8.2 보건의료정보의 국제표준기구

1) 보건의료정보 관련 국제표준기구

- ISO, IEEE, CEN, HL7, IHE, ASTM, DICOM 등

2) 보건의료정보의 주요 표준화 종류

(1) ASTM(American Society for Testing and Materials)

- ASTM은 1998년 표준화기구 중 일종
  - 미국에서 조직되어 134개 분야에 표준화 위원회 두고 있는 단체
  - 매년 68권의 'Annual Book of ASTM Standard'를 발간
  - 이 중 의료정보관련 표준안은 HL7과 연계하여 제정됨

(2) HL7

- HL7은 ASTM의 한 부분으로 의료정보 교환 표준안
  - 두 단체에서 나오는 표준안의 포맷과 메시지 구조가 동일하게 구성
- 전자의무기록을 발전시키기 위한 표준화기구
- 독립적인 보건의료시스템에서 임상, 재정 및 관리 정보
  - 이것에 상호교환을 위한 표준 프로토콜
  - 전세계에서 가장 널리 사용
  - 의료정보분야의 전송표준

전자의무기록과 표준화 중요 내용

◑ ASTM
- 1898년 미국에서 조직된 표준화기구

◑ HL7
- ASTM의 한 부분으로 의료정보 교환 표준안
- 전자의무기록을 발전시키기 위한 표준화기구

◑ **보건의료정보 관련 국제표준기구**
- ISO, IEEE, CEN, HL7, IHE, ASTM, DICOM 등

◑ E1384
- ASTM 의료정보 표준안 중
  - CPR로 가기 위한 논리적 구조와 내용에 표준을 제시

8.3 국내 전자의무기록의 발전방안

1) 전자의무기록시스템의 사전준비

- 의학용어 통일화 작업
- 표준화작업 추진
- 환자정보 노출기준 마련
- 전자의무기록 기술과제 연구
- 전자의무기록 추진을 위한 기구 설립

2) 전자의무기록 구현의 난관

- 복잡한 진료자료와 지식의 모델링 필요
  - multi-media DBMS, knowledge-base, 인공지능 등
- 의학용어 표준화
  - ICD, SNOMED, MeSH, UMLS 등
- 인간적 측면
  - Human Interface, 보안, 비밀보장 등
- 하드웨어(H/W), 소프트웨어(S/W), 네트워크(N/W) 등
  - 이에 소요되는 막대한 비용
- 보건의료인력의 컴퓨터 교육 훈련 부족

- 컴퓨터의 불신, 거부감

표 4-10 전자의무기록시스템 및 도약 과제

전자의무기록시스템 특징	전자의무기록 도약 과제
• 입력항목에 자료사전(data dictionary) 가짐 • 다양한 검색/조회/출력 가능 • 임상 연구를 위한 전산기법 제공 • 환자의 누적 진료 정보 만듦 • 동시에 여러 사용자가 접근 가능 • 기능 – 여러 곳에서 입력되는 자료수집/보관/전달	• 자료 교환을 위한 표준화 선행 • 입력 자료의 자동 분석 및 code화 • 환자정보의 안전 관리 및 비밀보장 • 데이터 검색, 색출 가능 • 음성 인식 system 개발 • 구조화된 입력 방식 적용

4 실전문제

1. 전자의무기록의 발전단계로 (   ) 안에 들어갈 것은?

> Automated Medical Records – Computerized Medical Record –
> (   ) – Electronic Patient Record – Electronic Health Record

① Computerized Image System
② Electronic Smart Record
③ Electronic Image System
④ Electronic Medical Record
⑤ Computerized Image Record

2. 전자의무기록 기준 중 '기능성'에 해당되지 않는 것은?

① 원무관리 ② 투약간호 ③ 환자정보조회
④ 영상정보 ⑤ 환자교육

3. 보건의료정보관련 국제표준기구에 해당되지 않는 것은?

① DICOM ② ASTM ③ SIO
④ IEEE ⑤ HL7

4. 전자의무기록의 내용에 해당되지 않는 것은?

① 추후관리 ② 화상 및 상해 ③ 알레르기
④ 자기관리 상태 ⑤ 보험 및 건강계획

5. Document image system와 관련이 없는 것은?

① 의료진 입력 경감 ② 의무기록 조회 용이 ③ 법적 문제 해결
④ 누락기록의 감소 ⑤ 정보구조 그대로 유지

정답 1. ④ 2. ④ 3. ③ 4. ② 5. ④

6. **「의료법」 제16조에 해당되는 것은?**

① 진료기록부
② 전자의무기록 관리 · 보존의 필요 장비
③ 기록열람
④ 전자서명
⑤ 처방전 작성과 교부

7. **CPR system의 특징으로 옳지 않은 것은?**

① 다양한 검색 가능 ② data dictionary 지님
③ 자료의 질 향상 ④ 수기서명 없이 법적 효력 보장
⑤ 환자의 대기시간 단축

8. **전자의무기록시스템 평가 모형 중 2단계로 옳은 것은?**

① 기본 보안환경 구축 ② 완전 임상의사결정지원
③ 구조화된 템플릿 사용 진료기록 ④ 거버넌스 및 재해 복구
⑤ 외부 침입 및 장비 보호

9. **전자의무기록의 서식 중 TPR, 마취기록 등 특수 의료정보에 해당되는 것은?**

① 프로그램 서식 ② 공통 서식 ③ 연구 및 개별 서식
④ 이미지 서식 ⑤ 기본 서식

10. **미국에서 조직 1898년에 조직된 표준화기구로 옳은 것은?**

① ASTM ② GAO ③ 응급실 진료 신속
④ 챠트 보관 공간 절감 ⑤ ANSI 표준안

11. **ASTM의 한 부분으로 의료정보 교환 표준안으로 옳은 것은?**

① CPR ② HL7 ③ 응급실 진료 신속
④ 챠트 보관 공간 절감 ⑤ HIS

정답 6. ② 7. ④ 8. ① 9. ② 10. ① 11. ②

12. ASTM 의료정보 표준안 중 CPR로 가기 위한 논리적 구조와 내용에 표준을 제시한 곳은?

① CPR　② E1384　③ 응급실 진료 신속
④ 챠트 보관 공간 절감　⑤ EMR

13. 환자의 모든 건강관련 정보의 전자의무기록은?

① CPR　② EPR　③ EHR
④ EMR　⑤ EHI

14. 전자의무기록의 특징으로 옳지 않은 것은?

① 자료를 다양하게 검색　② 의료의 질 향상
③ 환자의 한 진료 정보만 파악　④ 자료의 가공능력 향상
⑤ 판독시간의 단축

15. 전자의무기록을 발전시키기 위한 표준화기구는?

① HL7　② EIS　③ COM
④ DSS　⑤ CAR

16. 전자의무기록의 정보 공유시 개인 정보 누출 위험을 위해 암호화하는 기술은?

① 기밀성　② 위조방지　③ 부인방지
④ 신원확인　⑤ 무결성

17. 전자의무기록의 구축조건에 해당되지 않는 것은?

① 전자의무기록의 서식, 용어 표준화
② 표준화된 내용 항목 결정
③ 전자의무기록 자료와 주변 전산시스템 연계
④ 의료기관 내 부서들 구별된 용어와 코드 사용
⑤ 데이터 출력관련 자료의 종류 및 유형 결정

정답　12. ②　13. ③　14. ③　15. ①　16. ①　17. ④

18. **PDA를 이용해서 환자의 진료접점에서 진료를 하는 무선통신 현장진료는?**

① Tele-care ② Home care ③ Point of care
④ Long term care ⑤ 6 Sigma

19. **전자의무기록시스템의 사전준비에 해당되지 않는 것은?**

① 의학용어 통일화 작업
② 표준화작업 추진
③ 전자의무기록 양적과제 연구
④ 환자정보 노출기준 마련
⑤ 전자의무기록 추진을 위한 기구 설립

20. **전자의무기록 입력 도구로 사용할 수 있는 도구로 옳지 않은 것은?**

① 문자인식 ② PACS ③ 휴대용 컴퓨터
④ Pen mouse ⑤ 음성인식

21. **전자의무기록의 핵심적인 실체에 해당되지 않는 것은?**

① 처방 ② 의사 ③ 문제
④ 시간 ⑤ 환자

22. **전자의무기록의 기능으로 옳지 않은 것은?**

① 전자의료정보 공유와 분리 제공
② 처방결과와 진료결과 관리
③ 처방 입력과 관리
④ 통계 및 국민건강자료 관리
⑤ 의사결정지원

정답 18. ③ 19. ③ 20. ② 21. ④ 22. ①

제5장

병원 및 보건통계

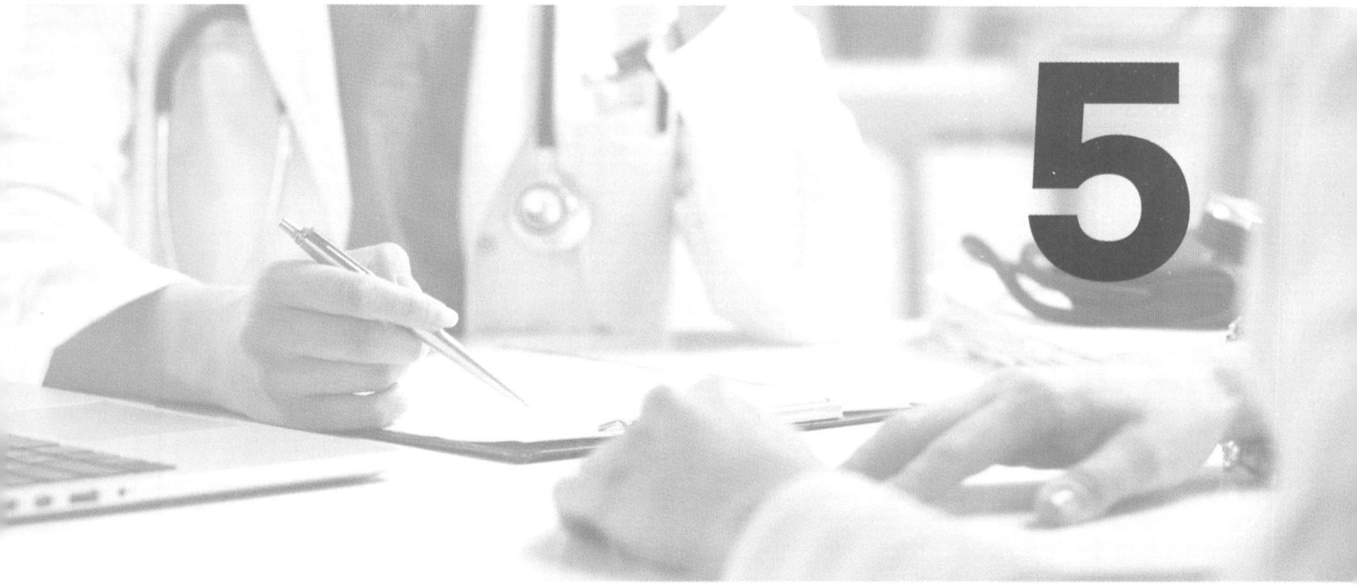

- ▶ 병원통계의 내용
- ▶ 보건의료기관 관련 용어
- ▶ 병원통계 중요 공식 및 해설
- ▶ 일일 퇴원환자 분석
- ▶ 보건통계

제 5 장

병원 및 보건통계

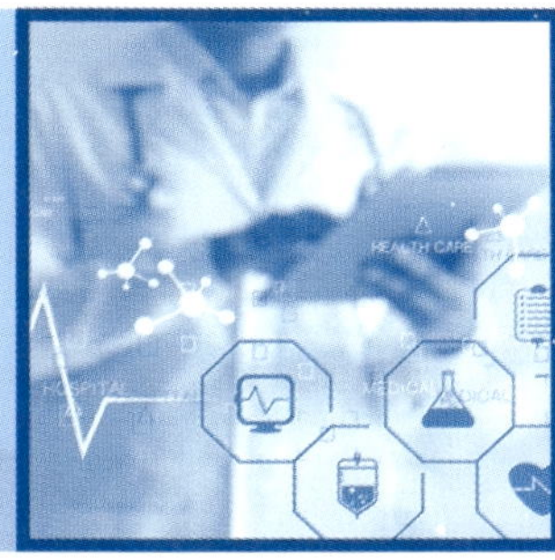

1 병원통계의 중요 내용

1.1 의료통계 개념의 기원

1) 최초의 의료통계의 개념

- Captain John Graunt(1661년)
  - 런던 사망 일람표(London Bills of Mortality)

2) 런던의 사망 일람표(London Bills of Mortality) 이론 발표

- 출산율 : 남아 > 여아
- 사망률 : 남성 > 여성, 도시 > 농촌
  - 남아의 출산은 여아보다 높지만 사망률이 높기 때문에 남녀의 인구 비례는 거의 동수(남 ≒ 여)

1.2 병원통계의 분류

1) **행정통계** : 인사, 재정 및 행정 등 병원운영에 관한 통계

2) **진료통계** : 환자, 진료서비스 및 진료결과에 관한 사항 등 진료에 관한 통계

- 의무기록 : 병원 진료통계 자료의 근원
- 외래환자 과별 통계 : 진료통계와 관련

☞ 통계자료 비교시 선결요건은 용어정의의 통일

1.3 병원통계의 작성 목적

1) 효율적인 병원운영에 필요한 자료 제공

- 과별환자수, 총재원일수 및 평균재원일수 등 진료내용에 대한 통계
- 시설이용에 관한 통계
- 환자의 거주지역별 통계 등
- 병원통계 작성의 기준 : 퇴원

2) 의학연구에 필요한 자료 제공

- 질병 · 수술통계
- 연령별 환자수, 각종 사망률 등의 통계

3) 외부기관에 보고해야 할 통계자료 제공

- 병원표준화심사, 수련병원실태조사서 등
  - 필요시 보고할 진료통계 자료를 사전에 작성하여 제시

4) 진료평가 활동의 참고자료

- 적정진료보장(QA), 의료이용도조사(UR) 등 진료평가 활동에 참고자료

2 보건의료기관(Health Care) 관련 용어

2.1 보건의료기관의 정의

1) 병원(Hospital)

- 병원은 예방, 진료, 치료, 의료관련 교육 및 의학관계 연구를 수행하는 기관

2) 보건의료기관(Health care institute)

- 보건소법에 의한 보건소(모자보건센타, 보건의료원 포함), 보건지소 및 보건 진료소 (농어촌 보건의료를 위한 특별조치법에 의함)

3) 요양취급기관

- 의료보험 등의 요양을 담당하는 지정기관으로 보건의료기관 외 약국도 포함

2.2 의료기관의 종별

1) 종합병원

- 의사 및 치과의사 또는 한의사가 의료를 행하는 곳
- 입원환자 100인 이상을 수용할 수 있는 시설 구비
- 100병상 이상 300병상 이하인 경우
  - 내과 · 외과 소아청소년과 · 산부인과 중 3개 진료과목, 영상의학과, 마취통증의학과와 진단검사의학과 또는 병리과를 포함한 7개 이상의 진료과목
- 300병상을 초과하는 경우
  - 내과, 외과, 소아청소년과, 산부인과, 영상의학과, 마취통증의학과, 진단검사의학과 또는 병리과, 정신건강의학과 및 치과를 포함한 9개 이상의 진료과목

2) 병원, 치과병원, 한방병원

- 의사, 치과의사 또는 한의사가 각각 그 의료를 행하는 곳
- 입원환자 30인 이상을 수용할 수 있는 시설을 갖춘 의료기관
  단) 치과병원은 입원시설의 제한을 받지 않음

3) 의원, 치과의원, 한의원

- 조산사가 조산과 임산부 및 신생아를 대상으로 보건활동과 교육 · 상담을 행하는 곳
- 진료에 지장이 없는 시설을 갖춘 의료기관

4) 조산원

- 조산사가 조산과 임산부 및 신생아를 대상으로 보건활동과 교육 · 상담을 행하는 곳
- 진료에 지장이 없는 시설을 갖춘 의료기관

2.3 의료서비스 용어

1) 장기요양소(Long term care facility)

- 만성질환 대상
- 병원의료를 요하지 않으나 전문적인 간호와 물리치료, 정신장애치료, 재활치료 및 작업치료 등의 치료를 요하는 환자
- 의사의 지시에 따라 환자에게 편리하도록 전문적 간호와 관련 진료를 할 목적으로 배치되는 시설

2) 가정진료환자(Home care patient)

(1) 정의

- 가정진료는 병 · 의원에서 퇴원한 환자 또는 장기요양이 요구되는 재활 및 처치를 위해 가정간호 서비스를 제공하는 경우

(2) 목적

- 인구의 고령화, 만성병 환자의 증가(암, 동맥경화증 등)로 병원병상 이용의 효율화

(3) 기대효과

- 의료수요 증가에 따른 병상부족현상 완화
- 의료자원의 효율적인 활용으로 국민의료비 절감
- 장기입원환자의 조기퇴원으로 병상회전율 재고
- 병원경영개선

3) 호스피스 프로그램(Hospice program)

- 운명직전의 환자, 가족 또는 그 관련업자들에게 육체적 가료와 정신적, 사회적인 지원을 가정 또는 입원상태에서 제공하는 프로그램

2.4 병원환자 구분(Hospital inpatient)

1) 입원환자(Inpatient)

- 병원에서 진단, 치료를 받기 위해 입원수속을 끝낸 환자
- 입원수속이 끝난 후 같은 날에 퇴원한 경우에도 입원환자
- 1일 이상 병원의 병동(ward)에서 숙식 및 간호서비스를 제공받은 환자

2) 신생아 입원환자(Newborn inpatient)

- 병원에서 출생과 동시에 병원 입원이 시작되는 병원환자

(1) 입원환자에 포함되는 경우

- 미숙아(2.5g 미만, 37주 미만) : 보육기(incubator)에 수용되므로 입원환자에 포함
- 입원환자/신생아 : 분만 후 4일부터 입원수속을 밟은 신생아만 입원환자

(2) 입원환자에 포함되지 않는 경우

- 정상신생아로 3일 이내 퇴원한 신생아 : 병원출생의 신생아

3) 외래환자(Outpatient) : 외래(Outpatient department, OPD)

- 외래환자는 입원수속을 밟지 않고 병원에서 진단 및 치료를 받는 환자
- 내원동기에 따라 분류 : 응급환자, 타병원이 의뢰한 환자, 일반환자, 전염병환자, 약물중독환자

4) 응급환자(Emergency patient)

- 응급한 환자만을 위한 응급실이 설치되어 있는 곳에서 진료를 받는 환자
- 응급실이 없는 경우는 진료시간외에 접수된 환자

2.5 환자분류

1) 초 재진

- 초진 : 특정 상병으로 특정 진료과에서 처음 진료를 받는 환자

- 동일환자가 특정 의료기관의 외래에 계속 내원하여 진료를 받아도 진료과가 바뀌면 초진 적용

 예) 내과 외래에서 2002년 1월부터 진료받은 후 그 해 5월에 외과로 진료할 경우

 ☞ 답 : 외과는 초진

- 재진 : 특정 진료과에서 2회 이상 진료를 받은 환자
  - 하나의 상병에 대한 진료가 종료된 후 동일상병이 재발하여 30일 이내 진찰을 행한 경우 재진료 산정

 예) 내과에서 간염의 진료가 끝난 후 27일만에 재발되어 내과로 진료한 경우

 ☞ 답 : 내과는 재진

2) 외래환자연인원수 = 연외래환자총수

- 외래환자연인원수 = 신환 + 구환
- Total(총) = 연

예) 외래환자 1명이 하루에 2개과에 진찰을 받은 경우 : 연외래환자수 = 2명

2.6 입원환자와 관련된 용어

1) 입원환자 실인원수

- 입원수속이 끝나 입원이 허락된 환자수
- 입원수속이란 의사의 입원지시(입원통보서)에 의하여 입원신청을 접수하여 필요서류를 접수하고 병실 배정

2) 입원환자 연인원수

- 특정기간 동안 병상을 차지하고 있는 환자수 : 재원환자수

3) 재원환자수(Inpatient service day)

- 한 명의 환자가 하루 24시간 동안 받은 서어비스의 측정단위
- 일일재원환자수를 日(일)수로 표시한 측정단위

(1) 시점재원환자수(Inpatient Census)

- 주어진 일정한 시간(census-taking time)에 재원하고 있는 환자수 조사
- 보통 간호부에서 자정(24시)을 기하여 실시
- 재원하는 환자 총수를 병동별, 과별로 조사하여 집계
- 의무기록과에서는 일일재원환자수, 재원환자연인원수, 일일평균재원환자수 및 병상 이용률 등 계산
- 전체 환자, 성인과 소아, 신생아 구별

(2) 일일재원환자수(Daily inpatient census) = 시점재원환자수 + 즉일퇴원환자수

- 24시간 하루동안 서비스를 받은 사람의 수
- 매일의 재원환자 현황을 파악하는 것
- 자정의 시점 재원환자수 + 그날 입원한 후 퇴원한 환자수를 더함

A병원에서 8월 10일 자정 census 조사시간에 재원한 성인 및 소아환자가 500명이고, 8월 11일 하루동안 성인 및 소아환자 60명이 입원하였고, 20명이 퇴원하였으며, 2명이 사망하였다. 8월 11일에 입원하였다가 같은 날 바로 퇴원한 사람은 1명이었다.

예 1) 8월 11일 자정 census 조사시간의 시점 재원환자수는?

☞ 답 500 + 60 − 20 − 2 = 538명

예 2) 8월 11일의 일일 재원환자수는?

☞ 답 500 + 60 − 20 − 2 + 1 = 539명

(3) 일일평균 재원환자수(Average daily inpatient census)

- 일정기간 동안 하루 평균 재원하고 있었던 환자수
- 일정기간의 재원환자 연인원수에 일정기간의 총 날수로 나눈 수

(4) 평균재원일수(Average length of stay)

- 특정기간 동안에 퇴원한 환자들이 평균 몇일씩 입원하고 있었는가를 나타내는 수
- 신생아의 평균재원일수는 별도로 계산

표 5-1 일일평균 재원환자수와 평균재원일수의 비교

일일평균 재원환자수 ☞ 분모는 날수(日)	평균재원일수 ☞ 분모는 퇴원환자수
• 하루 평균 재원환자수(입원환자수) • 일일평균 재원환자수 = $\frac{\text{일정기간의 재원환자 연인원}}{\text{일정기간의 총 날수}}$	• 평균 몇일 입원 • 평균재원일수 = $\frac{\text{퇴원환자의 총 재원일수}}{\text{퇴원환자수}}$

예 1) 200개의 병상을 가진 병원의 11월의 재원환자 연인원수가 4,000명이다.

☞ 11월의 일일평균 재원환자수는? $\frac{4,000}{30\ (\text{날수})} = 133.3$ 답 133일

◐ 월/일 : 1/31, 2/28, 3/31, 4/30, 5/31, 6/30, 7/31, 8/31, 9/30, 10/31, 11/30, 12/31

예 2) 성인 및 소아용 병상이 250개, 신생아용 병상이 20개인 A병원의 10월의 재원환자연인원수가 성인 및 소아는 3,000명이고, 신생아는 400명이다.

☞ 10월의 성인과 소아의 일일평균 재원환자수는?

$\frac{3,000}{31} = 96.8$ 답 97명

예 3) 성인 및 소아용 병상이 2,000개, 신생아용 병상이 100개인 A병원의 2023년도 통계이다. 재원환자연인원수가 성인 및 소아는 30,000명이고, 신생아는 4,000명이다.

☞ 일일평균 재원환자수는? $\frac{30,000 + 4,000}{365} = 93.2$ 답 93명

◐ 1년 = 365일

예 4) A병원의 5월에 성인과 소아의 총 재원일수는 1,000일, 신생아는 70일 이었다. 5월동안 150명의 성인과 소아, 30명의 신생아가 퇴원했다.

☞ 평균재원일수는? $\frac{1,000+70}{150+30} = \frac{1,070}{180} = 5.9$ 답 6일

(5) 신생아 일일평균 재원환자수 및 평균재원일수

표 5-2 신생아 일일평균 재원환자수 및 평균재원일수

신생아 일일평균 재원환자수	신생아 평균재원일수
$\frac{\text{일정기간의 신생아 재원환자연인원수}}{\text{일정기간의 총 날수}}$	$\frac{\text{기간중 신생아 총 재원일수}}{\text{기간중 신생아 총 퇴원환자수}}$

◐ Y병원 2023년 통계이다.

예 1) 평균재원일수는? $\frac{60,000+4,000}{10,000+2,000} = \frac{64,000}{12,000} = 5.3$ 답 5 일

예 2) 신생아 평균재원일수는? $\frac{4,000}{2,000} = 2$ 답 2일

예 3) 성인 및 소아용 병상 500개, 신생아용 병상 70개, 병원에서 윤년이 아닌 2월의 성인 및 소아의 재원환자 연인원수는 8,000명, 신생아 재원 환자연인원수는 900명이다.

☞ 2월의 신생아 일일평균 재원환자수는? $\frac{900}{28} = 32.1$ 답 32명

예 4) A병원의 3월 신생아 재원환자 연인원수는 600명, 신생아 총재원일수 는 700일, 신생아 퇴원환자수는 200명, 3월의 출생아수는 150명이다.

☞ 신생아 평균재원일수는? $\frac{700}{200} = 3.5$ 답 4일

(6) 재원환자 연인원수(Total inpatient service days)

- 일정기간 매일의 서비스를 받은 재원환자수의 총합
- 일명 총 재원환자 진료일수

4) 재원일수(Length of stay, LOS)

- 환자의 입원~퇴원까지 기간

☞ 동반질환(comorbidity)

– 주진단과 함께 입원할 당시 이미 갖고 있었던 상태(pre–existing conditions)

– 환자 재원일수 증가의 원인

(1) 재원일수 계산

① 퇴원일–입원일 = 단입법(통계시 사용)

② 입원일과 퇴원일 모두 재원일수에 가산 = 양입법

예 1) 입원일 : 3월 5일 퇴원일 : 3월 8일 ☞ 8–5 = 3일

단입법 예 2) 입원일 : 7월 8일 퇴원일 : 7월 8일 ☞ 1일(당일)

예 3) 입원일 : 4월 26일 퇴원일 : 7월 8일 ☞ 30–26+8+31+30 = 73일

◐ 월/일 : 4/30, 5/31, 6/30, 11/30, 12/31, 1/31

퇴원환자수/명

성인 및 소아	10,000
신생아	2,000
내과	5,000
외과	2,500

재원환자연인원수

성인 및 소아	45,000
신생아	4,300

퇴원환자 총재원일수/일

성인 및 소아	60,000
신생아	4,000
내과	30,000
외과	32,000

출생아수	1,700
분만수	1,300

(2) 총재원일수(Total length of stay)

- 특정기간 동안 퇴원한 환자집단의 재원일수의 합계

환자	연령/세	임상과	재원일수
A	61	내과 중환자실(MICU)	30
B	17	일반외과(GS)	5
C	8	내과 중환자실(MICU)	20
D	34	산 과(OB)	3
E	26	일반외과(GS)	10

◐ 연령 및 임상과에 따른 환자들의 총재원일수

예 1) A~E 환자의 총재원일수는? 30 + 5 + 20 + 3 + 10 = 68

예 2) 내과 중환자실 환자의 총재원일수? 30 + 20 = 50

예 3) 일반외과 환자의 총재원일수는? 5 + 10 = 15

예 4) 10세 미만 환자의 총재원일수는? 8세 = 20

예 5) 15~30세 환자의 총재원일수는? 연령(17, 26) : 5 + 10 = 15

5) 입원환자 병상(Inpatient beds)

- 병상은 입원진료를 받는 환자에게 재원기간 동안 계속적으로 제공되는 시설

(1) 성인용 병상(Adult beds)

- 성인과 신체적으로 성숙한 어린이를 위한 것
- 크기 및 모양 표준화

(2) 소아용 병상(Cribs)

- 연령이 적고 신체적으로 성숙하지 않은 어린이용
- 병상주변에 안전을 위한 보호장치가 설치되어 있음

(3) 신생아용 베지넷(Newborn bassinets)

- 병원 신생아 입원환자를 위해 음식, 세탁 및 병원유지관리 등 보조서비스가 제공되는 시설
- 신생아병상 : 베지넷(bassinets), 보육기(incubator), 격리병상(isolattes) 등

2.7 병상이용률 계산시 병상

1) 가동병상

- 일반병상 또는 병동(내과병동, 정신과병동, 산부인과병동 등)
- 중환자실(ICU, CCU, NICU 등)
- 입원환자 전용병상, 환자 격리용병상
- 보육기(incubator)

2) 제외되는 병상

- 검사 또는 처치 등 일시적 사용을 위한 병상
- 검사실, 분만실, 수술실, 수술 후 회복실내의 병상
- 주사실, 인공신장실, 외래환자용 병상, 응급실

2.8 산과적 용어

1) 출생(Live birth)

- 임신기간에 관계없이 수태에 의한 생성물이 그 모체로부터 완전히 만출/적출되는 것
- 이러한 분리후에 탯줄의 절단이나 태반의 부착여부에 관계없이 태아가 숨을 쉼
- 심장의 고동, 탯줄의 박동 또는 수의근의 명확한 운동과 같이 어떤 다른 생명의 징표라도 나타내는 경우

2) 태아사망(Fetal death) : stillbirth

- 임신기간에 관계없이 수태에 의한 생성물이 그 모태로부터 완전히 만출 또는 적출되기 전에 사망
- 사망은 이러한 분리후에 태아가 숨을 쉬지 않음
- 심장의 고동, 탯줄의 박동 또는 수의근의 명확한 운동과 같이 어떤 다른 생명의 징표도 나타내지 않는 경우

3) 출생후 분류

- 초생아(初生兒) : 출생후~1주(7일)까지
- 신생아(新生兒) : 출생후~4주(28일)까지
- 영아(嬰兒) : 출생후~1년까지

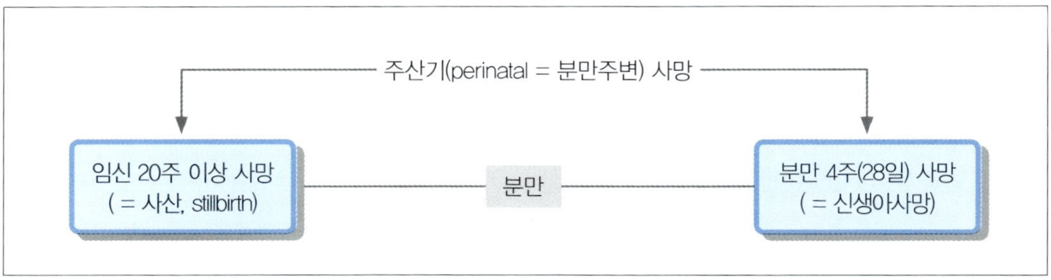

그림 5-1 주산기사망

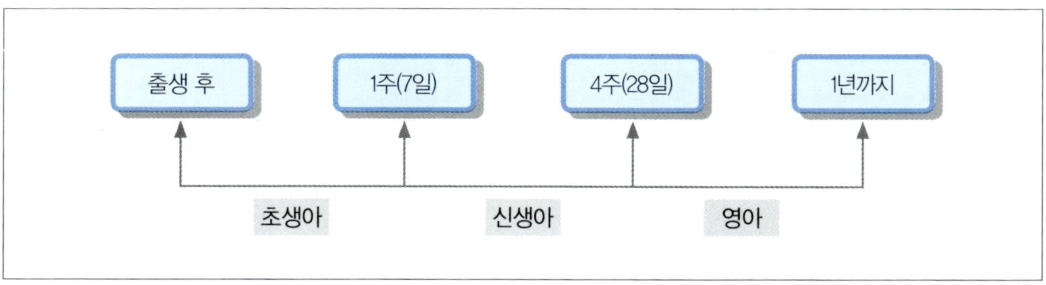

그림 5-2 출생 후 분류

4) 신생아 분류

⊙ 신생아 = 출생~4주(28일)

- 신생아 I기 : 출생시~24시간까지

- 신생아 II기 : 출생후 24시간~7일까지
- 신생아 III기 : 출생후 7일~28일까지

5) 신생아 사망(Neonatal death)

- 신생아 사망 : 출생~4주(28일)까지 기간동안 출생한 영아의 사망
- 신생아사망률 : 어느 해 년간 출생수에 생후 28일 미만의 사망수가 차지하는 비율

6) 영아사망(Infant death)

- 어느 해 1년의 1세 미만의 사망수를 그 해의 출생수로 나눈 값

표 5-3 임신기간 및 출생시 체중의 비교

임신기간	출생시 체중	용어
28주 미만	1,000g 미만	극단적 미숙아(Extreme immaturity)
28~37주 미만	1,000~2,500g 미만	조산아(Prematurity)
37~42주 미만	2,500~4,500g 미만 (= 2.5-4.5kg 미만)	만기아(Term infant) 과숙아(Post-term infant)

표 5-4 신생아 및 영아사망률

신생아사망률	영아사망률
$\frac{\text{1년간의 생후 28일 미만의 사망수}}{\text{1년간의 출생수}} \times 1,000$	$\frac{\text{어느 해의 1세 미만의 사망수}}{\text{어느 해 연간 출생수}} \times 1,000$

7) 주산기(Perinatal period)

- 주산기 : 임신 20주~분만 후 4주(28일)까지
- 주산기 사망 : 사산아(stillborn infant) + 신생아 사망(neonatal death)

8) 유산(Abortion) : WHO 정의

- 태아 체중 500g 이하 ↓ + 임신 20주 미만 ↓

(1) 유산의 종류

① 계류유산(missed abortion)

- 조기 태아사망 후 죽은 태아의 체류
- 죽은 태아가 적어도 4주간 자궁 내 머무는 것

② 자연유산(spontaneous abortion)

- 자연적으로 일어나는 유산

③ 의학적 유산(medical abortion)

- 합법적 유산(legal abortion)
- 치료적 유산(therapeutic abortion)

④ 유도된 유산(induced abortion)

- 의도적으로 일으킨 유산

⑤ 완전유산(complete abortion)

- 수태산물이 모두가 자궁에서 배출되었다고 확인된 유산

⑥ 불완전유산(incomplete abortion)

- 자궁내용물을 불완전하게 배출하는 유산

⑦ 불가피유산(inevitable abortion)

- 대량의 자궁출혈이 계속되며, 경부가 확대, 유산이 자연적으로 진행되는 상태

⑧ 치료적 유산(therapeutic abortion)

- 임부의 생명 또는 건강(신체적 또는 정신적)을 구하기 위하여 행하는 유산
  예) 강간, 근친상간

⑨ 절박유산(threatened abortion)

- 자궁에서 혈액성 배출이 있으나, 혈액상실은 불가피유산때 보다 적으며 경부의 확장이 없는 상태

9) 분만(Labor) 분류

- 1기 : 규칙적인 자궁수축~자궁구 산도 완성(열림)
- 2기 : 자궁경 열림~태아 만출
- 3기 : 태아 만출~태반과 양막 방출

10) 지연분만(Prolonged labor)

- 보통 18시간의 한도를 넘어서 오래 걸리는 분만
- 난산(dystocia)은 prolonged labor와 동일한 의미로 사용
- 정상분만 소요시간 : 초산부 평균 13시간, 경산부 8시간
- 지연분만 소요시간 : 초산부 평균 24시간, 경산부 18시간 초과

11) 산욕기(Puerperal period) : 분만직후 ~ 6주까지

12) 산욕열(Puerperal fever)

- 분만 24시간 후~10일 이내 체온 38℃ 이상 2번 올라감 ↑

◐ 임신횟수(Gravidity) : G_4 P_3 L_2 A_3 D_1
- Gravida(임신) 4회, Para(분만) 3회, Live(생존아) 2명
- Abortion(유산) 3회, Death(사망) 1명

◐ 출산력(Parity) : 3 – 1 – 2 – 1
- 분만 3회, 조산 1회, 유산 2회, 생존아 1명

3 병원통계 중요 공식 및 해설

◑ 병원통계 계산시 주의사항

☞ 율(rate) = ×100, 수(數) = ×100 안함

3.1 사망률(Mortality Rate)

1) 사망률 계산시 제외

- 도착시 사망(dead on arrival, DOA) 환자, 사산아
- 응급실에 머물면서 입원수속이 되지 않은 환자

2) 조사망률(Gross death rate)

- 공식 : 기간중 총 퇴원수에 대한 총 사망수의 비율

3.2 부검률(Autopsy Rate)

1) 조부검률(Gross autopsy rate)

- 공식 : 기간중 총 사망자수에 대한 총 부검수의 비율

2) 병원부검률(Hospital autopsy rate)

- 공식 : 그 병원 환자였던 사망자로 부검이 가능한 사망자수에 대하여 그 병원 병리실에서 시행된 부검수의 비율
- 부검실시 : 부검의 책임을 위임받은 병리의사나 상임의사가 실시
- 병원부검에 포함
  - 검시관으로 위임되어 부검 실시, 입원환자 중의 부검률
- 병원부검에 제외
  - 사산아, 사체가 법적 문제로 다른 곳으로 이송되어 미부검한 경우

표 5-5 조사망률과 조부검률의 비교

조사망률 ☞ 분모는 퇴원환자수	조부검률 ☞ 분모는 사망자수
• 조사망률 = $\frac{\text{사망자 총수}}{\text{퇴원환자수}} \times 100$	• 조부검률 = $\frac{\text{부검수}}{\text{사망총수}} \times 100$

◐ A병원의 통계이다.

총퇴원환자수
- 성인 및 소아 ······ 700명
- 신생아 ······ 100명

사망자수
- 성인 및 소아
  - 48시간 이전 ······ 3명
  - 48시간 이후 ······ 2명
- 신생아 사망자 수
  - 48시간 이전 ······ 1명
  - 48시간 이후 ······ 2명

예 1) 조사망률은? $\frac{5+3}{700+100} \times 100 = \frac{8}{800} \times 100 = 1\%$

예 2) 성인과 소아의 조사망률? $\frac{3+2}{700} \times 100 = \frac{5}{700} \times 100 = 0.7\%$

◐ U병원의 퇴원환자 통계월보이다.

입원환자 퇴원수
- 성인 및 소아 ······ 700
- 신생아 ······ 20

입원환자 사망수
- 성인 및 소아 ······ 15
- 신생아 ······ 4

입원환자 부검
- 성인 및 소아 ······ 10
- 신생아 ······ 3
- 검시관에게 이송되어 부검하지 못한 사체 ······ 1

예 1) 조사망률은? $\frac{15+4}{700+20} \times 100 = \frac{19}{720} \times 100 = 2.6\%$

예 2) 조부검률은? $\frac{10+3}{15+4} \times 100 = \frac{13}{19} \times 100 = 68.4\%$

예 3) 병원부검률은? $\frac{10+3}{15+4-1} \times 100 = \frac{13}{18} \times 100 = 72.2\%$

3.3 순사망률 및 순부검률

1) 순사망률(Net death rate) = Institutional death rate

- 공식 : 기간 중 48시간 이전 사망자를 제외한 총 퇴원수에 대한 48시간 이후 사망자의 비율
- 포함 : 퇴원하고 바로 사망한 환자
- 분자 : 사망자총수 48시간 이전 사망자수 = 48시간 이후 사망자수

2) 순부검률(Net autopsy rate) : 실제로 병원에서 계산

- 공식 : 기간 중 법적 문제로 인하여 다른 곳으로 이송된 사체를 제외한 총 사망에 대한 부검수의 비율
- 계산시 제외 : 사산아

표 5-6 순사망률과 순부검률의 비교

순사망률 ☞ 분모는 퇴원환자수	순부검률 ☞ 분모는 사망총수
순사망률 = $\frac{\text{사망자총수}-\text{48시간 이전 사망자수}}{\text{퇴원환자수}-\text{48시간 이전 사망자수}} \times 100$	순부검률 = $\frac{\text{부검수}}{\text{사망총수}-\text{법적 문제로 이송한 미부검수}} \times 100$

예 1) A병원에서 7명이 사망하였으며 이중 3명이 입원 후 48시간 이전에 사망하였다. 그 기간 중 총퇴원환자수가 500명이었다.

순사망률은? $\frac{7-3}{500-3} \times 100 = \frac{4}{497} \times 100 = 0.8\%$

예 2) 입원사망이 20명이었고 이중 6구의 사체를 병원 병리의사가 부검하였다. 한편 20명 사망 중 사체 2구가 법적 문제로 검시관에게 보내졌다.

순부검률은? $\frac{6}{20-2} \times 100 = 33.3\%$

3.4 신생아 사망률(Neonatal Death Rate)

- 신생아 사망률 포함 : 그 병원의 신생아
- 신생아 사망률 제외 : 사산아(stillbirth=fetal death), 분만직후 입원한 애기(소아과 해당)

$$\text{신생아 사망률} = \frac{\text{신생아 사망자수}}{\text{신생아 퇴원수}} \times 100$$

예) H병원 5월 중 퇴원한 신생아는 200명이었고, 이중 1명은 사망하였다.

신생아사망률은? $\frac{1}{200} \times 100 = 0.5\%$

3.5 마취사망률(Anesthesia Death Rate)

- 공식 : 기간 중 마취를 시행했던 총 환자수에 대한 마취제로 인한 사망자의 비율

◐ 마취사망률 분모는 ☞ 마취 환자수

$$\text{신생아사망률} = \frac{\text{마취 사망자수}}{\text{마취 환자수}} \times 100$$

예) A병원의 2023년 동안 시행된 마취 환자수가 1,300명, 마취로 인한 사망이 2명 이었다.

마취사망률은? $\frac{2}{1{,}300} \times 100 = 0.2\%$

3.6 수술 후 사망률(Postoperative Death Rate)

- 기간 중 총 수술환자수에 대한 수술 후 사망수의 비율
- 수술 후 사망(POD)이란 수술 후 10일 이내(수술일+9일)에 수술과 관련되어 발생한 사망

3.7 수술 후 감염률(Postoperative Infection Rate)

- 기간 중 시행한 수술 총건수에 대한 수술 후 감염수의 비율
- 수술 후 감염
  - 깨끗한 상태에서 수술한 경우에 수술 후 감염이 발생한 것
  - 제외 : 감염된 상태에서 수술한 경우

표 5-7 수술후 사망률과 감염률의 비교

수술 후 사망률 ☞ 분모는 수술환자수	수술 후 감염률 ☞ 분모는 수술건수
수술 후 사망률 $= \dfrac{\text{수술 후 10일 이내 사망자수}}{\text{수술환자의 총수}} \times 100$	수술 후 감염률 $= \dfrac{\text{수술 후 감염수}}{\text{총 수술건수}} \times 100$

◐ K병원 8월 통계이다.

총 수술환자수 500명
외과 퇴원환자수 700명
사망자 8명
수술 후 7일 사망자 4명
수술 후 11일 사망자 2명

예) 수술 후 사망률은? $\dfrac{4}{500} \times 100 = 0.8\%$

예) A병원의 6월 중 수술받은 환자수는 580명, 시행한 총 수술건수는 626건이다. 그 중 1건이 수술 후 감염으로 보고되었다. 6월의 수술 후 감염률은?
6월의 수술 후 감염률은? $\dfrac{1}{626} \times 100 = 0.2$

3.8 모성사망률(Hospital Maternal Death Rate)

- 공식 : 기간 중 산과퇴원총수에 대한 모성사망률의 비율
- 모성사망 : 임신과 관련된 사망(그 병원 분만, 분만 후 입원/미분만) 포함
- 모성사망 제외 : 임신 또는 분만과 관계없이 사고로 인하여 임산부가 사망한 경우

1) 직접모성사망(direct maternal death)

임신, 분만 및 산욕에 관련된 합병증으로 사망

예) • 분만 후 심한 출혈로 사망, 유산 후 패혈증으로 사망
• 제왕절개 수술/분만 후 합병증으로 사망
• 타병원 분만 후 합병증으로 입원 사망
• 임신중독 사망

2) 간접모성사망(indirect maternal death)

당뇨, 폐결핵 등 원래 가지고 있던 병이 임신으로 인하여 악화되어 사망

- 산과퇴원 : 분만, 유산, 미분만, 분만 후 입원
- 모성사망은 1년을 기준으로 계산

3.9 제왕절개율(Cesarean Section Rate)

- 기간 중 분만 총수에 대한 제왕절개수의 비율
- 분만 : 산영아, 사산아(stillbirth), 미숙아, 과숙아, 다태아 포함

표 5-8 모성사망률과 제왕절개율의 비교

모성사망률 ☞ 분모는 산과퇴원총수	제왕절개율 ☞ 분모는 분만총수
모성사망률 $= \frac{\text{모성 사망수}}{\text{산과퇴원총수}} \times 100$	제왕절개율 $= \frac{\text{제왕절개수}}{\text{분만총수}} \times 100$

◐ B병원의 2023년 1명의 산모는 분만 후, 2명은 유산 후 사망하였다.

분만	600
유산	120
미분만	
분만전 입원	110
분만후 입원	30

예) 모성사망률은? $\frac{3}{600 + 120 + 110 + 30} \times 100 = 0.3\%$

예) S병원 7월 200명이 분만을 했고 이중 2명이 쌍둥이를 낳았다. 산과퇴원은 200명이며, 제왕절개는 8명이 했다.

☞ 제왕절개율? $\frac{8}{200} \times 100 = 4\%$

3.10 사산율(Stillbirth Rate) = fetal death

- 공식 : 출생아수에 대한 사산아수의 비율

- 출생아 = 신생아 + 사산아
- WHO(세계보건기구) 규정 : 임신기간 20주 이상 ↑, 태아체중 501gm 이상 ↑

$$사산율 = \frac{사산아수(중기+만기\ 태아사망수)}{출산아수(출생아수+사산아수)} \times 100$$

5월의 출생아수(live birth) 600명
신생아 퇴원수 620명
태아사망
초기 1명
중기 3명
만기 5명

예) 사산율은? $\frac{(3+5)}{600+(3+5)} \times 100 = \frac{8}{608} = 1.3\%$

표 5-9 태아사망 분류

분류	체중	임신기간
조기 태아사망(Early fetal death) = 유산(abortion)	500g 이하	20주 미만
중기 태아사망(Intermediate fetal death) 후기 태아사망(Late fetal death)	501~1,000g 이하 1,001g 이상	20~28주 미만 28주 이상

3.11 병상이용률(Inpatient Bed Occupancy Ratio)

- 공식 : 이용 가능한 총 병상 중 얼마만큼이 실제로 이용되었나 하는 비율

1) 이용 가능한 병상

- 일반병실(내과 병실, 정신과 병실, 신경과 병동 등)
- 중환자실(ICU, CCU 등)
- 환자가 점유하도록 배정된 병상
  ☞ 신생아 병상이용률 계산시 포함
    – 조산아, 과숙아, 선천성 기형아, 제왕절개 수술로 분만한 만기 신생아

제외) 구급차(그 병원외)에서 분만한 신생아

2) 병상 제외

- 검사실, 분만실, 수술실 병상, 진찰실, 물리치료실, 주사실, 회복실 등
  - 검사 또는 처치 목적
- 본인 병상 이외에 이용하는 병상은 제외
- 과외 병상(천재지변 등), 응급실 병상

$$\text{병상이용률} = \frac{\text{재원환자연인원수}}{\text{이용 가능한 병상수} \times \text{날수}} \times 100$$

◐ 성인과 소아용 병상이 700개, 신생아용 병상이 80개인 2023년 통계이다.

총퇴원환자	20,000	재원환자연인원수	170,000
성인 및 소아	17,000	성인 및 소아	160,000
신생아	3,000	신생아	10,000
퇴원환자 총재원일수	189,000	수술건수	8,000
성인 및 소아	180,000	수술받은 환자수	7,500
신생아	9,000	수술 후 사망	70
		수술 후 감염	60

예 1) 병상이용률은? $\frac{160,000 + 10,000}{(700 + 80) \times 365} \times 100 = \frac{170,000}{284,700} = 59.7\%$

예 2) 신생아 병상이용률은? $\frac{10,000}{80 \times 365} \times 100 = \frac{10,000}{29,200} = 34.2\%$

예 3) 일일평균재원환수는? $\frac{160,000 + 10,000}{365} = \frac{170,000}{365} = 466$명

예 4) 성인과 소아의 평균재원일수는? $\frac{180,000}{17,000} = 10.6$일

예 5) 수술 후 사망률은? $\frac{70}{7,500} \times 100 = = 0.9\%$

문제) A병원은 성인과 소아용 병상이 200개이고 5월의 성인과 소아의 재원환자 연인원수는

4,000명이었다.

☞ 5월의 성인과 소아의 병상이용률은?

$$\frac{4,000}{200\times31}\times100=\frac{4,000}{6,200}\times100=64.5\%$$

3.12 병상회전율

- 일정기간 중 병원에서 실제 입원 또는 퇴원한 환자수를 병상수로 나눈 지표
- 병원이용도 조사에 사용

3.13 외래환자 통계

1) 외래환자 과별 통계

- 외래환자수를 매일 집계하여 월말에 과별로 그 달의 환자수와 전년도 같은 달의 환자수의 증감비율을 구함
- 그 달의 총 환자수를 그 달의 근무일수로 나누면 일일 평균 외래환자수가 구해짐
- 토요일은 0.5일, 일요일은 외래진료가 없으므로 계산하지 않음

2) 1일 평균 외래환자수

- 일정기간 중 하루에 평균 몇 명의 외래환자가 내원하는가를 알아내는 지표
  - * 외래환자 연인원수 = 신환 + 구환 환자
  - * 외래 진료일수 : 공휴일 제외, 토요일 : 0.5

$$1일\ 평균\ 외래환자수=\frac{연\ 외래환자수}{외래진료일수(날수)}\times100$$

(= 일일)

☞ 진료하지 않은 날 제외시킴

예) 산부인과 외래환자수 2,000명, 진료 없는 날수 4일간이었다.

☞ 8월 일일 평균 외래환자수는? $\frac{2,000}{31-4}=\frac{2,000}{27}$ = 74명

3) 외래초진율

- 일정기간 동안 연외래환자 중 초진환자의 비율
  - * 연 외래환자수 = 신환 + 구환
  - * 외래 실인원수 = 기간 중 외래환자 머리수

$$외래초진율 = \frac{초진\ 환자수}{연\ 외래환자수} \times 100$$

4) 병상당 1일 평균 외래환자수

- 병원간의 비교를 위해 병상당 일일 평균 외래환자수를 알아 내는 것

$$병상당\ 1일\ 평균\ 외래환자수 = \frac{기간\ 중\ 1일\ 평균\ 외래환자수}{기간\ 중\ 평균\ 가동\ 병상수}$$

4 일일 퇴원환자 분석(Daily Discharge Analysis)

4.1 일일 퇴원환자 분석시 주의사항

1) **퇴원일 :** 퇴원날짜 기입
2) **등록번호 :** 한 환자가 2번 이상 분석되는 것 방지
3) **성별 및 연령 :** 성별은 누적적인 방법(Cumulative method)으로 기재
   - 남성환자 총수 + 여성환자 총수 = 총퇴원환자수

4) **치료결과(Results) :** 퇴원당시 치료결과 표시(입퇴원기록, 퇴원요약 참조)
   - 완쾌 또는 경쾌(recovered or improved)
   - 불변 또는 호전안됨(not improved)
   - 진단뿐 또는 치료안함(for diagnosis only or not treated)
   - 가망없는 퇴원(hopeless discharge)
   - 사망(death)
     - 48시간 이전 사망(death under 48 hours)

– 48시간 이후 사망(death over 48 hours)

5) 자의퇴원(Discharge against medical advice, DAMA)

- Against medical advice(AMA)
- Discharge against advice(DAA)

6) 퇴원과에서 분석되는 항목

- 퇴원과 : 환자가 최종적으로 퇴원한 과
- 의무기록과에서 일일퇴원은 퇴원환자 중심

예) 환자가 7월 2일 비뇨기과로 입원해서 7월 8일 정신과로 전과하고 다시 7월 15일 내과로 전과하여 7월 26일 퇴원하였다.

☞ 퇴원과는? 내과

7) 산과 : 임신, 진통, 분만 및 산욕과 관련된 환자

(1) 분만

- 그 병원 분만실에서 아기를 분만한 산모가 퇴원한 경우
- 출생아(live birth), 사산아(stillbirth) 해당

(2) 유산

- 임신 또는 불완전 유산의 상태로 입원하여 유산으로 끝난 후 퇴원한 경우
- WHO(세계보건기구) : 임신 20주 미만, 태아의 체중 500g 이하
- 자궁외 임신(ectopic pregnancy) 해당

(3) 미분만

- 임신상태로 입원하여 그 병원에서 분만하지 않고 임신상태를 그 대로 유지 및 퇴원하는 경우

(4) 분만 후 입원

- 병원도착 이전에 분만 또는 분만 후 6주 이내 입원한 경우

8) 부인과 : 임신, 진통, 분만 및 산욕과는 관련되지 않고 부인과적 질환으로 입원하여 퇴원한 경우

9) 신생아과 : 그 병원 분만실에서 태어난 아기

10) 소아과

- 병원 외부에서 출생 후 입원한 아기
- 만 14세까지의 소아과로 퇴원한 환자

11) 과별 환자수(Number of patients)

- 각 과별 환자수를 기재하는 것
- 각 과별 환자수의 합계 = 총퇴원환자수

12) 재원일수(Length of stay, LOS)

- 입원~퇴원까지 날 수
- 일일퇴원환자 분석시 : 단입법 사용(입원일 하루만 가산) 통계시 사용
- 원무과 입원비 계산시 : 양입법 사용(입원일과 퇴원일 모두 포함)

13) 원내감염(Infections in hospital)

- 환자가 재원하고 있는 동안 병원내에서 감염된 것 표시
- 의무기록 중 퇴원요약지, 경과기록지 내용 검토 후 기입
- 감염여부를 판정하는 것은 감염위원회 의무기록사 자료 제공
- 수술 후 감염 : 깨끗한 상태(Clean case)의 환자
  - 수술 후 수술부위나 수술받은 내부에 염증이 생긴 경우
    제외) 화상(Burn), 압좌 손상(Crushing injury)
    개방 상처를 동반한 골절(Fracture with open wound)
    천공(perforation) 또는 파열부위(rupture site)에 수술 후 감염

◐ 원내감염의 종류

(1) 비뇨기계 감염 : 요로카테터(Urinary catheterization) 후의 감염여부 기입

예) 요로감염(Urinary tract infection, UTI)

(2) **소화기계 감염** : 살모넬라균(Salmonellosis), 장티푸스(Typhoid fever), 장염(Enteritis) 등

(3) **호흡기계 감염** : 상기도 감염(Urinary respiratory infection, URI)

(4) **기타 처치후 감염** : 심도자카테터(Cardiac catheterization), 견인(Traction site), 골수흡인부위(Bone marrow aspiration site), 회음절개술부위(Episiotomy site), 배액부위(Drain site) 등

14) 사망(Death)

- 사망으로 입원을 종결한 환자의 경우 표시

15) 수술(Operations) 건수

- 퇴원과별 수술받은 건수 기재

16) 협의진단(Consultation)

- 재원기간 중 협의진단을 받은 환자 기록
- 확인 : 협의진단기록지, 경과기록지, 의사지시기록지, 간호기록지

17) 전과(Transfer)

- 재원기간 중 그 과에서 치료받다가 다른 과로 전과될 경우

18) 기타난의 분석항목

- 수술환자수(No. of patients operated) : 수술을 받은 환자수 기입
- 수술 후 감염(Postoperative wound infection)
  - 수술 전에 감염과 상관없는 깨끗한 상태에서 수술 후 수술부위에 감염
- 수술 후 사망(Postoperative death, POD)
  - 수술후 10일 이내에 사망했을 경우

19) 결핵(Tuberculosis, TB) : 폐결핵인 경우만 기재

20) 불임수술(Tubal ligation for sterilization)

- 재원기간 중에 여성이 불임수술을 받은 경우

21) 생검(Biopsy, Bx.) : 병원마다 분석방법시 차이

- 진단을 위한 조직의 생검수 표시
  - 동일 장기에서 여러 피검물(specimen)을 생검했을 경우 한번으로 기입
  - 각각의 장기에서 생검했을 경우 생검한 장기 각각의 횟수 기입
- 조직병리검사를 한 모든 경우 기입

22) 병원 합병증(Complications) : 병원내 합병증일 경우 및 원내감염 기입

23) 재입원(Readmission) : 과거에 그 병원에 입원 사실이 있는 경우 기재

24) 주치의(Attending physician) : 환자를 담당한 staff(전문의) 지칭

- 해당 전문의가 없이 일반의나 전공의가 환자를 담당했을 경우 해당 담당 의사 기입

4.2 일일 퇴원분석 결과로 계산할 수 있는 자료

- 평균 재원일수 = $\frac{\text{총재원일수}}{\text{총퇴원환자수}}$
- 퇴원환자 총재원일수, 총퇴원환자수
- 과별 퇴원환자, 과별 사망률
- 수술 후 사망환자수, 순사망률

4.3 일일 퇴원분석 누적 : 진료통계 월보

- 일일 퇴원분석을 누적적 방법으로 하여 월말에 각 과별, 항목별 합계
- 월말 누적 연말의 통계 합계 : 통계연보(영구보존)

☞ 진료통계 비교 월보 작성시 이용되는 자료
  - 재원환자 센서스분석(inpatient census)
  - 일일 퇴원분석 통계월보

4.4 일일 퇴원환자분석 예제

예 1 내과(Internal medicine, IM) : 1번

성명 : 주생명　　　　등록번호 : 11 22 33
입원일 : 2023. 5. 11　　　　퇴원일 : 2023. 5. 16
환자분류 : 건강보험　　　　주치의 : 이기쁨

본 40세 남자환자는 외래를 경유하여 십이지장 궤양(duodenal ulcer)으로 내과(IM)에 재입원했다. 입원기간 동안 수술은 받지 않았으나 족부백선(tinea pedis)으로 피부과 전문의에게 협의진료를 받았다. 환자는 약물치료 후 호전된 상태로 퇴원하였다.

예 2 외과(Surgery) : 2번

(1) 일반외과(General surgery, GS) : 전과(내과 → 외과)

성명 : 선진국　　　　진찰권번호 : 12 56 78
입원일 : 2023. 5. 7　　　　퇴원일 : 2023. 5. 16
환자분류 : 건강보험　　　　주치의 : 정교수

본 38세 여자 환자는 3년간 지속적인 소화불량과 상복부 통증으로 내과에 입원했다. 그녀는 만성 쓸개염을 동반한 담석증(cholelithiasis)으로 진단받아 입원 다음날 외과로 전과되었다. 새로운 주치의사는 입원 3일째 마취의사에게 협의진료를 의뢰했고 전신마취하에 정선생님의 집도로 담낭절제술을 받았다. 그녀는 열이 없는 호전된 상태로 퇴원했다.

(2) 신경외과(Neurosurgery, NS) : 3번

성명 : 장도시　　　　진찰권번호 : 56 78 89
입원일 : 2023. 5. 5　　　　퇴원일 : 2023. 5. 16
환자분류 : 건강보험　　　　주치의 : 유은총

본 11세 여자환자는 안구 편위와 큰 머리로 응급실을 경유하여 신경외과(NS)에 입원했다. 수두증의 의심하에 유선생님에게 수술 후 4일째 심실복막문합술을 시행했으며, 요로감염(UTI)으로 진행되어 비뇨기과 전문의 이선생님에게 협의의뢰하였다. 더 나은 치료에 대한 권고에도 불구하고 환자는 호전없이 퇴원하였다.

(3) 흉부외과(Thoracic and cardiovascular surgery, TS, CS) : 4번

성명 : 조국인　　　　진찰권번호 : 28 11 22
입원일 : 2023. 5. 4　　　　퇴원일 : 2023. 5. 16
환자분류 : 건강보험　　　　주치의 : 오왕자

57세 남자환자는 흉강 대동맥으로 응급실을 경유하여 흉부외과(CS)에 입원했다. 오선생님에 의해 수술 후 2일째 대동맥절제술을 시행하였다. 상기도감염(URI)으로 진행되어 오선생님은 내과선생님에게 협의의뢰를 하였다. 수술 후 4일째 상처부위에 고름집(농양)이 발견되었다. 그러나 환자는 중환자실에서 7월 30일날 사망했다.

(4) 정형외과(Orthopedic sugery, OS) : 전과 (비뇨기과 → 정형외과) : 5번

성명 : 주최민 진찰권번호 : 17 88 99
입원일 : 2023. 4. 25 퇴원일 : 2023. 5. 16
환자분류 : 자동차보험 주치의 : 안정환
전과일 : 2023. 4. 30

45세 환자는 교통사고로 응급실을 경유하고 비뇨기과(UR)에 입원했다. 안선생님은 정형외과와 마취과에 협의진단을 의뢰하였다. 그들은 같은 전신마취하에 비뇨기과 전문의에 의해 방광 수복과 정형외과 전문의에 의해 비골(fibula)에 관혈적 정복술 및 내부고정술(OR with IF)을 시행하였다. 수술 후 5일째 환자는 더 나은 치료를 위해 정형외과(OS)로 전과되었다. 그녀는 호전된 상태로 퇴원했고 외래(OPD) 통원치료를 했다.

(5) 성형외과(Plastic & Reconstructive surgery, PS) : 재입원 : 6번

성명 : 이공주 진찰권번호 : 33 11 22
입원일 : 2023. 3. 10 퇴원일 : 2023. 5. 16
환자분류 : 산업재해 주치의 : 정도장

36세 여자환자는 왼쪽 엄지의 심한 출혈로 성형외과(PS)에 재입원했다. 환자는 왼쪽 엄지의 붕괴된 손상 진단을 받았다. 개방성 관혈적 정복술 및 내부고정술(OR with IF)을 정선생님께 받았다. 재원 기간동안 피부이식(STSG) 교정(revision)이 기관내 마취하(endotracheal anesthesia)에 시행되었다. 환자는 다른 합병증없이 퇴원했다.

예 3 **산부인과(Obstetrics & Gynecology, OB & GY)**

(1) 산과 : 유산(abortion) : 7번

성명 : 박주심 진찰권번호 : 10 22 33
입원일 : 2023. 5. 13 퇴원일 : 2023. 5. 16
환자분류 : 건강보험 주치의 : 윤도사

30세 초임부가 질출혈과 하복부 통증으로 인해 산과(OB)에 입원했다. 자연유산이라는 의증하에 주치의인 윤선생님에게 소파수술(D & C)을 시행하였다. 산모는 합병증 없이 퇴원하였다.

(2) 산과 : 분만 : 8번

성명 : 왕수다 진찰권번호 : 12 33 55
입원일 : 2023. 5. 1 퇴원일 : 2023. 5. 16
환자분류 : 건강보험

35세 경산부가 2번째 분만을 위해 산과에 입원했다. 그녀의 주치의 왕선생님은 이전 제왕절개술과 중증도 전자간증으로 진단하였고 제왕절개술(C/S)과 자궁관(난관)결찰술(tubal ligation)을 시행하였다. 제왕절개술 후 3일째 되는 날 고열이 있어 실밥 고름집(농양)으로 상처에 감염이 있었다. 따라서 주치의는 절개 및 배농(I & D)을 부분마취하에서 시행했다. 산모는 보전치료를 한 후 무열로 퇴원했다.

(3) 산과 : 분만후 입원 : 9번

성명 : 홍도야　　　　진찰권번호 : 13 66 88
입원일 : 2023. 5. 13　　　　퇴원일 : 2023. 5. 16
환자분류 : 건강보험　　　　주치의 : 서찬영

31세 여자환자는 개인의원에서 산과로 전과되었다. 산모는 임신 38^{+2}주로 오후 2시에 여아를 분만하였다. 그러나 분만 후 과도한 질 출혈이 계속되었다. 본원에서 산모는 전혈수혈(W/B)을 3pints 받았다. 자궁소파술(D&C)을 서선생님께 받은 후 무열로 퇴원하였다.

(4) 부인과 : 자궁경부암 – 자의퇴원 : 10번

성명 : 주찬미　　　　진찰권번호 : 12 55 44
입원일 : 2023. 5. 6　　　　퇴원일 : 2023. 5. 16
환자분류 : 건강보험　　　　주치의 : 민영광

본 48세 여자환자는 자궁경부(목)암(cervical cancer)이라는 의심하에 부인과(GY)에 입원하였다. 그녀는 2일전에 외래에서 파파니콜로 펴바른표본(도말검사 Pap smear)를 시행하였다. 그녀가 입원하는 동안 민선생님은 생검을 수행했다. 그는 근치복식자궁절제술(radical abdominal hysterectomy)을 권했으나 경제적인 이유로 자의퇴원(DAA)했다.

예 4 신생아과(Newborn, NB)

(1) 일반외과(General surgery, GS) : 전과(내과 → 외과) : 11번

성명 : 최장수아기　　　　진찰권번호 : 55 66 77
입원일 : 2023. 5. 12　　　　퇴원일 : 2023. 5. 16
환자분류 : 일반보험　　　　주치의 : 장수촌

본원에서 제왕절개로 남아가 태어났다. 분만 2일째 배꼽염(제염 omphalitis)이 나타나 연고로 치료했으며, 호전된 상태로 퇴원했다.

예 5 소아과(Pediatrics, PED)

(1) 일반외과(General surgery, GS) : 전과(내과 → 외과) : 12번

성명 : 이승강　　　　진찰권번호 : 16 33 77
입원일 : 2023. 5. 12　　　　퇴원일 : 2023. 5. 16
환자분류 : 의료보호　　　　주치의 : 주믿음

10세 남자 환자는 백혈병으로 소아과(PED)에 재입원했다. 골수흡인 및 생검(bone marrow aspiration and bx.)을 시행한 결과 급성 임파구성 백혈병(acute lymphocytic leukemia, ALL)으로 나타났다. 주치의는 골수이식(bone marrow transplantation)을 권했으나 경제적인 이유로 치료를 하지 않고 자의퇴원했다.

일일퇴원환자 분석 풀이

1. 일일 퇴원환자분석(Daily Discharge Analysis)

줄번호	퇴원일	진찰권번호	이달총퇴원환자수	연령		환자구분					치료결과							자의퇴원	내 과								외 과							
				남성	여성	건강보험	의료보호	산업재해	자동차보험	일반	완쾌	경쾌	불변	치료안함	가망없는퇴원	48시간이전사망	48시간이후사망		환자수	재원일수	감염	사망	수술건수	협의진단	전과건수	전과전재원일수	환자수	재원일수	감염	사망	수술건수	협의진단건수	전과건수	전과전재원일수
1	16	112233	1	40		1						1							1	5				1										
2		125678	2		38	2						2													1	1	1	8			1	1		
3		567889	3		11	3							1																					
4		281122	4		57	4											1																	
5		178899	5	45					1			3																						
6		331122	6		36			1				4																						
7		102233	7		30	5						5																						
8		123355	8		35	6						6																						
9		136688	9		31	7						7																						
10		125544	10		48	8								1				1																
11		556677	11	V						1		8																						
12		163377	121	10			1							2				2																

2. 일일 퇴원환자분석

	신경외과						흉부외과						비뇨기과								정형외과								성형외과							
줄번호	환자수	재원일수	사망	수술건수	원내감염	협의진단건수	환자수	재원일수	사망	수술건수	원내감염	협의진단건수	환자수	재원일수	감염	사망	수술건수	협의진단	전과건수	전과전재원일수	환자수	재원일수	감염	사망	수술건수	협의진단건수	전과건수	전과전재원일수	환자수	재원일수	감염	사망	수술건수	협의진단건수	전과건수	전과전재원일수
3	1	11		1	1	1																														
4							1	12	1	1	1	1																								
5																			1	5	1	16			2	2										
6																													1	67			2			
7																																				
8																																				

3. 일일 퇴원환자분석

	산과																											부인과								
	유 산						분만								분만후 입원								분만안함													
줄번호	환자수	재원일수	사망	수술건수	원내감염	협의진단건수	환자수	재원일수	사망	수술건수	원내감염	제왕절개	사산	협의진단건수	환자수	재원일수	감염	사망	수술건수	협의진단	전과건수	전과전재원일수	환자수	재원일수	감염	사망	수술건수	환자수	재원일수	감염	사망	수술건수	협의진단건수	전과건수	전과전재원일수	악성종양
7	1	3		1																																
8							1	15		1	1	1																								
9															1	3			1																	
10																												1	10							1

4. 일일 퇴원환자분석

신생아과							소아과							기타									
줄번호	환자수	재원일수	사망	수술건수	원내감염	협의진단건수	환자수	재원일수	사망	수술건수	원내감염	협의진단건수	악성종양	줄번호	수술환자수	수술후감염	수술후사망	폐결핵	불임수술	진단생검	전과환자수	병원합병증	재입원
11	1	4			1									1									
12							1	4					1	2	1						1		
														3	2							1	
														4	3	1	1					3	
														5	4						2		
														6	5								1
														7	6								
														8	7	2			1			4	
														9	8								
														10						1			
														11								5	
														12						2			2

5 보건통계

5.1 통계학 개념

- 통계학이란 자료를 수집, 정리 및 요약하고 일부 자료로부터 출처된 집단에 관하여 추론하는 학문체계

1) 기술통계학(descriptive statistics)

- 수집한 자료를 표 또는 그림으로 정리
- 평균, 표준편차 및 분산 등으로 요약

(1) 대표치

① 평균(means, M)

- 가장 널리 사용되는 중심경향 값

- 산술평균 : 이상치의 영향을 가장 크게 받는 대표치 예) 6명의 연령이 7, 10, 21, 48, 76, 34세이다.

  평균연령은? $\frac{7+10+21+48+76+34}{6} = 33$세

② 중위수(median, Me)

- 자료를 크기 순서대로 나열시 가장 중앙에 오는 값

  공식 : 홀수일 때 : $Me = X\{_{(n+1)/2}\}$

  짝수일 때 : $Me = \frac{X_{(n+1)/2} + X_{(n/2+1)}}{6}$

  예 1) 5명의 연령이 10, 50, 70, 40, 30세

  10, 30, 40, 50, 70세← 자료 크기순으로 재배열

  ☞ $Me = \frac{X_{(5+1)}}{6} = 3$ 답 40

  예 2) 6명의 연령이 10, 50, 70, 40, 30, 60세

  10, 30, 40, 50, 60, 70세 ← 자료 크기순으로 재배열

  ☞ $Me = \frac{X_{(6/2)} + X_{(6/2+1)}}{2} = \frac{40+50}{2} = 45$

③ 최빈수(mode, Mo)

- 측정한 자료들 중 빈도가 가장 많은 값

  예) 5, 8, 6, 9, 5, 2, 5, 3, 5

  최빈수는? 5 ← 가장 빈도수가 높은 것

(2) 산포도(dispersion)

① 측정치의 질 평가시 자료의 흩어져 있는 정도(변이정도)를 측정하여 판단

② 범위(range) : 최대값 − 최소값

③ 분산(variance, δ^2)

- 한 변수의 측정값들이 평균을 중심으로 떨어져 있는 정도를 표시한 값

④ 표준편차(standard deviation, SD)

- 산포의 정보를 나타내는데 가장 많이 사용 : 분산의 제곱근
- 분포에 관계없이 표본수가 증가할수록 표준편차 감소

⑤ 변이계수(coefficient of variation) 사용 이유

- 두 집단이 서로 다른 측정단위를 사용할 경우
- 측정단위가 동일하더라도 두 집단의 평균이 크게 다를 경우
- 동일한 대상에 대해 측정값을 측정한 사람이 서로 다른 경우

2) 추론통계학(inferential statistics)

- 표본(모집단에서 추출)의 통계량을 이용하여 모집단의 특성 추정
- 추정치에 대한 가설검정

(1) 모집단(population)

- 연구의 조사대상이 되는 전체 집단 의미

(2) 표본(sample)

- 모집단에 추출된 일부의 집단

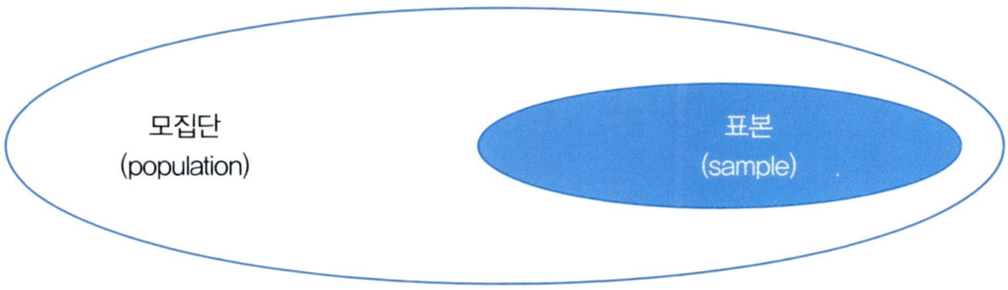

그림 5-3 모집단과 표본과의 관계

(3) 모수(parameter)

- 모집단의 특성을 수치로 나타낸 것
  예) 평균(μ), 분산(σ^2), 표준편차(σ), 비율(P), 표본갯수(N)

(4) 통계량(statistics)

- 표본의 특성을 수치로 나타낸 것
  예) 평균($\overline{X}$), 분산(S^2), 표준편차(S), 비율($\hat{P}$), 표본갯수(n)

표 5-10 모집단과 표본의 특성 비교

부호 \ 구분	모집단의 특성(모수)	표본의 특성(통계량)
평 균	μ	$\overline{X}$
분 산	σ^2	S^2
표준편차	σ	S
비 율	P	$\hat{P}$
표본갯수	N	n

(5) 신뢰구간(confidence interval)

- 모집단의 산술평균을 추정하기 위한 것

(6) 95% 신뢰구간

- 95%는 모집단의 산술평균을 포함한다는 의미
- 표본 산술평균으로부터 모집단 산술평균을 추정한다는 의미

(7) 가설검정

- 모수의 특성에 관한 통계적 가설이 사실인지 아닌지를 주어진 확률범위 안에서 확인하는 것
- 가설검정은 귀무가설 Ho가 진실이라는 가정하에 실시
- 연구자는 시험결과가 가능한 Ho를 기각하고 H_1를 채택하기를 원함

(8) 가설검정의 분류

- **귀무가설(Ho)** : 연구자가 입증되기를 원하는 가설
- **대립가설(H_1)** : 귀무가설이 기각되었을 때 받아들여지는 가설
  - 연구자가 입증되기를 원하는 가설

(9) 가설검정 오류의 분류

① **제1종 오류(α-error)** : 올바른 귀무가설 버림

- 제1종의 오류를 범할 확률의 최대 허용치를 유의수준(α)

② 제2종 오류(β-error) : 틀린 귀무가설 받아들임

- 1-β의 값을 검정력(power of test)이라고 함
- 검정력
  - 검정하려는 귀무가설이 틀린 경우에 이를 기각하는 확률
  - 귀무가설의 잘못을 검출해 내는 확률
- 통계적 검정
  - 맞는 귀무가설을 기각하는 제1종의 오류를 줄임
  - 검정력을 크게 하는 것이 바람직
    ☞ 제1종과 제2종 과오를 줄이기 위한 방법 : 표본의 크기 증가

③ 민감도(sensitivity) : 올바른 귀무가설 받아들임

④ 특이도(specifity) : 틀린 귀무가설 버림

표 5-11 오류의 종류

검정결과 \ 실제상황	귀무가설(Ho)	
	참	거짓
귀무가설 기각	제1종 오류 α	옳은 결정 1-β
귀무가설 채택	옳은 결정 1-α	제2종 오류 β

(10) 유의수준, 위험률(level of significance)

- 유의수준은 옳은 귀무가설을 기각할 확률
- 유의수준 : 제1종 오류(α-error)를 범하게 되는 최대확률(α) 값 의미
- 5%(0.05), 1%(0.01) 가장 많이 사용
- 5% 유의수준 : 받아들여야 할 가설을 버리는 정도가 100건 중 5건의 기회
- α와 β의 두 확률은 통계적 결정을 잘못 내릴 확률이므로 작을수록 좋음

(11) 가설검정 오류 및 검정력의 의미

① 가설검정의 1-2종 오류

- 가설검정 이론에서 1종 오류(type I error)와 2종 오류(type II error)

– 각각 귀무가설을 잘못 기각하는 오류와 귀무가설을 잘못 채택하는 오류

표 5-12 1-2종 오류

제1종 오류	제2종 오류
• 귀무가설이 실제로 참이지만 – 귀무가설 기각하는 오류 • 실제 음성인 것을 양성으로 판정하는 경우 – 거짓 양성 또는 α error	• 귀무가설이 실제로 거짓이지만 – 귀무가설을 채택하는 오류 • 실제 양성인 것을 음성으로 판정하는 경우 – 거짓 음성 또는 β error

② 검정력(1–β)

- 대립가설이 사실인 경우 귀무가설을 채택하는 것을 제2종의 오류라고 함
  - 이 오류를 범할 확률을 β라고 함
  - 대립가설이 사실인 경우 귀무가설을 기각하는 옳은 결정의 확률은 (1–β)임
  - 이를 검정력이라고 함

(12) 유의확률 : P값(p–value)

- 귀무가설(Ho)이 기각될 수 있는 α의 최소치
- 0.1%, 1%, 5% 유의수준에서 귀무가설을 기각하고 있음을 의미
- 유의수준 표시 : * $P<0.05$, ** $P<0.01$

표 5-13 유의확률값(P-value)과 유의수준(α)과의 관계

유의확률값이 유의수준보다 작은 경우 P <α 예) P < 0.05	유의확률값이 유의수준보다 큰 경우 P > α 예) P > 0.05
• 귀무가설 기각 • 통계적으로 유의한 결과를 얻었다고 결론 내림	• 귀무가설 채택 • 유의수준 α에서 통계적으로 유의하지 않다고 결론 내림

(13) 정규분포(normal distribution)

- 일명 : 가우스 분포
- 연속변수들의 확률분포는 평균(μ)을 중심으로 좌우 대칭
- 평균과 중위수 일치
- 중심에서 멀어질수록 발생확률이 작아지는 곡선모양 나타냄
- 첨도는 중등도

(14) 신뢰성 분석(reliability analysis)

- Cronbach's alpha : 테스트의 내적 일관성
  - 환자만족도 설문지 조사시 측정도구의 정확성 증명을 위한 신뢰도 검증 실시

표 5-14 유의확률 및 유의수준의 차이점

유의확률(p-value)	유의수준(α)
• 관찰된 데이터가 귀무가설과 양립하는 정도 – 0–1 수치로 표현한 값 • 귀무가설이 맞다는 전제하 – 표본에서 실제로 관측된 통계치와 같거나 극단적인 통계치가 관측될 확률 예) *P<0.05 **P<0.01 ***P<0.001	• 가설검정에서 사용되는 기준 값 • 유의수준은 a로 표시 예) 95% 신뢰도 기준시 (1–0.95)인 α=0.05

가설검정의 단계

1. 가설설정
   - 연구자는 밝히고자 하는 대립가설 설정
   - 설정된 대립가설과 반대되는 가설, 즉 귀무가설 설정
2. 유의수준 결정
   - 일반적으로 $\alpha = 0.05$ 또는 $\alpha = 0.01$ 사용
3. 검정통계량 계산
   - 검정통계량의 계산식은 자료의 성격에 따라 달라짐
4. 통계적 결정
   - 양측검정 또는 단측검정 결정
   - 결정된 유의수준과 검정통계량 값 비교
   - 귀무가설의 기각 여부 결정
5. 결론
   - 설정된 유의수준에서 통계학적으로 유의여부 기술
   - 주장하고자 했던 대립가설을 이용하여 결론 내림

표 5-15 기술 및 추론통계학

기술통계학	추론통계학
• 수집한 자료를 표 또는 그림으로 정리 – 자료 수집, 정리 및 분석 • 평균, 표준편차 및 분산 등으로 요약	• 모집단에서 표본추출 • 통계량을 이용하여 모집단의 특성 추정 • 추정치에 대한 가설검정

5.2 변수(Variable)의 개념

1) 변수(variable)

- 개체에 따른 변화하는 특성　예) 환자들의 키, 체중, 연령 등

2) 상수(constant)

- 개체에 따라 변하지 않는 특성　예) 사람의 눈, 귀의 수 등

5.3 변수의 분류

1) 양적 변수(quantitative variable)

- 변수의 값을 수량으로 나타낼 수 있는 측정치

(1) 이산변수

- 유한적으로 수량화된 등간격을 갖음
- 정수값을 취할 수 있는 변수　예) 가족수, 환자수, 병상수

(2) 연속변수

- 수량화된 등간격이 무한한 경우
- 일정구간내에 연속적인 값　예) 키, 체중

2) 질적 변수(qualitative variable)

- 수치가 수량으로 표현이 안됨
- 특성의 유무나 구분을 나타내는 변수
  예) 성별, 물질의 액성(산성, 중성, 알카리성)

5.4 변수의 형태

1) 범주형 변수(Categorical variables)

(1) 명목척도(nominal scale) : 가장 낮은 수준의 척도

- 동일한 특성을 지닌 범주로 구분
- 가감승제 등의 산수적인 연산 불가능

예) 성별, 인종, 종교, 질병별, 눈동자의 색깔 등

(2) 서열척도(ordinal scale) : 순위척도(ranking scale)

- 상대적 크기에 따라 서열순서대로 나열
- 양적 비교 또는 산술계산 분석은 불가능

예) 사회계층, 교육수준, 석차

2) 연속형 변수(Continuous variables)

(1) 구간척도(interval scale) : 등간척도

- 측정대상의 속성에 따라 순서 정함
- 등급간의 간격 동일하나 배수의 개념 성립 안됨
- 절대적 영점(absolute zero) 존재 안 함

예) 온도, 체온, 주가지수

(2) 비율척도(ratio scale) : 가장 진보된 척도

- 비율계산 가능
- 척도의 간격이 일정하고 배수개념이 성립
- 절대적 O점(zero point) 존재

표 5-16 변수의 형태

변수	척도	내용
범주형 (질적 변수)	명목척도	• 가장 낮은 수준의 척도 • 동일한 특성을 지닌 범주로 구분(=, ≠) • 숫자로 표시하기 어려운 자료 • 가감승제 등의 산수적인 연산 불가능 예) 성별, 인종, 종교, 결혼, 진단명
	서열척도 (순위척도)	• 상대적 크기에 따라 서열순서대로 나열(<, >) • 양적 비교 또는 산술계산 분석은 불가능 예) 교육수준, 석차, 계급, 경제상태(상, 중, 하)
연속형 (양적 변수)	구간척도	• 측정대상의 속성에 따라 순서 정함 • 등급간의 간격 동일하나 배수개념 성립 안됨(+, −) • 절대적 영점(absolute zero) 존재 안 함 예) 온도, 체온, 주가지수, IQ(지능지수)
	비율척도	• 가장 진보된 척도, 비율계산 가능 • 척도의 간격이 일정하고 배수개념 성립(+, −, ×, ÷) • 절대적 0점(zero point) 존재 예) 연령, 시간, 길이, 체중, 거리, 신장
중요개념	척도순위	• 명목(가장 하위척도) → 서열 → 구간 → 비율(가장 상위척도)

5.5 단변량과 다변량의 분석방법

1) 단변량(단일변수) 분석방법

- 한 변수에 대한 통계적 분석은 기술적 분석이 주로 이루어짐

표 5-17 단변량 분석방법

척도	통계량
• 명목 및 서열순위척도(질적 자료)	• 비율, 최빈수, 범위
• 구간 및 비율척도(양적 자료)	• 평균, 표준편차, 중위수, 최빈수

2) 다변량 분석방법

- 두 변수에 대한 분석방법은 변수가 두개 존재(독립변수, 종속변수)
- 독립변수(X) = 설명변수 = 원인변수

– 다른 변수의 상태나 분포를 설명하는 역할을 하는 변수

- 종속변수(y) = 결과변수

  – 독립변수에 의하여 설명되어지는 변수

표 5-18 독립 및 종속변수의 분석방법

구분	독립변수 : X = 설명변수, 원인변수	종속변수 : Y = 결과변수	적용가능한 통계기법
변수의 역할	다른 변수상태 또는 분포 설명	독립변수에 의해 설명되어지는 변수	예) 담배가 폐암에 미치는 영향 • 독립변수(담배) : X • 종속변수(폐암) : Y
단변량 (한변수)	명목척도 명목척도 구간척도 구간척도	명목척도 구간척도 명목척도 구간척도	• χ^2-test, 빈도분석(frequency) • T-test, 분산분석(ANOVA) • 상관분석, 회귀분석
다변량 (두개변수 이상)	명목척도 명목척도 구간척도 구간척도	명목척도 구간척도 명목척도 구간척도	• 로그선형모형 • 다원분산분석 • 로지스틱모형 • 다변량 회귀분석
	독립변수, 종속변수 구분없음		• 요인분석, 집락분석

5.6 도표(Figure)의 종류

- 도표는 많은 정보를 시각적으로 신속하고 쉽게 이해할 수 있게 함
- 도표는 변수의 척도에 따라 그래프 선택해야 함

1) 질적 측정자료

(1) 막대그래프(Bar graph) : 이산변수(명목척도, 서열척도)

- 명목척도, 서열척도와 같이 이산변수일 경우에 도수를 표현하는 그림
- 막대그래프는 각 계급의 빈도수는 막대의 길이와 동일하여 쉽게 계급마다 빈도수 비교 가능

  예) 한국의 각 지역별 연간 강수량

  ☞ 강수량(연속변수), 각 지역(이산변수) → 막대그래프 적당

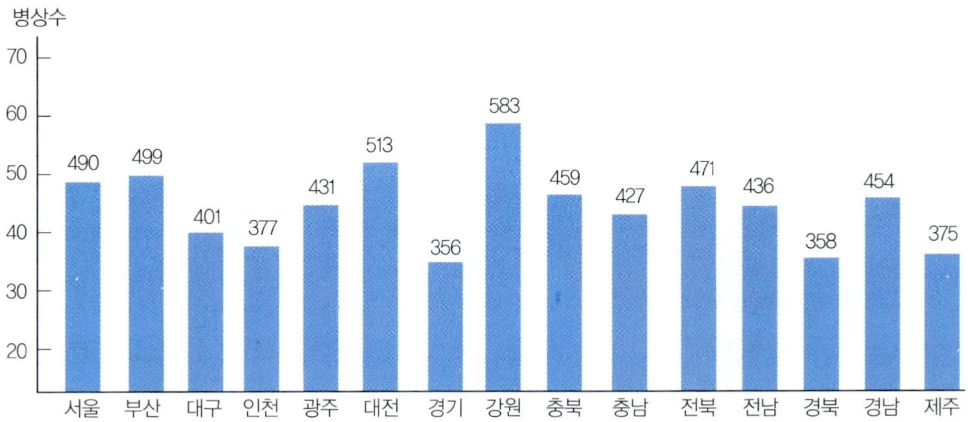

그림 5-4 막대그래프 : 시 도별 인구 10만 명당 병상수(2008)

(2) 원그래프(Pie graph) : 명목 및 서열척도

- 원그래프는 하나의 을 자료의 상대도수에 비례하여 각 부분으로 나누어 각 부분에 해당값과 상대도수 기입
- 전체 원 비율 : 100%

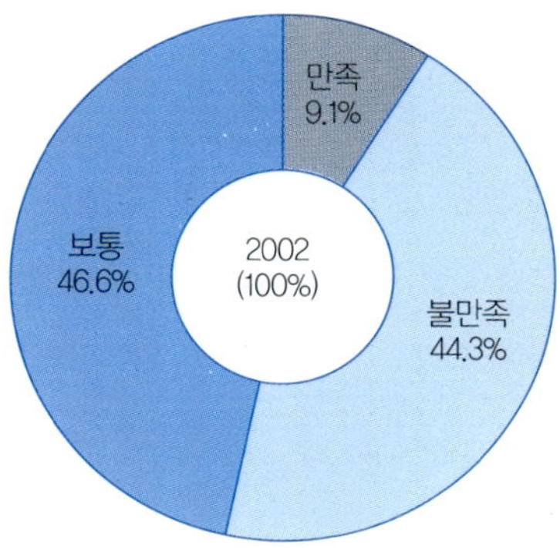

그림 5-5 원그래프 : 의료의 만족도

2) 양적 측정자료 : 연속변수

(1) 히스토그램(Histogram) : 연속변수(간격척도, 비율척도)

- 히스토그램은 구간척도나 비율척도로 측정된 변수들을 그래프로 표현하는 방법
- 수평축(x) : 변수의 계급구간 표시

- 수직축(y) : 각 계급구간에 해당되는 도수에 비례하는 높이의 직사각형 모양 그림
- 연속변수인 자료에 많이 이용

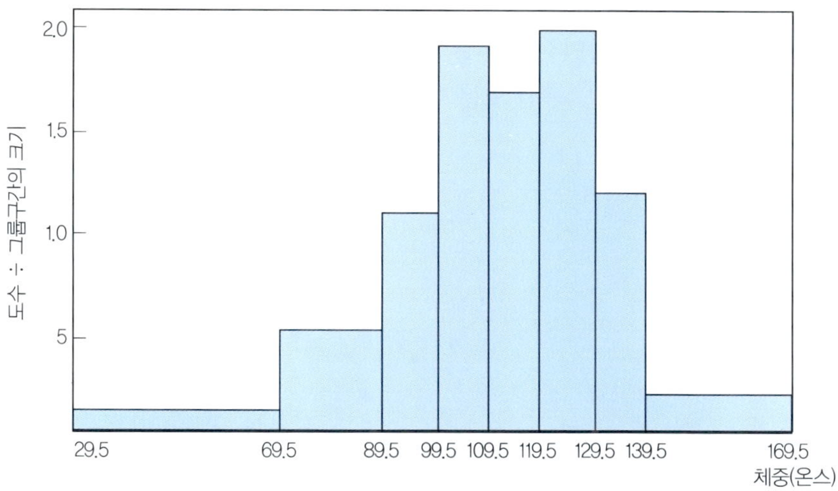

그림 5-6 히스토그램 : 영아 100명의 출생시 체중

(2) 선그래프(Line graph) : 꺾은선 그래프

- 가로축(x) : 변수의 값 표시
- 세로축(y) : 측정값의 빈도수에 해당하는 높이에 점을 찍고 이 점들 직선으로 연결

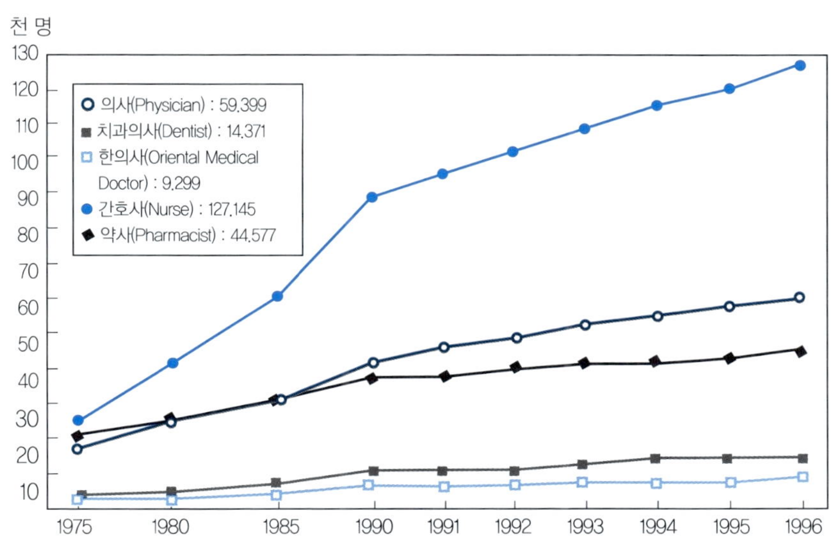

그림 5-7. 선그래프 : 의료인력의 면허추이

(3) 산점도(Scatter diagram)

- 산점도는 두 변수간의 상호변동관계를 나타내는 도표
- n쌍의 측정값의 위치를 xy의 2차 평면상에 나열
- 이때 점들의 집락이나 흩어진 정도를 통하여 두 변수간의 상관성 제시
- 두 변수간의 관계가 직선, 곡선 또는 다른 관계 추측

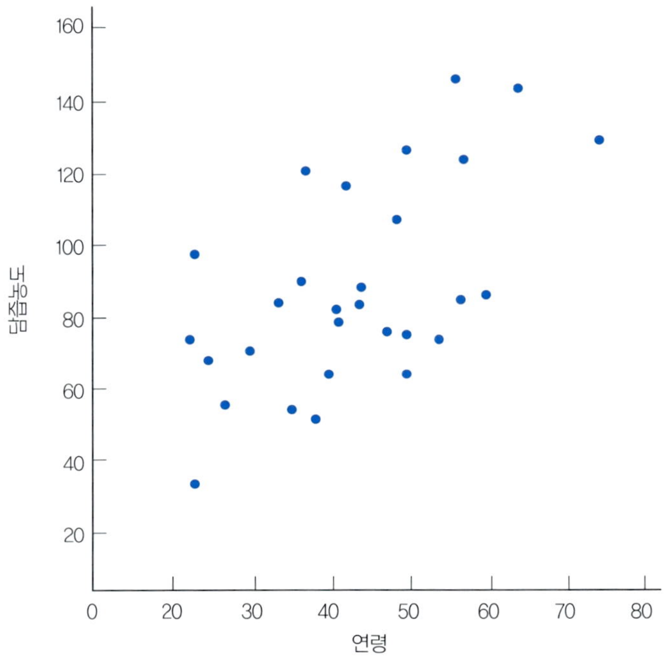

그림 5-8 산점도 : 연령과 담즙(bile) 농도간의 관계

(4) 도수다각형(Frequency polygon)

- 막대중앙정점을 연결하여 만든 그래프가 도수다각형
- 명목변수와 연속변수로 측정된 두 변수의 특성을 그림으로 제시
- 명목변수의 측정값에 대한 연속변수의 도수분포표를 백분율로 도수로 바꾼 후 도수다각형 제시

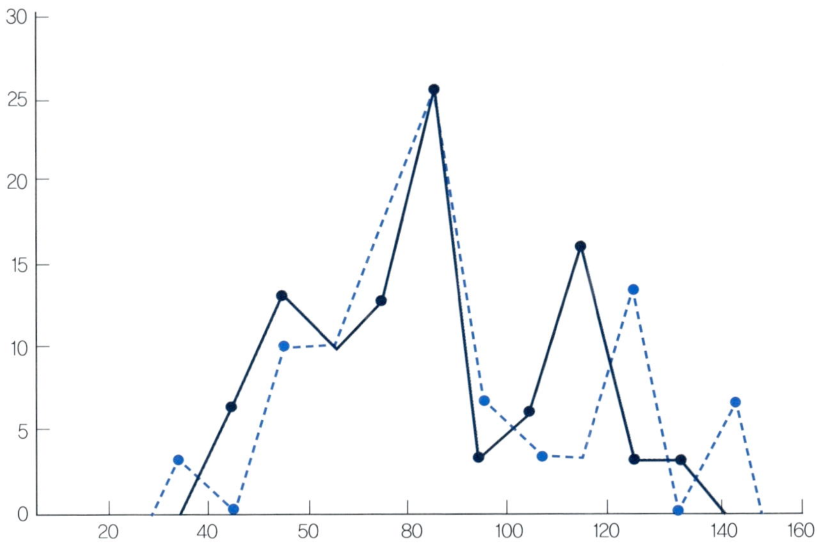

표 5-9 도수다각형 : 성별에 따른 담즙(bile) 농도의 비율

표 5-19 독립 및 종속변수의 분석방법

척도	그래프
• 명목 및 서열순위척도(질적 자료)	• 막대그래프, 원그래프, 그림그래프
• 구간 및 비율척도(양적 자료)	• 선그래프, 히스토그램, 산점도

5.7 표본추출방법의 종류

1) 단순확률추출법(simple random sampling)

- 가장 기본적 추출방법
- 표본추출단위가 표본으로 선택될 기회 등
  - 복원추출 : 표본을 뽑은 후 다시 표본 공간에 넣는 것
  - 비복원추출 : 뽑은 표본은 표본 공간에 넣지 않는 것

2) 계통추출법(systemic sampling)

- 표본추출 단위들 중 일정한 간격 두고 표본 뽑음
- 뽑힌 일련번호는 A, A+K, A+2k, … A+(n−1)K

3) 층화추출법(stratified sampling)

- 모집단을 구성성분에 따라 몇 개의 동질적인 소집단 분류 후 각 소집단으로부터 단순확률추출
  - 동수할당법 : 각 층에서 같은 수의 표본을 할당하여 표본을 뽑는 방법
  - 비율할당법 : 모집단의 구성비율에 비례하여 할당해서 표본을 뽑는 방법
  - 최적할당법 : 각 층의 분산이 최소가 되게 할당하여 뽑는 방법

4) 집락추출법(cluster sampling)

- 모집단의 구성단위를 몇 개의 집락으로 구분한 후 무작위로 필요한 집락을 추출
- 추출된 집락에 대해 일부 또는 전체조사

5.8 비모수 통계검정

- 모집단의 분포를 가정하지 않고 관찰치의 순위에 의해서 자료에 관해 추론하는 방법론

1) x^2–검정(Chi–square test)

- 명목척도 또는 구분을 위한 어떤 척도 등에 포함되는 관찰 숫자와 예상되는 숫자간에 차이가 나는가를 검정
- 두 변수가 서로 관련되어 있는지의 여부를 검정하기 위해 사용
- 특히 설문조사에 의해 얻어진 자료를 분석하는데 광범위하게 사용

2) 이항분포검증(Binominal test)

- 동전을 10번 던질 경우 3번이 나올 확률 이항변수의 각 관찰치가 기대빈도와 일치여부 검증시 사용

5.9 모수통계 검정

- 자료가 등간척도, 비율척도로 정규분포일 때 모수통계 검정 적용
- 모집단의 확률분포를 나타내 주는 모수들에 대한 검정에 초점

1) T-test

- 두 집단간의 평균의 차이 검정
- 모집단의 분포가 정규분포이나 분산(σ^2)을 모르고 있는 경우
- 표본의 크기가 커질수록 정규분포에 가까와짐
- n이 매우 적을 때($n < 30$)
  - t 분포는 정규분포와 많이 다르지만 자유도(n−1)가 60 이상이면
  - t 분포가 정규분포에 거의 근사하다고 가정 → 정규분포표 사용
- 자유도(n−1)의 크기에 분포의 모양 달라짐

(1) 자유도(n−1)의 의미

- 모집단에서 표본을 추출
- **표본 갯수가 충분할 경우(30개 이상)**
  - 표준화 과정을 거친 정규분포를 표준정규분포(standard normal distribution) 또는 z분포라고 함
  - z분포는 평균=0, 분산=1인 정규분포를 따름
  - 평균은 모집단과 표본이 동일하다는 가정
  - 분산에서는 자유도가 등장 : 그 이유는 편차에 있음
- 평균은 정해져 있기 때문에 전체 표본숫자인 n−1
- n−1의 편차만 알면 평균은 이미 정해져 있으므로 나머지 하나의 편차를 알게 됨
- 하나의 표본은 랜덤이 아니고 자유롭다는 뜻의 자유도라고 함

(2) 표본의 분포

- 표본의 특성을 파악하기 위해서는 표본의 분포를 파악해야 함
- 표본분포 중 가장 단순하면서 많이 나타나는 형태가 정규분포

① 정규분포

- 정규분포는 어떤 사건이 일어난 빈도를 계산하여 그래프로 나타냈을 때
  - 평균을 기준으로 좌우가 대칭되는 분포

② 표본평균의 확률분포

- z분포와 t분포는 모두 평균과 관련된 분포

③ z분포(평균=0, 분산=1, 정규분포)

- 표본의 개수가 충분할 경우(30개 이상)
  - 표준화 과정을 거친 정규분포를 표준정규분포 또는 z분포라고 함
- z분포는 평균=0, 분산=1인 정규분포를 따름

④ t분포(평균=0, 분산>1, 정규분포)

- 표본의 개수가 충분하다면 z분포를 이용할 수 있음
- 표본이 충분하지 못한 경우(30개 이하)는 t 분포를 사용
- t분포는 표본이 충분하지 못하여 정규분포를 이루지 못할 가능성이 크기 때문
  - 모집단은 정규분포를 이룬다는 가정이 필요
  - t분포는 평균=0, 분산>1인 정규분포를 따름

⑤ z분포와 t분포의 관계

- 두 분포의 공식을 비교해보면 자유도 n과 n−1을 제외함
  - 식이 동일한 것을 볼 수 있음
- n이 무한으로 커지게 되면 두 분포는 동일한 분포가 됨을 알 수 있음

표 5-20 짝 비교 및 독립표본 T 검정의 비교

짝비교 T 검정	독립표본 T 검정
• 동일한 표본에서 두개의 변수간의 평균값에 차이여부 분석 예) 조사자 24명에 대한 식이요법 전·후의 당뇨병 치료에 영향을 미쳤는지 검정	• 독립된 두집단간의 평균값에 차이가 있는지 분석 예) 공업 및 상업도시간의 오염도 차이 분석

2) Z-test

- 두 집단간의 평균의 차이 검정
- 모집단의 분포가 정규분포이고 모집단의 분산(σ^2)을 알고 있는 경우
- 모집단이 비정규분포일 경우라도 표본의 크기가 큰 경우($n \geq 30$)

– 그 표본분포는 중심극한정리에 의하여 정규분포가 되어 Z분포 사용
– 표본의 크기 n이 30 이상이면 t값 대신 Z값을 사용해도 큰 차이 없음

표 5-21 Z 검정과 t 검정의 비교

모집단의 분산 아는 경우	표본 클 경우(n≥30)	표본 작을 경우
모집단 정규분포	Z 검정	Z 검정
모집단 비정규분포	Z 검정	–
모집단의 분산 모를 경우	**표본 클 경우 (n≥30)**	**표본 작을 경우**
모집단 정규분포	Z 검정	t 검정
모집단 비정규분포	Z 검정	–

표 5-22 Z분포 및 t-분포의 차이

Z분포	t-분포
• 표본 개수가 충분하다면 z분포 이용 • 표본의 개수가 충분할 경우(30개 이상) – 표준화 과정을 거친 정규분포 – 표준정규분포 또는 z분포라고 함 • z분포는 평균=0, 분산=1인 정규분포 따름	• 표본이 충분하지 못한 경우(30개 이하) – t분포 사용 • t분포는 표본이 충분하지 못하여 – 정규분포를 이루지 못할 가능성이 큼 – 모집단은 정규분포 이룬다는 가정 필요 • t분포는 평균=0, 분산>1 인 정규분포 따름

3) 분산분석(ANOVA)

• 두 표본이상의 평균치에 대한 차이를 검정하는 통계기법

예) 의무기록학 수강생 점수 : 종속변수(비율척도 또는 구간척도, 연속형)

학년별 : 독립변수(명목척도, 범주형)

☞ 평균의 차이가 있는지 검정

(1) 일원 분산분석(One-way ANOVA) : 독립변수(1개), 종속변수(1개)
(2) 단일요인 분산분석(Simple factorial ANOVA) : 독립변수(2개), 종속변수(1개)
(3) 다변량 분산분석(MANOVA) : 독립변수(1개), 종속변수(2개 이상)

4) 상관계수

• 의미 : 두 변수간의 관련성 제시

- 범위 : $-1 \le r \le 1$ $|r| = 1$ r의 절대값
- 양의 상관관계(+) : r = 1
  - 두 변수(χ, y)가 좌표상에 정(+)의 기울기를 갖는 직선에 가까울 경우
- 음의 상관관계(−) : r = −1
  - 음의 기울기를 갖는 직선에 가까울 경우
- 상관관계 O : 선형의 상관관계를 갖지 않는 경우

두 변수간의 상관관계 계수의 절대값

- r = 1.0 : 완전한 상관관계
- r = 0.9 : 매우 높은 상관관계
- r = 0.7~0.8 : 높은 상관관계
- r = 0.5~0.6 : 보통 상관관계
- r = 0.4 이하 : 약한 상관관계

(1) 피어슨 상관계수(Pearson correlation coefficient)

- 두 변수들간의 관계가 얼마나 선형 즉 직선관계인가 측정
- 표본이 정규분포에서 추출되었다고 가정할 경우 사용

(2) 스피어맨 상관계수(Spearman correlation coefficient)

- 곡선관계까지 파악하고자 할 경우 사용
- 표본이 소량일 경우
  예) 30명의 몸무게, 1분간 심장박동수, 1분당 턱걸이수, 1분당 팔굽혀 펴기

5) 회귀분석(Regression analysis)

- 여러 변수들 사이의 관계를 분석하기 위하여 사용
- 독립변수가 종속변수에 미치는 영향력의 크기를 파악하기 위한 것
- 독립변수와 종속변수 모두 연속변수일 때 가능
- 독립변수의 변화로부터 종속변수의 변화를 예측하기 위한 것

(1) 단순회귀분석(simple regression analysis)

• 회귀모형 중에서 독립변수(1개)와 종속변수(1개) 사이의 관계 분석

단순회귀분석(simple regression analysis) : 독립변수(1개), 종속변수(1개)
y(종속변수) = $\beta_o + \beta_{1x}$(독립변수) + ε

(2) 중회귀분석(multiple regression analysis)

• 여러 독립변수들이 종속변수에 어떤 영향을 미치는가를 파악

중회귀분석(multiple regression analysis) : 독립변수 2개 이상
y(종속변수) = $\beta_o + \beta_{1x1}$(독립변수) + β_{2x2}(독립변수) + $\cdots\beta_{kxk}$(독립변수) + ε

표 5-23 회귀모형의 종류

분류	종류	특 징	모 형
선형 회귀	단순회귀	• 독립변수 : 1개 • 종속변수 : y와의 관계 직선	$y = \beta_o + \beta_{1x} + \varepsilon$
	중회귀	• 독립변수 : 2개 이상(x_1, x_2 $\cdots\beta_k x_k$) • y와의 관계 : 1차 선형 함수	$y = \beta_o + \beta_{1x1} + \beta_{2x2} + \cdots\beta K_x K + \varepsilon$
	곡선회귀	• 독립변수 : 1개 • 종속변수 : y와의 관계 2차 곡선이상	• K차 곡선모형 $y = \beta_o + \beta_{1x} + \beta_{2x2}{}^2 + \cdots\beta K_k{}^k + \varepsilon$
	다항회귀	• 중회귀 + 곡선회귀	• 독립변수 : 2개, 2차 곡선인 경우 $y = \beta_o + \beta_{1x1} + \beta_{2x2} + \cdots\beta_{11x1}{}^2 + \beta_{12x2}{}^2 + \beta_{2x1x2} + \varepsilon$
비선형 회귀		• 회귀계수들 선형으로 표현 안되는 경우	$y = \beta o \log(\beta_{1x1}) + \beta_2 \exp(\beta_{3x2}) + \varepsilon$

6) 결정계수(Coefficient of determination) : r^2

• 종속변수의 전체 설명력 나타냄

• r^2의 범위 : $0 \leq r^2 \leq 1$

• χ와 y사이에 높은 상관관계가 있을수록 1에 가까워짐

• r^2의 값이 O에 가까운 값을 가지는 회귀선은 의미없음

- r^2값이 큰 값을 가질수록 회귀선의 유용성이 높아짐
  ☞ 예) 광고비와 가격이 각각 매출액에 얼마만큼 영향을 주는가?

표 5-24 연속형 확률분포의 사용용도

분포		용도
정규분포		• 모분산(σ^2)을 알고 있는 경우 : 모평균의 검정 및 추정 • 모분산은 모르지만 표본의 크기가 큰 경우 (n≥30) : 모평균의 검정 및 추정
t-검정		• 2개 집단 간 평균을 비교하는 통계분석 기법
χ^2-검정		• 한 변수가 다른 변수와 통계적으로 의미가 있는지 없는지를 검정하는 방법 • 변수 간의 관계 뿐만 아니라 어느 분포에 있는 지 판단하기 위해 쓰임
F-검정 또는 분산분석(ANOVA)		• 3개 이상의 집단을 비교할 때 사용되는 통계적 방법 • 분산분석표에서 회귀모형의 유의성 검정
참고	사후검정	• 초기 F-검정한 후 추가적으로 함 • 집단 1, 2, 3의 표본평균이 다를 경우(=영가설 기각시) – 표집오차인지 모집단 차이인지 파악

5.10 필수통계 용어

1) 발생률(Incidence rate)

(1) 개념

- 일정기간 동안 어느 지역에서 특정질병에 새롭게 걸린 환자의 도수를 측정하는 것

(2) 분모에서 제외

- 일정기간 중 조사하고자 하는 특정질병에 면역이 되어 있는 경우
- 이미 그 질병이 있는 사람

(3) 분모 : 일반적으로 그 기간 중의 중앙인구

$$\text{발생률} = \frac{\text{그 시점에 특정질병 걸림 또는 그 질병가진 환자수}}{\text{어느 기간 중 위험에 노출된 중앙인구}} \times K \quad K100,\ 1{,}000,\ 10{,}000$$

2) 유병률(Prevalence rate)

(1) 관찰기간에 따른 분류 : 시점(point) 유병률, 기간(period) 유병률

(2) 발생률과 차이

- 분모 : 조사 당시의 모든 인구

  분자 포함 : – 조사기간 중 그 질병에 새롭게 발생한 경우

  – 이미 그 질병이 있는 모든 사람

표 5-25 시점유병률과 기간유병률의 비교

시점유병률	기간유병률
$\frac{\text{그 시점에 특정질병 걸림 또는 그 질병가진 환자}}{\text{어느 시점에 위험에 노출된 중앙인구}} \times K$	$\frac{\text{그 시점에 특정질병 걸림 또는 그 질병가진 환자}}{\text{어느 기간 중 위험에 노출된 중앙인구}} \times K$

3) α–index

- α–index가 1에 가까운 것은 건강수준이 높다는 의미

  * a–index는 1보다 커야 함

  예) α–index = 0.9, 2.1, 1.3, 0.5인 경우 : 1.3 가장 건강수준 높음

$$\alpha\text{-i ndex} = \frac{\text{어느 해의 영아사망률}}{\text{그 해의 신생아사망률}}$$

예) α–index = 0.9 → 건강수준 높음

α–index = 0.1 → 건강수준 낮음

5 실전문제

1. 미숙아로 분류할 수 있는 태아의 체중은?

① 500g 미만 ② 2,500~4,200g 미만 ③ 4,200g 미만
④ 2,500~4,500g 미만 ⑤ 2,500g 미만

2. 계산공식 중 맞는 것은?

① 제왕절개율 = $\frac{\text{기간중 제왕절개수}}{\text{산과총퇴원환자수}} \times 100$

② 순사망률 = $\frac{\text{기간중 사망자총수}-\text{48시간 이전 사망자수}}{\text{기간중 총퇴원환자수}-\text{48시간 이전 사망자수}} \times 100$

③ 사산율 = $\frac{\text{기간중 총 사산아수(초기+중기 태아 사망)}}{\text{기간중 총 출산아수 (출생아수}\times\text{사산아수)}} \times 100$

④ 순부검률 = $\frac{\text{기간중 입원 사망중 부검수}}{\text{기간중 입원 사망총수}-\text{법적 문제로 이송된 미부검 총수}}$

⑤ 1일 평균 외래환자수 = $\frac{\text{연 외래 환자수}}{\text{총 외래 진료일수}} \times 100$

3. 가동 병상이 아닌 것은?

① 외과병동 ② 정신과 병실 ③ 수술실
④ 신생아실 ⑤ ICU

4. 일일퇴원분석시 사산과 ectopic pregnancy(자궁외 임신)으로 분류된 것은?

① 분만 – 분만 후 입원 ② 유산 – 부인과 ③ 유산 – 분만
④ 분만 – 미분만 ⑤ 분만 – 유산

5. 보건의료기관과 관련된 내용으로 틀린 것은?

① 종합병원은 입원환자 100인 이상을 수용할 수 있다.
② 병원은 입원환자 30인 이상을 수용할 수 있다.
③ 치과병원은 입원시설의 제한을 받지 않음
④ 호스피스 프로그램은 운명직전의 환자들에게 육체적 정신 지원을 제공
⑤ 가정진료환자는 의료수요 증가에 따른 병상과다현상

정답 1. ⑤ 2. ② 3. ③ 4. ⑤ 5. ⑤

6. 7월 25일 입원하여 같은 해 8월 3일에 퇴원한 환자의 재원기간(LOS)은?

① 7일 ② 8일 ③ 9일
④ 10일 ⑤ 11일

7. 세계보건기구(WHO)에 의한 유산에 대한 분류로 맞게 연결된 것은?

① 20주 미만, 500g 이하 ② 20주 미만, 1,000g 이하
③ 20주 이상, 501g 이상 ④ 20주 이상, 500g 이상
⑤ 28주 미만, 1,000g 이하

8. 다음 중 틀리게 설명한 것은?

① 외래환자 입원율은 내원하는 환자 질환의 중증도를 설명할 수 있는 통계지표
② 순사망률은 입원후 24시간 이내 사망자를 제외한 총 퇴원수에 대한 사망자의 비율
③ 병원부검률은 사산아는 포함시키지 않음
④ 퇴원하고 바로 사망한 환자는 순사망률에 포함시킴
⑤ 재원환자연인원수는 일정기간 매일 병원에 있었던 재원환자의 총수

9. 용어 설명이 틀린 것은?

① 재원환자연인원수 : 일정기간 매일 서비스를 받은 인원수의 총합
② DOA : 도착당시 사망
③ 직접 모성사망 : 임신중독 사망
④ 산욕열 : 분만직후 10일 동안 2회 이상 체온이 38℃ 이상 상승
⑤ 신생아 : 그 병원에서 태어나 입원해 있는 영아

10. 가설검정에 대한 설명으로 틀린 것은?

① 제1종 과오(α error)는 올바른 가설을 버린다.
② 제2종 과오(β error)는 틀린 가설을 받아들인다.
③ 민감도(sensitivity)는 올바른 가설을 받아들인다.
④ 특이도(specifity)는 틀린 가설을 받아들인다.
⑤ 제1종–2종 과오를 줄이기 위해 표본 크기를 증가시킨다.

정답 6. ③ 7. ① 8. ② 9. ④ 10. ④

11. **연속확률분포에 속하는 것으로 연결된 것은?**

① t 검정 − χ^2 검정　② 포아슨 분포 − 이항분포
③ t 검정 − 포아슨 분포　④ χ^2 검정 − 이항분포
⑤ χ^2 검정 − 포아슨 분포

12. **표준편차에 대한 설명으로 옳은 것은?**

① 표본수가 증가할수록 표준편차는 감소할 것이다.
② 표본수가 증가할수록 표준편차도 증가할 것이다.
③ 표본수가 증가할수록 표준편차는 영향이 없을 것이다.
④ 표본수가 증가할수록 표본에 따라 다르다.
⑤ 표본수가 증가할수록 일시적으로 감소 후 증가한다.

13. **모성사망률은 모성사망수와 무엇에 대한 비율을 의미하는가?**

① 총분만수　② 출생아수　③ 산과 총퇴원수
④ 퇴원환자총수　⑤ 출생아수와 사산아수

14. **15, 75, 25, 65의 중앙값은?**

① 25　② 45　③ 15
④ 65　⑤ 75

◐ 성인과 소아용 병상 800개, 신생아용이 70개인 2023년도의 연보이다.

총퇴원(사망포함)	16,300	총재원일수	25,000
성인 및 소아	15,000	성인 및 소아	17,000
신생아	1,300	신생아	8,000
48시간 이전 사망	150	총수술건수	7,000
48시간 이후 사망	170	수술받은 환자수	6,000
재원환자 연인원수	169,000	수술후 7일 사망	50
성인 및 소아	160,000	수술후 12일 사망	30
신생아	9,000	수술후 감염	70

정답 11. ① 12. ① 13. ③ 14. ②

15. 성인과 소아의 병상가동률은?

① 53.2% ② 51.3% ③ 54.8%
④ 58.2% ⑤ 14.8%

16. 수술 후 감염률은?

① 0.43% ② 1.17% ③ 1.3%
④ 1% ⑤ 1.14%

17. 일일평균재원환자수는?

① 438명 ② 247명 ③ 219명
④ 463명 ⑤ 68명

18. 수술 후 사망률은?

① 0.71% ② 0.83% ③ 1.33
④ 1.14% ⑤ 0.5%

19. 신생아 평균재원일수는?

① 6.15일 ② 1.53일 ③ 6.92일
④ 10.41일 ⑤ 19.23일

20. 수술후 감염률은?

① 0.43% ② 1.17% ③ 1%
④ 1.3% ⑤ 1.14%

정답 15. ③ 16. ④ 17. ⑤ 18. ② 19. ① 20. ③

제6장

보건의료데이터 거버넌스, 디지털 헬스케어, 인공지능 및 원격의료

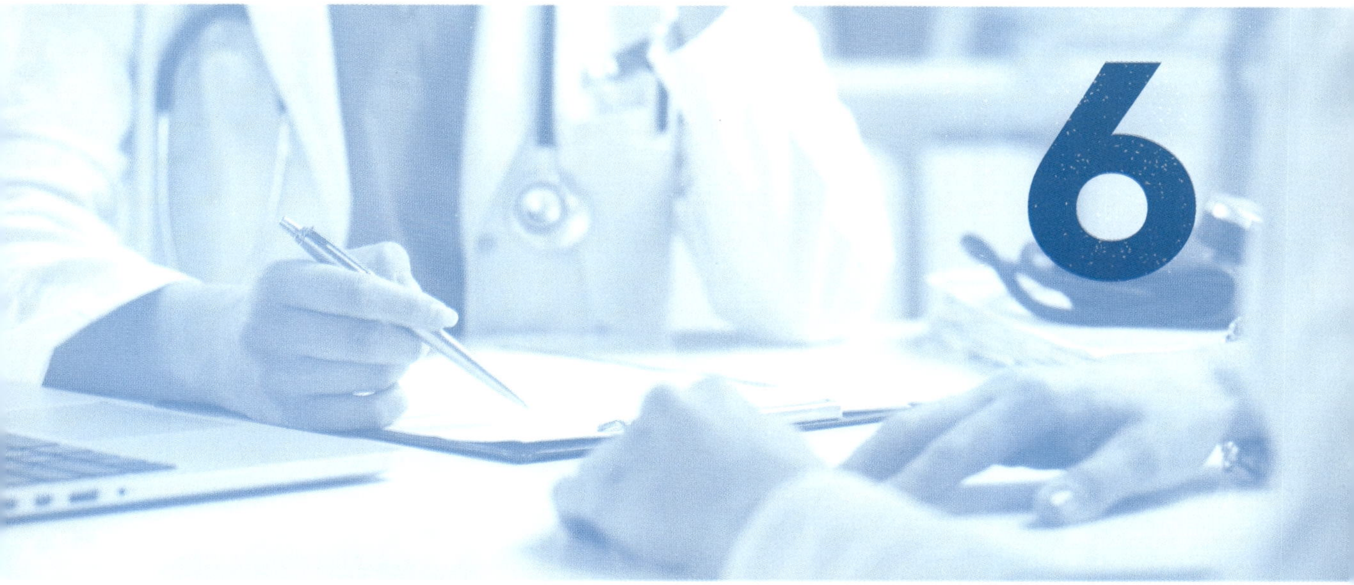

- 데이터 및 보건의료데이터 거버넌스 개념
- 정보 거버넌스의 개념 및 원칙
- 보건의료정보 보호 및 빅데이터의 활용방안
- 보건의료데이터 거버넌스의 국제적 동향
- 디지털 헬스케어 및 스마트 헬스의 개념
- 인공지능 및 원격의료의 개념
- 건강정보관리 전문가 책임 및 전자 환경

제 6 장

보건의료데이터 거버넌스, 디지털 헬스케어, 인공지능 및 원격의료

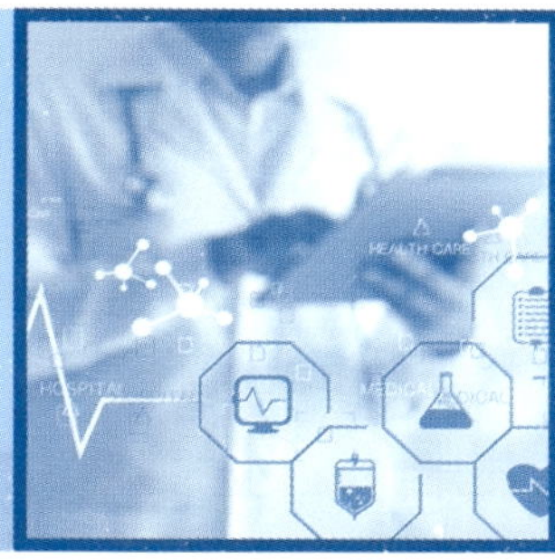

1 데이터 및 보건의료데이터 거버넌스 개념

1.1 데이터 거버넌스

1) 거버넌스(Governance)의 정의

(1) 공동의 목표를 달성하기 위하여 주어진 자원 제약 하

- 모든 이해 당사자들이 책임감을 가지고 투명하게 의사결정을 수행할 수 있게 하는 제반 장치
- 프로세스(process 과정)

(2) 조직의 자산을 관리하기 위한 정책을 수립하고 적절한 실행

- 지속적으로 모니터링하여 조직의 번영과 실행력을 강화하는 활동
- 전사적 활동(Enterprise activity)

2) 데이터 거버넌스의 정의

(1) 전사적으로 보유하고 있는 데이터를 관리하기 위한

- 정책, 지침, 표준, 전략 및 방향을 수립
- 데이터를 관리할 수 있는 조직 및 서비스를 구축하는 통합적 데이터 관리체계

(2) 조직에서 사용하는 데이터의 가용성, 유용성, 통합성 및 보안성을 관리

- 이를 위한 정책과 프로세스를 다루며 프라이버시, 보안성
- 데이터품질, 관리규정 준수를 강조

(3) 프라이버시나 보안성 등 국가에서 정한 기준이 있는 경우

- 국가의 기준을 반영하여 시행

(4) 데이터 거버넌스의 영역

- 데이터의 질, 가용성, 유용성, 무결성, 보안성

거버넌스의 개념

◐ 거버넌스의 포괄적 개념

- 거버넌스 = 의사결정 = 데이터와 정보의 파생 = 통합관리체계
- 데이터 양 증가 → 데이터 신뢰, 관리 및 활용문제 → 해결방안 데이터 거버넌스

◐ 거버넌스의 의미

- 공동 목표 달성하기 위함
  - 주어진 자원하에서 이해 당사자들
  - 의사결정을 수행할 수 있게 하는 제반 장치

3) 데이터 거버넌스의 영역

(1) 데이터의 질(quality)

- 데이터의 정확성(accuracy), 일관성(consistency), 무결성(integrity)
  - 유효성/타당성(validity), 적시성(timeliness), 접근성(accessibility)이 유지되는 상태

(2) 가용성(availability)

- 데이터가 정상 상태에서 사용될 수 있는 유효한 정도로 사용자
  - 사용하고자 할 때 사용할 수 있음을 의미

(3) 유용성(usability)

- 데이터가 명확하게 구조와 문서화, 분류된 상태로 검색이 쉬움
  - 사용자가 사용하는 도구(시스템)와 쉽게 호환되는 상태

(4) 무결성(integrity)

- 데이터의 정확성과 일관성 등 질이 확보된 상태
- 다른 플랫폼에서 저장, 변환, 전송 및 열람되더라도 질이 확보됨
- 데이터의 저장 또는 전송시

– 인가되지 않은 방법으로 변경할 수 없음을 의미

(5) 보안성(security)

- 데이터의 민감도에 따라 분류됨
  – 데이터의 손상 및 유출을 보호하기 위한 장치가 정의된 상태

중요 내용

◑ 데이터 거버넌스의 의미
- 데이터를 관리하기 위한 정책, 지침, 표준, 전략 및 방향을 수립
- 데이터를 관리할 수 있는 조직 및 서비스를 구축
  – 통합적 데이터 관리체계

◑ 데이터 거버넌스의 영역

1) 데이터의 질
- 데이터의 정확성, 일관성, 무결성, 유효성, 적시성, 접근성 유지

2) 가용성
- 사용자가 사용하고자 할 때 사용할 수 있음

3) 유용성
- 데이터가 명확하게 구조와 문서화, 분류된 상태로 검색이 쉬움
  – 사용자가 사용하는 시스템과 호환되는 상태

4) 무결성
- 데이터의 정확성과 일관성 등 질이 확보된 상태
- 다른 플랫폼에서 저장, 변환, 전송 및 열람되더라도 질이 확보

5) 보안성
- 데이터의 손상 및 유출을 보호하기 위한 장치

4) 데이터 거버넌스의 구성요소 및 의미

(1) 데이터 거버넌스의 구성요소

- 사람, 기술, 프로세스(process 과정)
  – 데이터 거버넌스가 이루어지기 위해 3가지 요소가 유기적으로 연계되어야 함
- 원칙 및 정책, 조직, 프로세스
- 데이터 관리체계 정착을 위한 교육 및 협약체 구성 등 변화관리
- 데이터 관리 지원을 위한 조직적 인프라

– 각 요소는 유기적으로 연계되어야 함

(2) 데이터 거버넌스 주요 구성요소의 의미

① 원칙 및 정책(principle and policy)

- 데이터 운영 및 관리에 통일된 방향성을 유지함
  – 일관된 의사결정을 위한 전사적 공통 규정

② 조직(organization)

- 데이터 관리조직 및 역할을 정의하고 데이터 생성, 변경 및 폐기 등
  – 운영 및 관리주체 정의

③ 프로세스(process)

- 데이터 라이프 사이클 관리, 표준 체계관리, 품질관리
  – 데이터 흐름관리 및 메타데이터 관리 프로세스 등 정의

5) 데이터 거버넌스 기능

(1) 데이터 품질관리(Data quality management)

- 데이터의 품질 보장을 위한 데이터의 입력, 저장 또는 관리 방식
  – 불완전하거나 표준화되어 있지 않은 데이터의 프로파일링(profiling) 및 정제 포함
  ☞ 프로파일링(profiling)
    – 검사법을 조합해서 검사하는 경우 그 검사항목의 조합
  ☞ 정제 : 물질에 섞인 불순물을 없애 그 물질을 더 순수하게 함

(2) 메타데이터 관리(Meta data management)

- 데이터 저장소에 있는 데이터를 쉽게 검색
  – 이를 위한 정의된 프로세스 필요
  – 데이터 위치와 내용, 작성자에 관한 정보, 권리 조건
  – 이용 조건, 이용 내력 등

(3) 데이터 주기관리(Data lifecycle management)

- 데이터 생성 및 초기 저장에서부터 데이터가 폐기될 때까지
  - 시스템의 데이터 흐름을 관리하는 것
  - 데이터 저장 기간을 정의함

(4) 데이터 보안 및 프라이버시(Data security and privacy)

- 데이터 사용자의 역할을 기반으로 필요한 데이터 보호 수준을 정의

표 6-1. 데이터 거버넌스의 기능

데이터 품질관리 (Data quality management)	메타데이터 관리 (Metadata management)
• 데이터 프로파일링 및 데이터 정체와 같은 작업 포함 – 데이터 사용 방법에 따라 실행	• 데이터 검색 중 데이터를 찾음 – 분석 도구가 빅데이터를 정확하게 해석하고 사용할 수 있도록 실행
데이터 주기관리 (Data cycle management)	**데이터 보안 및 프라이버시 관리 (Data security and privacy)**
• 데이터 생성 및 초기 저장에서부터 데이터가 폐기될 때까지 – 시스템의 데이터 흐름을 관리하는 정책 수립 필요	• 데이터 요구 사항 및 정책은 사용자의 역할을 기반 – 필요한 데이터 보호 수준을 정의

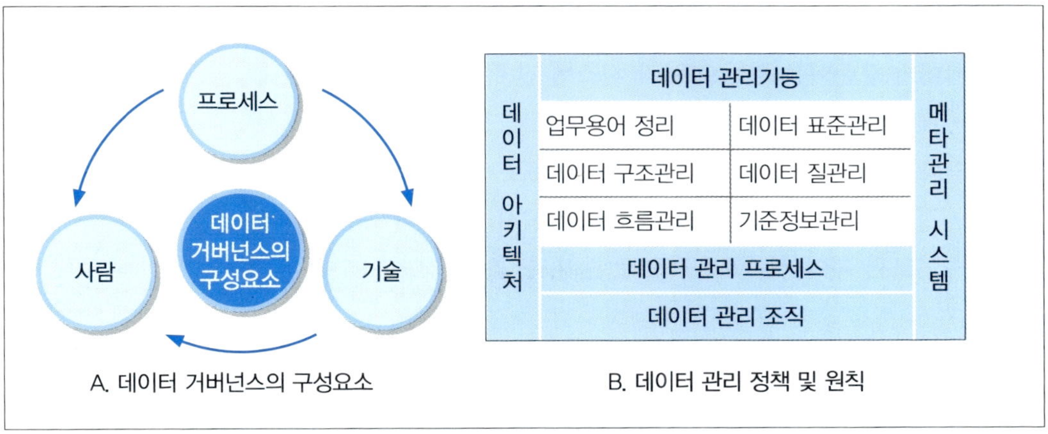

그림 6-1 데이터 거버넌스의 구성요소, 데이터 관리 정책 및 원칙

1.2 보건의료데이터 거버넌스

1) 보건의료데이터 거버넌스의 의미

- 환자의 의료정보 데이터와 의료기관의 운영에 관련된 데이터
  - 정책과 프로세스, 프라이버시 방안, 비밀보장 방안
  - 데이터 질 관리 방안 등을 제정하여 준수하는 것
- 보건의료데이터의 가용성, 유용성, 통합성, 보안성을 관리하기 위한 정책과 프로세스를 다루는 것

2) 보건의료데이터 거버넌스의 필요성

- 데이터 양의 증가
- 데이터 활용 영역의 확대
- 데이터가 자산인 시대
- 데이터의 신뢰성과 낮은 품질 수준
- 데이터 활용은 최대화, 프라이버시 피해는 최소화

3) 보건의료데이터 관리전략

(1) 데이터 표준화 및 통합

- 데이터 표준화를 기반으로 각 시스템 간 유기적인 통합을 통해
  - 체계적 데이터 관리를 의미
- 의학용어 및 서식의 표준화를 통해 EMR 시스템 내
  - 정보를 구조적으로 수집저장하고 타 시스템과의 통합연계함
  - 이로써 데이터를 효율적으로 관리, 활용의 극대화 기대

(2) 데이터 품질관리

- 사용자에게 유용한 가치를 제공할 수 있는 수준
  - 데이터의 질을 확보하기 위한 활동
  - 그 결과는 데이터의 유용성과 효용성을 결정함

(3) 메타데이터 관리

- 각 시스템의 메타데이터를 정의하고 관리함
  - 활용목적에 따른 데이터의 수집이 명확해 질 수 있음
- 데이터의 생성일, 데이터의 전송 및 수신일
  - 데이터의 최근 접속일과 수정일 등을 정확히 관리할 수 있음

(4) 데이터 모델링 기반의 관리

- DB 및 DW 모델링 기법을 기반
  - 데이터의 유기적 통합과 관리가 가능

(5) 데이터 소유권

- 데이터에 대한 소유와 책임을 의미
- 데이터에 대한 통제와 관리권한을 의미
- 각 데이터에 대한 관리부서와 담당자가 선정
  - 데이터 관리에 대한 책임이 해당 부서(또는 담당자)에게 있음

(6) 데이터 관리권

- 데이터 자산에 대한 관리감독을 의미
- 고품질 데이터의 제공과 데이터 요구사항 충족 여부 및 적정성
  - 검토 위해 의료기관 내 데이터 관리자 및 사용자 간 협력을 실행함

표 6-2 보건의료데이터 거버넌스의 필요성 및 의미

보건의료데이터 거버넌스의 필요성	보건의료데이터 거버넌스의 의미
• 데이터 양의 증가 • 데이터 활용 영역의 확대 • 데이터가 자산인 시대 • 데이터의 신뢰성과 낮은 품질 수준 • 데이터 활용은 최대화 • 프라이버시 피해는 최소화	◑ 의료정보 데이터와 의료기관 운영 • 데이터 정책, 프로세스 • 프라이버시 방안, 비밀보장 방안 • 데이터 질 관리 방안 등 준수 ◑ 보건의료데이터 • 가용성, 유용성, 통합성, 보안성 – 관리 위한 정책과 프로세스 다룸

(7) 데이터 보안 및 프라이버시 보호

- 동의(consent) 기반의 식별가능 데이터 활용
- 비식별화된 데이터 활용방안 수립

1.3 보건의료데이터 거버넌스의 영역

1) 보건의료데이터 관리의 영역 및 활동

(1) 보건의료데이터 관리의 영역

- 전사적 보건의료데이터 관리의 영역 분류
  - 데이터의 생애주기별 관리, 데이터 아키텍쳐, 메타데이터 관리
  - 마스터 데이터 관리, 내용관리, 데이터 보안관리
  - 비즈니스 인텔리전스, 데이터 질 관리, 용어관리
  - 각 영역을 유기적으로 연계시키는 활동

(2) 보건의료데이터 거버넌스 활동

- 각 영역별로 요구되는 보건의료데이터 거버넌스 활동
  - 미션과 범위 정의, 목표와 성공 가능한 지표 실행
- 데이터 거버넌스의 구조 프로세스 의사소통 계획 설정
  - 재정확보, 의사결정권 실행, 책임 정의

2) 보건의료데이터 거버넌스의 세부 영역

(1) 데이터 아키텍쳐(Data architecture)

- 조직의 핵심 자산인 데이터를 전사적 관점에서 구조적으로 조망
  - 리모델링하는 것을 목표
- 데이터에 관한 모든 계층을 총망라해서 객관적이고 접근 방법
  - 명시한 체계적인 방법론
- 조직정보화의 원천인 데이터의 기초를 세우는 작업
  - 정보시스템의 성패를 좌우하는 핵심요소

(2) 메타데이터 관리(Meta data mangement)

- 데이터에 관한 구조화된 데이터로 다른 데이터를 설명해 주는 데이터
  - 데이터를 보다 쉽게 검색, 사용 또는 관리할 수 있게 해 주는 구조화된 정보

(3) 마스터 데이터 관리(Master data management)

- 환자나 개인의 데이터를 수집, 통합하여 데이터를 유지관리
  - 적시에 정확하고 일관성 있는 자료의 고유 및 사용을 지원하기 위한 데이터 관리 활용

(4) 내용관리(Content management)

- 문서, 레코드 및 이미지를 포함하는 비정형화된 데이터와 관련된 디지털 정보를 관리하는 기술
- 내용관리와 관련된 활동에는 레코드의 작성, 저장 및 검색, 레코드 내 정보의 목록 작성 및 분류가 포함

(5) 데이터 보안관리(Data security management)

- 정보 및 정보시스템을 무단 액세스로부터 보호하는 것
- 정보를 수정 또는 파기하는 것을 방지하기 위해
  - 정보의 사용, 공개, 수정 또는 파기 등과 관련된 접근 및 공개에 대한 제한을 유지

표 6-3 데이터 거버넌스의 구성요소와 기능

데이터 거버넌스의 구성요소	데이터 거버넌스의 기능
◑ 데이터 거버넌스의 구성요소 1) 원칙 • 데이터 운영 및 관리에 통일 – 일관된 의사결정을 위한 전사 2) 조직 • 데이터 관리조직 및 역할 정의 – 데이터 생성, 변경 및 폐기 등 – 운영 및 관리주체 정의 3) 프로세스(process) • 데이터 라이프 사이클 관리, 표준 체계관리, 품질 관리 – 데이터 흐름관리 및 메타데이터 관리 프로세스 등	◑ 데이터 품질관리 • 데이터의 품질 보장을 위한 – 데이터의 입력, 저장 또는 관리 방식 ◑ 메타데이터 관리 • 데이터 저장소에 있는 데이터 – 쉽게 검색하기 ◑ 데이터 주기관리 • 데이터 생성 및 초기 저장에서 데이터가 폐기될 때까지 – 시스템의 데이터 흐름 관리

◑ 데이터 관리체계 정착 위한 교육 • 협약체 구성 등 변화관리 ◑ 데이터 관리 지원 • 이를 위한 조직적 인프라 • 각 요소는 유기적으로 연계	◑ 데이터 보안 및 프라이버시 • 데이터 사용자의 역할 기반 – 필요한 데이터 보호 수준

(6) 비즈니스 인텔리전스(Business intelligence, BI)

- 조직이 소유하고 있는 수많은 데이터를 분석
  - 의사결정에 효율적으로 활용하도록 하는 일련의 프로세스
- 조직의 비전을 달성하기 위해 비즈니스 전략을 효율적이고 효과적으로 지원
  - 각 조직의 구성원에게 적시에 의사결정을 할 수 있도록 지원하는 정보체계

(7) 데이터 질 관리

- 데이터의 질 관리
  - 정확성, 일관성, 무결성, 타당성, 적시성, 접근성의 속성으로 정의

① 정확성(accuracy)

- 데이터가 현실과 사전 정의된 근거에 의해
  - 얼마나 정확하게 반영되고 있는지 보여 주는 것

② 일관성(consistency)

- 데이터가 신뢰할 수 있고 응용 프로그램간에 동일한 정도의 적합성을 유지하는 것

③ 무결성(integrity)

- 데이터의 정확성과 일관성이 유지되고 있음을 나타내는 것
- 데이터의 저장 또는 전송시 인가되지 않은 방법으로 변경할 수 없음

④ 유효성/타당성(validity)

- 관측치들이 사전 정의된 개념에서 발생 가능한 범위에 존재하는지 여부

⑤ 적시성(timeliness)

- 데이터가 최신성을 유지하고 사용자가 데이터를 필요로 할 때
  - 적절하게 사용할 수 있는지를 나타냄

⑥ 접근성(accessibility)

- 사용자가 데이터에 쉽게 접근할 수 있고 이를 이해하고 사용할 수 있어야 함

표 6-4 데이터 거버넌스와 보건의료데이터 거버넌스 영역

데이터 거버넌스의 영역	보건의료데이터 거버넌스 영역
• 무결성, 가용성 • 보안성, 유용성	• 용어 및 분류체계관리 • 데이터 보안관리 • 데이터 내용관리

2 정보 거버넌스의 개념 및 원칙

2.1 정보 거버넌스(Information Governance, IG)의 개념 및 8원칙

1) 정보 거버넌스의 의미

- 거버넌스는 기업 거버넌스, 정보기술 거버넌스 등으로 구분하여 사용
- IT 분야에 거버넌스가 있음
- 정보기술의 자원과 정보, 조직을 기업의 경영 전략 및 목표와 연계
  - 경쟁 우위를 확보할 수 있도록 의사결정 및 책임에 관한 프레임워크 의미
  - 이때 기업 지배 구조의 일부로 존재
  - 리더십, 조직구조 및 프로세스 통제 및 관리 체제로 구성

2) 정보 거버넌스의 통합관리시스템

- 정보 거버넌스는 데이터와 정보를 사용
  - 정보 품질, 마스터 데이터, 보안 및 보존, 건강정보의 교류
  - 법적 준수에 대한 감사(audits), 기록의 전자적 검색 및 보관
  - 정보수명주기 등
  - 정보를 기업의 비즈니스를 위한 핵심자산으로 최적화하고 보호하며 활용하는 방안

- 정보 거버넌스는 조직과 조직 내의 프로세스와 정보기술 기반의 일환으로 통합되어 관리되는 시스템

표 6-5 데이터 및 정보 거버넌스의 차이점

데이터 거버넌스	정보 거버넌스
• 기업에서 사용하는 데이터의 가용성, 유용성, 통합성 및 보안성을 관리하기 위한 정책 및 프로세스 • 데이터의 가치를 보전하고 활용하기 위해 – 정책, 지침, 표준, 전략 및 방향을 수립하는 관리체계 및 프로세스	• 정보 거버넌스는 데이터와 정보 사용 • 이를 통해 정보 품질, 마스터 데이터, 보안 및 보존, 건강정보의 교류, 법적 준수의 감사(audits) • 기록의 전자적 검색 및 보관, 정보수명 주기 등

2.2 정보 거버넌스의 8원칙

1) 책임의 원칙(Principle of Accountability)

- 조직의 리더십 중에 한 구성원이 정보 거버넌스를 책임짐

2) 투명성 원칙(Principle of Transparency)

- 정보 거버넌스는 공개적이고 검증 가능한 방식으로 수행

3) 무결성의 원칙(Principle of Integrity)

- 정보 관리는 데이터의 신뢰성을 유지함

4) 보호의 원칙(Principle of Protection)

- 모든 정보는 안전하게 보호됨

5) 준수 원칙(Principle of Compliance)

- 정보 거버넌스 프로그램은 적용 가능한 모든 법률이나 표준 또는 정책을 준수

6) 가용성 원리(Principle of Availability)

- 정보 거버넌스 전략은 이해 관계자가 데이터에 접근할 수 있도록 보장

7) 보유 원칙(Principle of Retention)

- 정보는 법률, 재정, 운영 또는 기타 요구 사항에 따라 필요한 만큼 보관됨

8) 처분의 원칙(Principle of Disposition)

- 조직에서 더 이상 필요하지 않은 정보는 안전하고 합법적인 방법으로 처리됨

3 보건의료정보 보호 및 빅데이터의 활용방안

3.1 보건의료정보 보호의 필요성

1) 의료인의 규정 대응의 어려움

- 개인정보보호 및 보안을 위한 비밀유지 등 의료인에게 국한되는 일부 규정
  - 보건의료정보시스템을 사용하는 의료인 및 의료기관에 근무하는 직원, 내/외부의 공개, 활용의 요구에 대응하기가 어려운 현실

2) 건강정보의 보호 및 보안 세부지침 필요성

- 현행법과 국제적 표준에 근거하여 관리적, 기술적 및 물리적 측면
  - 총체적인 보안대책을 검토
  - 의료기관의 특성을 반영한 건강정보의 보호 및 보안을 위한 세부치침을 확립할 필요성

3.2 보건의료 빅데이터의 활용방안

1) 보건의료 빅데이터의 출현 배경

(1) 보건의료 빅데이터의 출현 배경

- 4차 산업혁명과 보건의료체계 패러다임의 변화와 관련이 있음

(2) 4차 산업혁명의 기반 : 6대 기술 분야 + 응용서비스 분야

- 사물인터넷(IoT), 인공지능(AI), 로봇공학, 무인 운송 수단(무인 항공기)

- 3차원 인쇄(3D 프린팅), 나노 기술의 6대 기술 분야
- 빅데이터, 헬스케어, 가상현실, 증강현실(AR) 응용서비스 분야를 기반으로 함
  ☞ 사물인터넷(Internet of Things, IoT)
    - 오프라인 사물에 센서를 부착하고 인터넷으로 연결
    - 상호 소통하게 만드는 새로운 차원의 인터넷 시스템

2) 보건의료정보관리 전문인의 역할 변화

(1) 3세대 HICT(Health information and communication technologies)
- 강조되는 주요 직명은 빅데이터 분석가
- 수집된 빅데이터를 효율적으로 분석하여 혁신적인 의료서비스를 개발

(2) 주요 대상 : 빅데이터

(3) 주요 기능
- 의료분야 뿐만 아니라 유전자나 웨어러블 디바이스(wearable devices)
- 다양한 분야의 정보통합, 의료정보와 시스템의 관리

3) 보건의료 빅데이터(Big data) 활용방안

(1) 보건의료 분야 정책연구
- 보건의료 분야 정책 기획, 평가, 개선 등을 위한 연구
- 보건의료 전달체계 이용현황, 지역별 건강현황 등 보건의료 분야 정책환경을 살피기 위한 연구

(2) 의료정보 보호기술 연구
- 보건의료 빅데이터 정보보호 처리기술의 발전을 위한 연구

(3) 보건의료기술 연구
- 의과학, 치의학, 한의학, 의료공학, 의료기기, 의료정보학

- 의약품 분야 연구 중 영리적 연구 제외
- 시장분석, 개발된 제품의 마케팅 등 의학적 진보와 무관한 연구

4) 보건의료 빅데이터 활용의 가치창출 기전 및 사업

(1) 임상과정(Clinical operation)

- 비교과 효과성 연구, 임상의사결정 지원시스템, 의료데이터의 투명성
- 원격환자 모니터링, 고도의 분석 기반 환자 프로파일에 활용

표 6-6 보건의료 빅데이터의 활용방안 및 정보 거버넌스의 8원칙

<table>
<tr><th>보건의료 빅데이터의 활용방안</th><th>정보 거버넌스의 8원칙</th></tr>
<tr><td>1) 보건의료 분야 정책연구
– 보건의료 분야 정책 기획, 평가, 개선
– 보건의료 전달체계 이용현황

2) 의료정보 보호기술 연구
– 보건의료 빅데이터 정보보호 처리 기술의 발전을 위한 연구

3) 보건의료기술 연구
– 의과학, 치의학, 한의학, 의료공학, 의료기기, 의료정보학
– 의약품 분야 연구 중 영리적 연구 제외
– 시장분석, 개발된 제품의 마케팅 등

4) 보건의료 빅데이터 활용의 가치창출 기전 및 사업
◑ 임상과정(Clinical operation)
• 비교과 효과성 연구, 임상의사결정지원시스템, 의료데이터의 투명성
◑ 지불가격 설정(Payment pricing)
• 진료비 청구의 정확도와 신뢰도 점검
– 부정행위를 감지하는 등
◑ 연구, 개발 R&D로 예측모형
• 임상시험설계 개선을 위한 통계적 도구
– 임상시험데이터 분석
◑ 신사업 모델(New business models)
• 환자 임상기록과 청구 데이터의 결합
– 온라인 플랫폼과 커뮤니티들이 활용
◑ 공중보건(Public health)
• 질병감시와 반응 프로그램 등에 활용</td><td>1) 책임의 원칙
• 조직의 리더십 중에 한 구성원
– 정보 거버넌스를 책임짐

2) 투명성 원칙
• 정보 거버넌스는 공개적이고 검증 가능한 방식으로 수행

3) 무결성의 원칙
• 정보 관리는 데이터의 신뢰성을 유지함

4) 보호의 원칙
• 모든 정보는 안전하게 보호됨

5) 준수 원칙
• 정보 거버넌스 프로그램
– 적용 가능한 모든 법률이나 표준 또는 정책을 준수

6) 가용성 원리
• 정보 거버넌스 전략은 이해 관계자
– 데이터에 접근할 수 있도록 보장

7) 보유 원칙
• 정보는 법률, 재정, 운영 또는 기타 요구사항에 따라 필요한 만큼 보관됨

8) 처분의 원칙(Principle of disposition)
• 조직에서 더 이상 필요하지 않은 정보
– 안전하고 합법적인 방법으로 처리됨</td></tr>
</table>

(2) 지불가격 설정(Payment pricing)

- 진료비 청구의 정확도와 신뢰도를 점검하고 부정행위를 감지하는 등
  - 자동화시스템, 보건경제 및 결과 연구, 성과보상 플랜에 활용

(3) 연구, 개발 R&D로 예측모형

- 임상시험설계 개선을 위한 통계적 도구와 알고리즘, 임상시험데이터 분석
- 개인 맞춤의학, 질병패턴분석에 활용

(4) 신사업 모델(New business models)

- 환자 임상기록과 청구 데이터의 결합, 온라인 플랫폼과 커뮤니티들이 활용

(5) 공중보건(Public health)

- 질병감시와 반응 프로그램 등에 활용

4 보건의료데이터 거버넌스의 국제적 동향

4.1 보건의료데이터 거버넌스의 OECD 12가지 권고사항

1) 참여 및 참가

- 공개적인 협의 과정을 통해 폭 넓은 범위의 이해당사자들의 참가 및 참여
- 개인 보건의료데이터의 활용이 공익에 기여하고 적정한 수준으로 보호될 것이라는 개인의 합리적인 기대에 부응

2) 기관들 간 협력

- 개인 보건의료데이터 처리에 있어 정부 내 의견조정
  - 공공-민간 기관들 간 협력 증진
- 데이터 공통 요소 및 형식, 품질 보증, 데이터 상호운용성 표준
  - 자료공유를 위한 정책 및 절차

3) 정보시스템의 성능 검토

- 공공부문 보건의료 정보시스템의 성능 검토
- 데이터 가용성, 질, 사용적합성, 접근성, 프라이버시 보호 및 정보보안, 허용되는 정보처리 요소 등 고려

4) 개인에 대한 명확한 정보 제공

- 개인 보건의료데이터 처리의 정보를 명확, 정확
  - 이해하기 쉬운 용어로 제공
- 개인정보유출 등에 대해 통지

5) 사전 동의(informed consent) 및 적절한 대안

- 명확한 개인 사전 동의 기준과 예외 기준
- 동의를 구하는 것이 불가능할 경우 적법한 대안

6) 개인 보건의료데이터 사용에 대한 적절한 검토 및 승인 절차

- 사용 목적(공익성)에 대한 근거기반의 객관적, 공정한 평가
- 평가결과의 시기적절성, 일관성, 투명성 확보
- 데이터 사용이 개인 및 사회에 미치는 편익과 위험성
  - 독립적이고 학제적으로 검토

7) 공공정보 체계의 투명성

- 보건의료데이터의 공익적 사용목적과 법적 기반 동시 검토
- 보건의료데이터 처리 승인 절차와 기준
- 승인된 데이터의 수령인과 승인의 근거를 공개

8) 프라이버시 보호와 정보보안 보장

- 프라이버시 보호와 정보보안을 보장
  - 개인의 자기정보통제권을 촉진
- 보건의료데이터 재사용 및 분석 가용성 보장하는 기술적 수단의 잠재성 최대화와 발전 증진

9) 감독과 평가 체계

- 개인 보건의료데이터 사용 결과에 대한 평가
- 개인 보건의료데이터 처리에 사용되는 기술의 성능, 신뢰성, 취약점
  - 이에 대해 정기적인 검토 및 평가 권고

10) 교육훈련 및 기술 개발 방안 수립

- 프라이버시 및 보호와 관련
  - 개인 보건의료데이터 처리 표준 및 기술에 대한 적절한 교육
  - 훈련 및 기술 발전의 확립

11) 통제 및 안전장치의 구현

- 개인 보건의료데이터 처리에 대한 명확하고 강력한 책임 계통을 확립
- 개인 보건의료데이터 처리와 관련한 역할과 책임
- 개인 보건의료데이터 치리 기관에 프라이버시 보호와 정보보안
  - 이에 대한 법적 의무를 고지

12) 보건의료데이터를 처리하는 기관

- 개인 보건의료데이터 처리 기관에 대한 인증 또는 인가의 확립
- 인증 또는 인가받은 기관은 개인 보건의료데이터 처리에 대한
  - 이에 대한 표준 이행 또는 인정된 관리 표준에 부합하는 능력을 보여줄 수 있어야 함

중요 내용

◐ 보건의료데이터 거버넌스의 OECD 12가지 권고사항

- 참여 및 참가
  - 공개적인 협의 과정을 통해 폭 넓은 범위의 이해당사자들의 참가 및 참여
- 기관들 간 협력
  - 개인 보건의료데이터 처리에 있어 정부 내 의견조정
  - 공공–민간 기관들 간 협력 증진
- 정보시스템의 성능 검토
  - 공공부문 보건의료 정보시스템의 성능 검토
- 개인에 대한 명확한 정보 제공
  - 개인 보건의료데이터 처리의 정보를 명확, 정확

- 이해하기 쉬운 용어로 제공

- **사전 동의(informed consent) 및 적절한 대안**
  - 명확한 개인 사전 동의 기준과 예외 기준
- **개인 보건의료데이터 사용에 대한 적절한 검토 및 승인 절차**
  - 사용 목적(공익성)에 대한 근거기반의 객관적, 공정한 평가
  - 평가결과의 시기적절성, 일관성, 투명성 확보
- **공공정보 체계의 투명성**
  - 보건의료데이터의 공익적 사용목적과 법적 기반 동시 검토
- **프라이버시 보호와 정보보안 보장**
  - 프라이버시 보호와 정보보안을 보장
  - 개인의 자기정보통제권을 촉진
- **감독과 평가 체계**
  - 개인 보건의료데이터 사용 결과에 대한 평가
- **교육훈련 및 기술 개발 방안 수립**
  - 프라이버시 및 보호와 관련
  - 개인 보건의료데이터 처리 표준 및 기술에 대한 적절한 교육
  - 훈련 및 기술 발전의 확립
- **통제 및 안전장치의 구현**
  - 개인 보건의료데이터 처리에 대한 명확하고 강력한 책임 계통을 확립
- **보건의료데이터를 처리하는 기관**
  - 개인 보건의료데이터 처리 기관에 대한 인증 또는 인가의 확립

4.2 21세기 데이터보건의료와 거버넌스

1) 보건의료데이터 활용 및 디지털 기술

- 보건의료데이터 활용과 디지털 기술은 환자의 안전과 의료의 질 향상
  - 다양한 의료요구의 충족, 의료서비스에 대한 접근성을 높임으로써
  - 보건의료시스템을 강화할 수 있음
- 이를 실현하기 위한 핵심은 정책의 실행과 리더십
  - 이는 보건의료데이터 거버넌스를 통해 달성 가능

2) 보건의료데이터 거버넌스 강화

- 보건의료데이터 거버넌스를 강화함으로써 데이터와 기술
  - 효율적으로 사용하는 동시에 데이터 보안과 개인의 프라이버시

– 보호할 수 있으며 위험군에 대한 정확한 식별
– 질병에 대한 감시, 감독, 대상 맞춤형 전략 및 중재가 가능

3) 거버넌스의 핵심 목적

• 거버넌스의 핵심 목적은 신뢰를 구축하는 것
– 환자, 공공 데이터 관리인 및 이해 당사자간 데이터 사용의 이익
– 사용하지 않는 경우의 위험에 대해 소통함
– 언제, 무슨 목적으로 누가 데이터를 사용하는가를 투명하게 공개
– 위반 발생시 리더십과 결정적인 조치를 취하는 것 요구

4) 우수한 데이터 거버넌스

• 우수한 데이터 거버넌스는 보건의료데이터의 처리 및 관리
– 디지털 솔루션의 개발을 통해 보건의료시스템
– 잘 운영될 수 있도록 하는 것
– 국내 · 외에서 디지털 제품 및 플랫폼의 상호운용성
– 촉진할 수 있는 공통 분류체계와 데이터 표준의 개발이 이에 포함

4.3 보건의료데이터 거버넌스와 보건의료정보관리사

1) 데이터 거버넌스 실행의 보건의료정보관리사의 역할

• 데이터 거버넌스 활동 지원을 위한 정책 및 절차 개발
• 데이터 거버넌스의 중요성 및 관련 역할에 대한 전 직원 교육
• 조직의 핵심 계획 지원을 위한 임상, 재정, 행정 데이터 활용
• 데이터 거버넌스 계획에 대한 ROI(Return on investment) 평가

2) 보건의료데이터 거버넌스 실행 위한 보건의료정보관리사 역량

• 데이터 거버넌스 구조
• 전략적 조정
• 프라이버시 및 보안
• 법 및 규정

- 데이터 거버넌스
- IT 거버넌스
- 분석역량
- 정보 거버넌스 실행
- 전사적 정보관리(Enterprise information management)
- 규정 준수

5 디지털 헬스케어 및 스마트 헬스의 개념

5.1 디지털 헬스케어(Digial Health Care)의 개념

- 2020년 이후 디지털 헬스는 정보통신기술(ICT)의 발전이 의료영역으로 확장되면서 생긴 용어
- 정보통신기술(ICT)이 건강과 의료분야에 접목되어 활용되는 형태
- 인공지능, 로봇, 머신러닝, 사물인터넷, 헬서어플, 가상현실 등 정보통신기술(ICT) 출현
- 소비자는 언제; 어디서나 디지털화된 의료서비스 요구
- 라이프스타일에 맞춘 소비자 환자중심 케어 강조
- 시스템과 연결된 새로운 데이터 저장기기
- 웨어러블, 센서, 소셜네트워크 데이터 활용

  ☞ 정보통신기술(Information & Communications Technology, ICT)

5.2 스마트 헬스(Smart Health)

- 스마트 헬스는 의료와 ICT 기술이 결합된 형태
- 언제 어디서나 개인 맞춤형 건강관리서비스를 제공하는 것
- 개인 건강기기, 개인 건강어플리케이션, 개인 건강정보 플랫폼
  - 이를 활용한 건강관리/의료서비스로 구성
- 스마트 헬스 개념은 모바일 헬스를 포함하고 실제 디지털 헬스케어와 범위가 유사

6 인공지능 및 원격의료의 개념

6.1 인공지능(Artificial intelligence, AI)의 개념

1) 인공지능의 의미

- 인간과 같은 지능적인 활동을 할 수 있도록 컴퓨터를 구현하는 것
- 인공지능은 인간의 지능이 가지는 학습, 추리, 적응 및 논증 등
  - 기능을 갖춘 컴퓨터 시스템, 전문가 시스템, 자연 언어의 이해
  - 음성 번역, 로봇 공학, 인공 시각, 문제 해결, 학습과 지식 획득
  - 인지 과학 등에 응용

2) 인공지능의 특징

- 구글 DeepMind사의 인공지능 프로그램
  - 알파고(AlphaCo), 질병치료를 위해 도입되고 있는
  - IBM 왓슨이 대표적인 예

(1) 의학전문지식

- 종양학의 용어, 주요 엔티티(속성)
  - 암의 유형, 환자의 특성, 약 등 및 이들 간의 관계를 이해

(2) 확장성

- Emterprise(기업) 수준에서 인프라, 빅데이터 및 머신러닝을 결합
- 기존 임상 시스템에 EHR(전자건강기록)과 용이하게 통합

(3) 다양한 컨텐츠의 집계

- 기관별 컨텐츠를 분석하는 기능과 결합된 방대한 공통 데이터 종합

(4) 민첩성/속도

- Watson은 2의 페이지 이상을 3초만에 습득
- 신속하고 반복적인 변경이 가능한 유연하고 민첩한 아키텍쳐

(5) Cognitive(인지) 기술

- 머신러닝 및 자연어 처리를 활용
  - 사람이 파악하지 못하는 관계와 패턴을 감지
- 의학보고서, 가이드라인 및 환자기록에서 비정형 데이터
  - 또는 접근하지 못했던 데이터를 평가

표 6-7 인공지능의 의미, 특징 및 미래

인공지능의 의미 및 특징	인공지능의 미래
◐ 인공지능의 의미 • 인간과 같은 지능적인 활동 – 가능한 컴퓨터를 구현 – 학습, 추리, 적응 및 논증 등 ◐ 인공지능의 특징 • 의학전문지식 – 암의 유형, 환자의 특성, 약 등 – 이들 간의 관계를 이해 • 확장성 – 기업 수준에서 인프라, 빅데이터 – 머신러닝을 결합 • 다양한 컨텐츠의 집계 – 기관별 컨텐츠를 분석하는 기능 – 결합된 방대한 공통 데이터 종합 • 민첩성/속도 – 신속하고 반복적인 변경이 가능 – 유연하고 민첩한 아키텍쳐 • Cognitive(인지) 기술 – 머신러닝 및 자연어 처리를 활용 – 의학보고서, 가이드라인 – 환자기록에서 비정형 데이터	◐ 초지능 • 인간의 능력을 뛰어넘는 가설적인 지능체 • 미래에는 인간이 기계와 결합한 사이보그로 진화하여 초지능인 트랜스휴머니즘임 ◐ 위험성 • 로봇과 AI의 사용 증가 – 장기 실업자의 증가 가능성 – 블루칼라 직종을 위협하던 종래 자동화와 달리 – 인공지능의 자동화 – 많은 중산층의 화이트칼라 일자리도 위협 가능성 수용

3) 인공지능의 미래

(1) 초지능

- 초지능(superintelligence)이란 인간의 능력을 뛰어넘는 가설적인 지능체
- 미래에는 인간이 기계와 결합한 사이보그로 진화하여 초지능인 트랜스휴머니즘임

(2) 위험성

- 현재까지 과학기술은 일자리를 증가시키는 경향이 있었으나 경제학자들은 AI에 관해 미지의 영역이라고 인정
- 로봇과 AI의 사용 증가가 장기 실업자를 증가할 지에 대해 의견 분분
  - 다만 증가하는 생산성이 재분배된다면 순이익이 될 수 있음
- 블루칼라 직종을 위협하던 종래의 자동화와 달리 인공지능의 자동화
  - 많은 중산층의 화이트칼라 일자리도 위협할 수 있는 점이 중대하게 수용됨

  예) 법률 사무원에서 패스트푸드 점원까지 다양한 직종에 위기 예측
  개인 건강관리나 성직자 등 일부 직종은 오히려 수요 증가 예상

6.2 원격의료의 개념, 필요성 및 문제점

1) 원격의료의 개념

- 원격의료(telemedicine)는 정보통신 기술을 이용
  - 원거리에 의료정보나 의료서비스를 전달하는 모든 활동
- 텔레비전, 통신, 컴퓨터 및 공학 등의 기술
  - 정보통신의 다양한 기술들과 의료서비스가 융합된 응용분야
- 피부학, 종양학, 방사선학, 수술, 심장학, 정신의학 및 재택진료
  - 많은 분야에서 실용화

2) 원격의료의 필요성

- 필요한 의료정보를 정확, 신속 및 편리하게 획득 가능
- 상호 통합적 의료환경에 필요함
- 의료의 위치 종속성을 극복할 수 있음

3) 원격의료의 장점

(1) 환자측

- 전문의사와 신속한 접촉, 시간 및 경제적 이익, 지속적인 진료
- 용이하게 자문가능, 조기진단, 총의료비의 감소, 지역불균형 해소

(2) 의사측

- 의료인의 효율적인 시간활용, 진료영역의 확대, 지속적인 진료
- 영상자료 데이터베이스 구축, 신속, 편리한 진료의뢰
- 자문, 자료 공유

4) 원격의료의 응용분야

- 응급환자의 초기 평가와 진단
- 이송단계에서의 자료 전송
- 치료, 진단 및 수술환자의 추적조사, 투여약물 검사
- 전문의가 없는 지역환자에 대한 진료 및 상담
- 환자 병력(history)에 의한 일상적인 건강상담 및 검사
- 진단이미지의 전송
- 만성질환의 관리
- 의료정보의 전송
- 공중보건, 예방의학 및 환자교육

5) 원격의료시스템 응용 기술

- 임상기술(Clinical)
- 의료교육(Medical Education)
- 정보관리(Information Management)
- 의료행정서비스(Administrative Services)

6) 원격의료의 문제점

(1) 비용발생

- 원격의료에 의한 비용, 처리 부재, 비용 및 수익분석 부재

(2) 법제도

- 원격의료의 모든 행위에 대한 법제도 전무
- 과실, 안정성 문제에 대한 대책

(3) 기술적 장애

- 표준화가 걸림돌, 통신망, 고가의 의료장비 연동문제

(4) 문화적 장애

- 의사의 수용성, 거부감 문제

7) 원격의료 대상

- 원격의료 주요 대상인 만성질환자, 재택진료 등

표 6-8 원격의료의 핵심 내용

원격의료의 필요성 및 응용	원격의료 장점 및 문제점
◐ 원격의료의 필요성 • 의료의 위치 종속성 극복 가능 • 상호 통합적 의료환경에 필요 • 필요한 의료정보 – 정확/신속/편리하게 획득 ◐ 원격의료의 응용분야 • 만성질환 관리 • 예방의학 및 환자 교육 • 응급환자 초기평가와 진단	◐ 원격의료의 장점 • 지역불균형 해소 • 지속적인 진료 가능 • 의사 진료영역 확대 ◐ 원격의료의 문제점 • 표준화 문제 • 원격의료 비용처리 문제 • 의사의 수용성 및 거부감 문제

7 건강정보관리 전문가 책임 및 전자 환경

7.1 건강정보관리 전문가 책임의 전환

1) 환자 건강정보의 관리인 활동

- 건강정보가 유지되는 미디어(영화, 비디오, 종이 및 전자 등)
  - 관계없이 환자 건강정보의 관리인으로 활동

2) 정책, 시스템 및 안전장치 수립

- 모든 건강정보법, 규정 및 표준에 따라 환자 건강정보가 문서화 유지
  - 공개되도록 정책, 절차, 시스템 및 안전장치 수립

3) 하이브리드(Hybrid) 및 전자 환경 정보 액세스

- 하이브리드 건강기록을 구성하는 다양한 보고서 또는 정보유형
  - 이에 대한 출처 매트릭스를 유지 관리
  - 사용된 소스가 조직이 지정한 법적 출처에서 나온 것인지 확인
  - 환자 건강정보에 대한 승인 및 요청의 타당성과 유효성을 평가해야 함
- 하이브리드 및 전자 환경에서 정보를 액세스
  - 공개하기 위한 정책 및 절차의 정기적인 재평가에 적극적으로 참여
  - 모든 양식 또는 탬플릿의 표준화 및 지속적인 유지 관리를 보장

4) 건강정보관리의 실행 및 조직

- 건강정보관리의 실행 및 조직의 다른 비즈니스 기능에 대한 지원과 관련
  - 전자건강기록 시스템의 기능을 보장하는 데 핵심 역할 수행

표 6-9 건강정보관리 전문가 책임 및 역할

건강정보관리 전문가 책임의 전환	건강정보관리 전문가의 역할
◐ 환자 건강정보의 관리인 활동 • 건강정보가 유지되는 미디어 ◐ 정책, 시스템 및 안전장치 수립 • 공개되도록 정책, 절차, 시스템 및 안전장치 수립 ◐ 하이브리드(Hybrid) 및 전자 환경 정보 액세스 • 공개하기 위한 정책 및 절차의 정기적인 재평가에 적극적으로 참여 ◐ 건강정보관리의 실행 및 조직 • 건강정보관리의 실행 및 조직의 다른 비즈니스 기능에 대한 지원	• 비즈니스 관리자 • 전자건강기록 시스템 관리자 • IT 교육 전문가 • 비즈니스 프로세스 엔지니어 • 임상 어휘 관리자 • 워크 플로(work flow) 및 데이터 분석가 • 소비자 옹호론자 • 임상 정보 및 리마인더(reminder) 관리자 • 임상연구 조정자 • 프라이버시 코디네이터 • 엔터프라이즈 애플리케이션 전문가

7.2 건강정보관리 전문가의 향후 역할

- 비즈니스 관리자
- 전자건강기록 시스템 관리자
- IT 교육 전문가
- 비즈니스 프로세스 엔지니어

- 임상 어휘 관리자
- 워크 플로(work flow) 및 데이터 분석가
- 소비자 옹호론자
- 임상 정보 및 리마인더(reminder) 관리자
- 임상연구 조정자
- 프라이버시 코디네이터
- 엔터프라이즈 애플리케이션 전문가 등

6 실전문제

1. 데이터 생성에서부터 폐기까지 시스템의 데이터 흐름을 관리하는 정책 수립이 필요한 데이터 거버넌스는?

① 메타데이터 관리　② 데이터 주기관리　③ 데이터 품질관리
④ 데이터 보안관리　⑤ 데이터 프라이버시 관리

2. 데이터와 정보의 사용을 위해 정보 품질, 마스터 데이터 보안 및 법적 준수의 감사를 하는 것은?

① 데이터 거버넌스　② 흐름 버거넌스　③ 표준 거버넌스
④ 구조 버거넌스　⑤ 정보 거버넌스

3. 보건의료데이터 거버넌스의 필요성이 아닌 것은?

① 데이터 양의 증가　② 데이터 활용 영역의 확대
③ 데이터의 낮은 신뢰성　④ 데이터의 양질과 무관
⑤ 개인정보의 과도한 보호

4. 데이터 거버넌스의 구성요소인 것은?

① 사람-기술-프로세스　② 사람-기준-프로세스
③ 사람-기술-결과　④ 지식-태도-실천
⑤ 지식-기술-실천

5. 거버넌스 개념과 관련이 없는 것은?

① 통합관리시스템　② 행정　③ 분리성
④ 의사결정　⑤ 연계성

6. 보건의료데이터 거버넌스의 영역에 해당되지 않는 것은?

① 용어 관리　② 데이터 생애주기별　③ 데이터 질관리
④ 데이터 아키텍쳐　⑤ 데이터 종류관리

정답　1. ②　2. ⑤　3. ④　4. ①　5. ③　6. ⑤

7. 보건의료 빅데이터의 중요성으로 옳지 않은 것은?

① 민간기관 내 데이터만 기반 ② 정책개선 재료로 활용
③ 의학연구의 재료로 활용 ④ 다양한 종류의 연구 가능
⑤ 건강상태 흐름 파악

8. 보건의료 빅데이터 활용 가치창출 기전으로 옳지 않은 것은?

① 원격환자 모니터링 ② 진료비 청구의 정확도 점검
③ 의료데이터의 불투명성 ④ 보건경제 및 결과 연구
⑤ 임상시험데이터 분석

9. 정보 거버넌스의 8원칙에 해당되지 않는 것은?

① 처벌의 원칙 ② 보유 원칙 ③ 준수 원칙
④ 보호의 원칙 ⑤ 책임의 원칙

10. 정보 거버넌스 전략이 이해 관계자 데이터에 접근할 수 있도록 보장하는 원리는?

① 처분의 원칙 ② 투명성 원칙 ③ 무결성의 원칙
④ 가용성 원리 ⑤ 책임의 원칙

11. 건강정보관리 전문가 책임과 관련이 없는 것은?

① 정책, 절차 및 안정장치 수립
② 하이브리드 공개 위한 재평가 불참
③ 환자 건강정보 승인의 타당성 평가
④ 전자건강기록 시스템의 기능 역할 수행
⑤ 건강정보의 관리인으로 활동

12. 건강정보관리 전문가 향후 역할에 해당되지 않는 것은?

① IT 교육 전문가 ② 공급 옹호론자 ③ 임상연구 조정자
④ 프라이버시 코디네이터 ⑤ 임상 어휘 관리자

정답 7. ① 8. ③ 9. ① 10. ④ 11. ② 12. ②

13. **업무상 필요하지 않은 개인정보를 삭제하는 관리는?**

① 데이터 질관리 ② 데이터 아키텍쳐 관리 ③ 데이터 보안관리
④ 메타 데이터 관리 ⑤ 데이터 생애주기 관리

14. **마스터 데이터를 기본으로 서식 구성에 필요한 항목들을 검토하는 것은?**

① 전사적 콘텐츠 및 기록관리 ② 마스터 데이터 관리 ③ 메타 데이터 관리
④ 데이터 아키텍쳐 ⑤ 비즈니스 인텔리전스

15. **보건의료정보관리사는 데이터 중복을 제거하여 의무기록 질관리를 하는 것은?**

① 비즈니스 인텔리전스 ② 데이터 생애주기 관리 ③ 데이터 아키텍쳐 관리
④ 데이터 보안관리 ⑤ 마스터 데이터 관리

16. **데이터 거버넌스의 영역에 해당되지 않는 것은?**

① 상황성 ② 보완성 ③ 무결성
④ 가용성 ⑤ 유용성

17. **보건의료데이터 거버넌스의 영역으로 옳게 연결된 것은?**

① 용어 및 분류체계관리 – 데이터 프로세스 관리
② 용어 및 분류체계관리 – 데이터 정책 관리
③ 데이터 보안관리 – 데이터 프로세스 관리
④ 데이터 보안관리 – 데이터 내용관리
⑤ 데이터 프로세스 관리 – 데이터 보안관리

18. **보건의료데이터 거버넌스의 영역 중 해당되는 것은?**

- 조직의 비전을 달성하기 위해 조직 내 다양한 데이터를 분석하고 활용
- 적시에 임상 의사결정을 할 수 있도록 하는 체계

① 데이터 내용관리 ② 데이터 보안관리 ③ 비즈니스 인텔리전스
④ 용어 및 분류체계관리 ⑤ 데이터 생애주기 관리

정답 13. ③ 14. ① 15. ⑤ 16. ① 17. ④ 18. ③

19. 정보통신기술(ICT)이 건강과 의료분야에 접목되어 활용되는 형태는?

① 의무기록 ② 디지털헬스케어 ③ 디지털통신
④ 인공지능 ⑤ 보건기술

20. 건강정보관리 전문가의 향후 역할이 아닌 것은?

① IT 교육 전문가 ② 비즈니스 관리자 ③ 소비자 옹호론자
④ 임상연구 조정자 ⑤ 퍼블릭 코디네이터

21. 원격의료 대상에 해당되는 것은?

① 급성질환자 ② 독감환자 ③ 만성질환자
④ 식중독환자 ⑤ 백내장 환자

22. 인간의 지능이 가지는 학습, 추리 등의 기능을 갖춘 컴퓨터 시스템은?

① 인공지능 ② 인공로봇 ③ 원거리 통신망
④ 지식경영 ⑤ 최고경영기술

정답 19. ② 20. ⑤ 21. ③ 22. ①

제7장

데이터베이스(DB)의 개념, 구성 및 언어

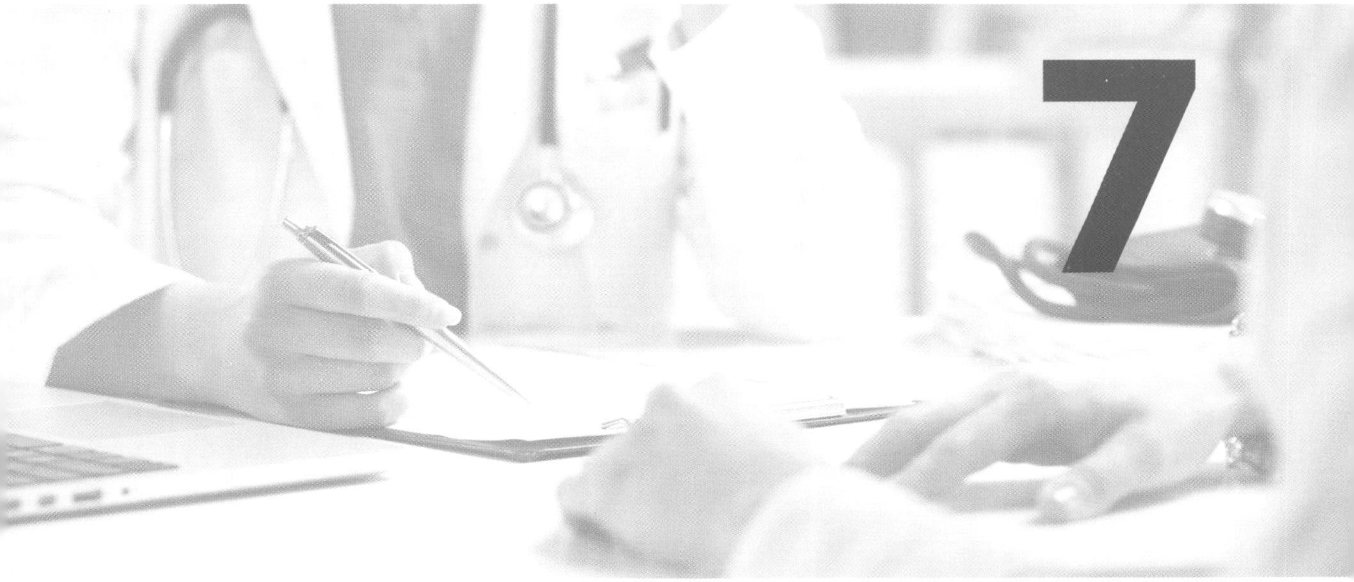

- 데이터베이스의 개념
- 데이터베이스의 목적 및 장단점
- 데이터베이스 시스템의 구성 및 자료 표현
- 관계 데이터베이스 모델과 언어
- 데이터베이스의 구성요소 및 설계

제 7 장

데이터베이스(DB)의 개념, 구성 및 언어

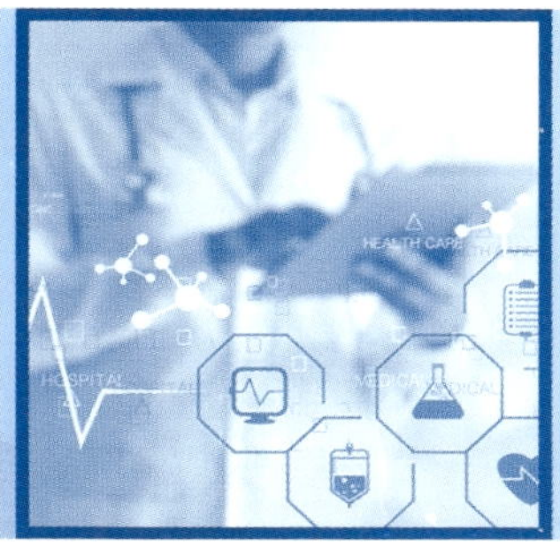

1 데이터베이스의 개념

1.1 데이터베이스의 정의

1) 데이터(=자료 data)의 정의

- 사실값을 의미

2) 데이터베이스(database, DB)의 정의

- 컴퓨터 자료 처리 방식으로 자료의 각 항목이 잘 정리됨
  - 종합적으로 관리하는 file의 집단
- 데이터베이스는 통합된 데이터(integrated data)
  - 동일 데이터의 중복을 최소화
  - 저장된 데이터
  - 컴퓨터가 접근할 수 있는 저장 매체에 저장된 집합체
- 사용자가 데이터를 공유하며 사용할 수 있도록 데이터를 통합
  - 저장 및 운영할 수 있는 데이터의 집합

3) 데이터베이스 관리시스템의 정의

- 응용 프로그램과 데이터를 연결하여 데이터베이스의 데이터를 공유
  - 이것을 사용할 수 있도록 관리해 주는 소프트웨어 시스템

1.2 데이터베이스 구성요소

- 데이터 : 데이터베이스를 구성하는 자료
- 하드웨어 : 컴퓨터 본체를 포함한 디스크 장치
- 소프트웨어 : DBMS(Database Management System)
- 사용자 : 단말기 사용자(end user)와 응용프로그램 작성자

2 데이터베이스의 목적 및 장단점

2.1 데이터베이스의 목적

1) 데이터의 독립성

- 물리적(physical) 데이터 독립성
- 논리적(logical) 데이터 독립성

2) 최소의 중복성

- 동일한 데이터를 공동 사용할 수 있도록 중복을 최소화

3) 데이터 공유

- 서로 다른 사용자가 서로 다른 목적으로 동일한 시간에 동시에 사용 가능

4) 데이터 보안

- 데이터가 수정되거나 파괴되는 것을 방지
- 취급시 권한과 한계를 정의

5) 데이터 무결성

- 데이터의 정확성을 의미
- 개체 무결성
  - 기본키에 속해 있는 속성(attribute)
  - 반드시 널(NULL) 값을 가질 수 없음을 나타내는 무결성

- 데이터 테이블의 기본키로 지정된 속성
  - NOT NULL
  - UNIQUE
  - 외래키로 참조됨

표 7-1 데이터베이스의 구축목적 및 특징

데이터베이스의 구축목적	데이터베이스의 특징
◐ 데이터의 일관성 유지 • 다양하게 검색된 데이터 – 서로 일치해야 함 ◐ 데이터의 중복성 최소화 • 동일한 데이터가 여러 곳에 저장 – 최소화함 ◐ 데이터의 무결성 유지 • 데이터에 결점이 없도록 – 제약 조건에 일치하는 데이터를 입력 – 검증 프로그램을 통하여 오류 데이터를 추출하거나 갱신함 ◐ 데이터의 독립성 유지 • 데이터베이스의 논리적 · 물리적 – 구조가 변경되어도 – 응용 프로그램에 영향을 미치지 않음 ◐ 데이터의 공유성 최대화 • 여러 응용 프로그램이 데이터베이스의 데이터를 공유 ◐ 데이터의 보안성 최대화 • 컴퓨터의 외부 장애 및 고장 등의 사고로 데이터의 안전을 보장 • 정보 누출 등에 대한 보안 기능을 제공하여 비밀 유지가 가능	◐ 실시간 접근성 • 실시간으로 접근과 이용이 가능 ◐ 지속적 변화 • 데이터의 설립, 수정 및 삭제 등 – 이를 통해 최신 데이터를 유지 ◐ 동시 공유성 • 다수의 사용자가 접근과 이용이 가능 ◐ 내용의 참조 • 데이터의 내용에 의해 서로 필요한 다른 내용 참조 ◐ 논리적 독립성 • 데이터베이스의 논리적 구조가 변경되어도 응용 프로그램 – 변경되지 않음 ◐ 물리적 독립성 • 데이터베이스의 물리적 저장 장치가 변경되어도 – 논리적 구조 및 응용 프로그램 – 변경되지 않음

2.2 데이터베이스의 장단점

1) 데이터베이스의 장점

- 데이터의 독립성과 구조적 독립성을 지원

• 구조가 단순하며 사용이 편리
• 데이터의 다 대 다(n : m) 관계 표현 가능
• 데이터베이스 설계와 관리
  – 다른 모델보다 편리
• 다른 데이터베이스로 변환이 쉬움

2) 데이터베이스의 단점

• 다른 모델에 비해 DBMS 성능이 떨어짐
• 데이터 종속성과 구조적 종속성
  – 강력한 질의 처리 등의 해결 목적
  – H/W와 OS 등에 부담이 따름
• 장애 발생시 회복 과정이 복잡

표 7-2 데이터베이스의 장단점

장점	단점
• 데이터의 다중 이용 • 파일 수정의 융통성 • 용이한 데이터 관리 • 내용에 의한 데이터 액세스	• 전산화 비용의 증가 • 시스템 복잡 • 파일 회복이 어려움

3 데이터베이스 시스템의 구성 및 자료 표현

3.1 데이터베이스 시스템의 구성

1) 스키마(Schema)의 의미

• 데이터의 성질, 형식 또는 데이터간의 관계 등 데이터 정의의 집합
• 데이터베이스를 구성하는 필드, 레코드, 파일의 형과 이들 간의 관계 등
  – 데이터베이스의 전체적인 설계를 데이터베이스 스키마라 함

2) 스키마의 분류

(1) 내부스키마

- 데이터베이스 저장 방식에 대한 기술을 하는 것
  - 저장되는 레코드의 형식과 길이, 인덱스 유무, 레코드의 물리적 저장순서
  - 이를 명시하는 것
- 물리적 스키마라고도 함

(2) 외부스키마

- 데이터베이스의 논리적 구조
- 공용의 의미보다 어느 특정 응용에 국한
  - 논리적 데이터 구조
- 전체 데이터베이스의 한 논리적 부분
  - 서브스키마라고도 함

표 7-3 외부 및 개념 스키마

<table>
<tr><th>내부스키마(internal schema)</th><th>개념스키마(conceptual schema)</th></tr>
<tr><td>• 데이터베이스 저장 방식 기술
– 저장되는 레코드의 형식과 길이
– 인덱스 유무, 레코드의 물리적 저장순서
– 이를 명시하는 것
• 물리적 스키마라고도 함</td><td rowspan="3">• 데이터베이스의 전체적인 논리 구조
• 모든 응용 프로그램이나 사용자들
– 이들이 필요로 하는 데이터
– 종합한 조직 전체의 데이터베이스 구조
– 한 개만 존재
– 단순 스키마라고 함</td></tr>
<tr><th>외부스키마(external schema)</th></tr>
<tr><td>• 데이터베이스의 논리적 구조
• 공용의 의미보다 어느 특정 응용에 국한
– 논리적 데이터 구조
• 전체 데이터베이스의 한 논리적 부분
– 서브스키마라고도 함</td></tr>
</table>

(3) 개념스키마

- 데이터베이스의 전체적인 논리 구조
- 모든 응용 프로그램이나 사용자들

- 이들이 필요로 하는 데이터
- 종합한 조직 전체의 데이터베이스 구조
- 한 개만 존재
- 단순 스키마라고 함

3.2 자료의 표현 단위

1) 비트(Bit : Binary Digit)

- 2진수 0 또는 1로써 정보표현의 최소단위

2) 바이트(Byte)

- 8Bit로서 문자표현의 최소단위
- 기억용량의 단위로 사용됨

자료의 표현 단위

◐ 자료표현 단위의 크기 순

- bit → byte → field → record → file → database

◐ 1byte = 8bit

예) 2byte = 16bit, 4byte = 32bit

◐ bit 및 byte

- 비트(bit) : 정보표현의 최소단위
- 바이트(byte) : 문자표현의 최소단위

3) 워드(Word)

- 하나의 단어를 의미하는 것으로 여러 개의 byte가 모여서 구성
- Half Word = 2byte = 16bit
- Full Word = 4byte = 32bit
- Double Word = 8byte = 64bit

4) 필드(Field) : 항목

- 자료처리의 최소단위, 항목(Item)이라고 함
- 문자(Character)나 워드(Word)로 구성

  예) 성명, 학과, 학번 등 항목/속성

5) 레코드(Record) : 필드의 집합

- 연관성 있는 데이터를 하나로 묶어놓은 단위
- 하나 이상의 필드로 구성

  예) 학과 + 이름 + 학번 → 보건관리학과(레코드)

6) 파일(File) : 레코드의 집합

- 같은 종류의 레코드들이 보조기억장치에 기록되어 있는 단위
- 고유의 이름을 가짐

  예) 보건관리학과 + 유아교육과 + 간호학과 → 공주대학교(파일)

7) 데이터베이스(Database) : 파일의 집합

- 연관된 파일들의 집합

  예) 공주대학교 + 충남대학교 + 공주교대 → 데이터베이스

표 7-4 자료 및 파일의 기본단위

자료의 기본 단위	파일의 기본 단위
◑ Bit • Binary digit의 약자 • 정보 표현의 최소 의미 • 2진수 0 또는 1 의미 ◑ Byte • 문자 자료의 표현 단위 • 메모리에 번지부여의 최소 단위 ◑ Word • CPU에서 처리되는 명령의 단위 – half word : 2byte – full word : 4byte – double word : 8byte	◑ Field • 레코드를 구성하는 기본 단위 • 파일 구성의 최소 단위 ◑ Record : 필드의 집합 • 서로 관련된 필드 또는 항목의 집합 • 논리 및 물리레코드 구분하여 의미 가짐 ◑ File : 레코드의 집합 • 내용, 목적 및 형태가 같은 성격 가짐 • 문서 또는 프로그램의 기본 단위 ◑ 필드→ 레코드→ 파일 → 데이터베이스

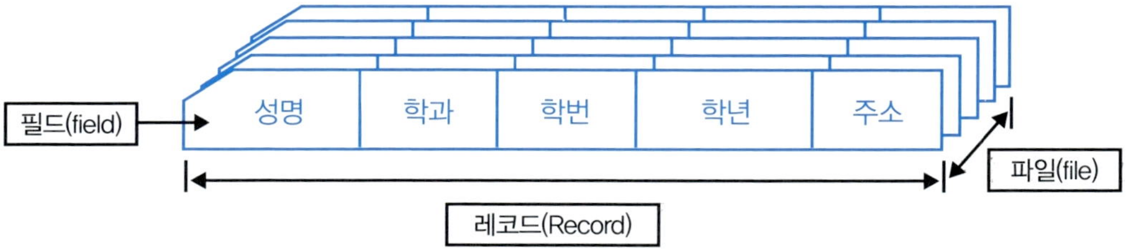

그림 7-1 필드, 레코드 및 파일의 구성

- **필드** : 성명, 학과, 학번 등 항목/속성
- **레코드** : 필드/항목의 집합
- **파일** : 레코드의 집합

4 관계 데이터베이스 모델과 언어

4.1 관계 데이터베이스 모델 및 특징

1) 데이터베이스 모델

- 데이터 구조가 응용되어 만들어진 데이터베이스에 접근하는 방법의 분류
  - 데이터베이스의 모형으로 DBMS와 직접 상통

2) 데이터베이스의 특징

- 기본 데이터 구조는 릴레이션이라고 부르는 2차원 테이블 구조
- 릴레이션은 연관된 속성들을 모아 구성
- 릴레이션은 행과 열로 구성
  - 행 : 튜플(tuble), 열 : 속성(attribute)이라 부름
- 릴레이션, 행과 열은 각각 파일 시스템의 파일, 레코드, 필드와 의미가 비슷
- 릴레이션은 데이터 및 구조적 독립성을 함께 제공
  - 기존 파일 시스템과 다름
- 가장 단순하고 데이터 구조가 일정하며 형식적

관계형 데이터베이스의 중요 내용

◑ 관계 데이터베이스 설계시 고려사항
- 보안 : 뷰(View)
- 무결성 : 기본키
- 일관성 : 외래키

◑ 관계형 데이터베이스 테이블의 특성
- 각 행은 유일해야 함
- 각 열은 오직 하나의 값을 가져야 함
- 동일 테이블의 동일 열은 동종의 값을 가짐
- 각 열의 위치, 각 행의 순서는 무의미

◑ 뷰(View)의 의미
- 하나 이상의 기본 테이블로부터 유도되어 만들어지는 테이블
- 물리적으로 구현되지 않고 정의만 시스템내에서 저장하였다가 필요시
  - 실행시간에 테이블을 구축함

◑ 뷰(View)의 이점
- 사용자의 데이터 관리 간단
- 숨겨진 데이터를 위한 자동 보안 제공
- 여러 사용자의 상이한 응용이나 요구 지원

4.2 데이터베이스 언어

1) 데이터 언어

- 데이터베이스를 정의하고 접근하기 위해 시스템과의 통신수단

2) 데이터 정의어(Data Description Language, DDL)

- 데이터베이스를 정의하거나 그 정의를 수정할 목적으로 사용하는 언어
- 데이터 정의어는 DB를 구축시
  - 필요한 매크로(macro)와 특수 명령어로 구성된 독립된 언어
- 데이터베이스에 저장되는 데이터의 구조를 설계
  - 이를 컴퓨터상에서 구현할 때 사용하는 언어

3) 데이터 조작어(Data Manipulation Language, DML)

- 사용자와 데이터베이스 관리 시스템간의 인터페이스를 제공
- 데이터 조작어는 데이터 서브언어라고도 부름
- 응용 프로그램이 데이터베이스의 데이터
  - 이것을 사용자에게 제공하기 위한 조작 방법 등을 제공

(1) 데이터 조작어 기능

- Select : 데이터 검색
- Insert : 데이터 추가
- Update : 데이터 갱신
- Delete : 데이터 삭제

(2) Revoke

- 데이터를 조작하는 권한을 사용자로부터 박탈하는 명령어

4) 질의어(Query Language)

- 단말 사용자가 데이터베이스 파일과 범용 프로그래밍 언어
  - 이것을 정확히 알지 못함
- 사용 가능한 자연어로 구성
  - 대화식으로 데이터베이스를 쉽게 이용하도록 만든 언어

5) 데이터 제어어(Data Control Language, DCL)

- 데이터베이스 관리자가 데이터베이스의 데이터 보안
  - 데이터 무결성, 데이터 복구, 병행 수행 등
  - 관리하기 위해 사용하는 언어

6) SQL(Structured Query Language)

- 데이터 정의어(DDL)와 데이터 조작어(DML)를 포함
  - 데이터베이스용 질의 언어의 일종
  - 데이터베이스에 접근
  - 데이터의 검색, 삽입, 수정 및 삭제를 수행

중요 용어

◑ 데이터베이스관리시스템의 데이터 언어

1) 데이터 언어
- 데이터베이스를 정의하고 접근하기 위해 시스템과의 통신수단

2) 데이터 정의어
- 데이터베이스를 정의하거나 그 정의를 수정할 목적으로 사용하는 언어

3) 데이터 조작어
- 사용자와 데이터베이스 관리 시스템 간의 인터페이스를 제공

4) 질의어
- 단말 사용자가 데이터베이스에 정보를 요구하기 위해 사용되는 언어

5) 데이터 제어어(Data Control Language, DCL)
- 데이터베이스 관리자가 데이터베이스의 데이터 보안
  - 데이터 무결성, 데이터 복구, 병행 수행 등

6) SQL(Structured Query Language)
- 데이터 정의어(DDL)와 데이터 조작어(DML)를 포함
  - 데이터베이스용 질의 언어의 일종

◑ 개체
- 데이터베이스에서 정보의 최소 단위

5 데이터베이스의 구성요소 및 설계

5.1 데이터베이스의 구성요소

1) 개체(Entity)

- 데이터베이스에 저장될 실세계의 개체나 개념
- 개체는 데이터베이스에서 정보의 최소단위

2) 속성(Attribute)

- 개체(entity)의 특성을 표현

3) 관계(Relationship)

- 두 개의 개체들 사이의 연관성을 의미
- 데이터베이스에서 개체와 개체 사이의 연관 관계

• 개체-관계 모델(ERD)에서 마름모형으로 표시

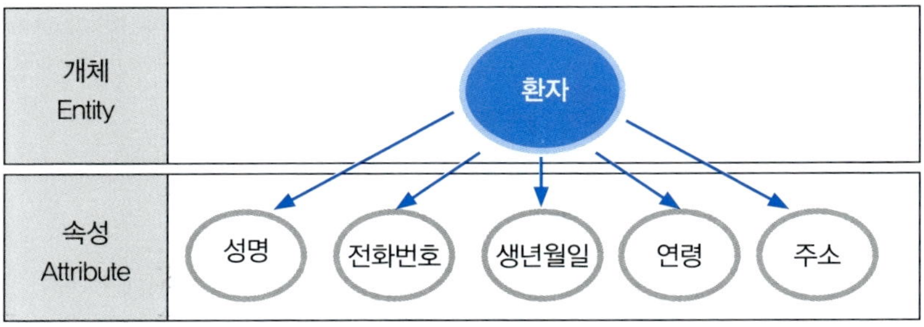

그림 7-2 개체 속성 다이어그램

(1) 1 : 1 관계(일대일)

• 개체 집합 A의 원소 한 개가 개체 집합 B의 원소 한 개와 대응

(2) 1 : N 관계(일대다)

• 개체 집합 A의 원소 한 개는 개체 집합 B의 원소 여러 개와 대응
• 개체 집합 B의 각 원소는 개체 집합 A의 원소 한 개와 대응

(3) N : M 관계(다대다)

• 개체 집합 A의 각 원소는 개체 집합 B의 원소 여러 개와 대응
• 개체 집합 B의 각 원소는 개체 집합 A의 원소 여러 개와 대응

성명	학과	성별	주소	전화번호
홍춘심	보건관리학과	여	충남 공주시	287-1412
주도권	응급구조학과	남	대전시 노은동	376-5850
오대운	간호학과	여	서울시 잠실동	413-9359
이최고	간호학과	여	충남 공주시	850-2224
진간장	보건관리학과	남	대전시 둔산동	587-1571
우등상	보건관리학과	여	서울시 대치동	416-2428
장간장	보건관리학과	남	서울시 삼전동	418-7273
황된장	임상병리학과	여	충남 공주시	854-5146

그림 7-3 관계형 데이터베이스의 예 : 학생테이블

5.2 데이터베이스의 3가지 설계

1) 개념적 설계

- 업무 처리에 필요한 자료와 속성을 기술
  - 자료 간의 관계를 정의하는 단계
- 개체 관계도(ER 다이어그램, Entity Relationship Diagram/ERD)
  - 관계의 의미를 직관적으로 표현할 수 있는 수단
  - 테이블 간 서로의 상관관계를 그림으로 도식화한 것
- 구성요소 : 개체(entity), 관계(relationship), 속성(attribute)

2) 논리적 설계

- 개념적 설계에서 만든 스키마를 보완하는 단계
- 사용하고자 하는 데이터베이스 관리시스템에 맞추어
  - 관계 데이터 모델이나 네트워크 데이터 모델 등으로 변경해야 함

3) 물리적 설계

- 개발에 사용할 데이터베이스 관리 시스템을 선택
  - 논리적 설계 단계에서 만들어진 개체관계도(ERD)
  - 이를 해당 데이터베이스 관리시스템을 사용해서 구축할 수 있도록 구체적으로 변화하는 단계
- 데이터가 데이터베이스에 저장될 물리적 구조를 설정
  - 레코드의 형식, 순서 및 접근경로 등의 양식 설계
  - 최종 산출물은 테이블 명세서

(1) 테이블(Table)

- 논리설계시 정의한 엔티티가 변화된 것
- 필요한 정보를 하나의 표처럼 구조화한 개체
- 컬럼(필드)들로 구성
- 컬럼(필드)들은 입력되는 데이터의 종류에 따라
  - 컴퓨터가 이해할 수 있는 데이터 유형에 맞춰 설정

(2) 열(Column)

- 테이블에서 저장/관리할 데이터를 정의한 것
- 칼럼 정의시는 컬럼이 가지고 있는 데이터 특성에 따라
  - 데이터 형식과 길이를 지정해 주어야 함

(3) 기본키(Primary key)

- 하나의 테이블에 존재하는 행(row)을 유일하게 식별하는데
  - 필요한 컬럼의 조합을 의미
- 경우에 따라 복수의 컬럼이 기본키가 되기도 함

(4) 참조키(Foreign key)

- 테이블의 컬럼이 다른 테이블의 기본키를 참조할 때(외래키)
- 기본키는 널(null)일 수 없으나 참조키는 널(null) 가능

  ☞ Null 값
  - null 값은 데이터베이스에서 중요한 의미 지님
  - 아직 결정되지 않거나, 모르는 값

(5) 행(Row)

- 하나의 테이블에서 기본키를 기준으로 하나의 행 값을 의미
- 레코드 또는 튜플(tuble=행)
- 하나의 테이블에서 모든 행
  - 동일 구조를 가지고 테이블에 정의된 컬럼을 표현
- 스프레드시트에서 행에 해당

데이터베이스의 중요 용어

◐ 관계(Relation)

- 몇 가지 entry를 2차원 테이블로 나타냄
- 테이블 내에 각 entry는 단일 값을 가짐
- 그룹 항목이나 배열을 사용할 수 없음
- 테이블의 각 열은 유일한 명칭을 가짐
- 열과 행의 순서는 중요하지 않음

◐ 속성(Attribute) : 열

- 테이블의 열을 나타내는 데이터 항목과 같은 의미
- 관계 테이블의 학번, 성명, 성별 및 평점 등

◐ 튜플(Tuble) : 행

- 테이블의 행을 튜플이라고 함
- 열의 수가 n인 경우 n–튜플이라고 함

◐ 도메인(Domain)

- 속성들이 나타날 수 있는 값의 집합
- 성별의 도메인은 남과 여, 평점의 도메인은 4.5 이하

◐ 기본키(Primary key)

- 한 DB 내에서 모든 튜플을 유일하게 구별할 수 있는 속성
- 데이터베이스에서 일반적으로 키라고 하면 기본키를 말함

◐ 후보키(Candidate key)

- 두 개 이상의 조합을 이루어서 유일하게 튜플을 구별할 수 있을 경우
  – 그 속성을 후보키라 함

7 실전문제

1. 컴퓨터 자료처리 방식으로 자료의 항목이 정리되어 관리하는 file의 집단은?

① 의료정보관리 ② COM ③ 데이터베이스
④ CAR ⑤ EMR

2. 데이터베이스의 장점으로 옳은 것은?

① 시스템의 다양화 ② 전산화 비용 증가 ③ 파일 회복 불가능
④ 데이터 다중 이용 ⑤ 데이터 복구 신속

3. 단말 사용자가 데이터베이스에 정보를 요구하기 위해 사용되는 언어는?

① 질의어 ② 정의어 ③ 관계어
④ 조작어 ⑤ 추가어

4. 데이터베이스를 정의, 새로 구축, 수정 및 통제 기능의 소프트웨어는?

① Computer output microfilm
② Data base management system
③ Imaging document system
④ Electronic medical record
⑤ Data mining

5. 데이터베이스의 문제점으로 옳은 것은?

① 데이터 연결 ② 데이터 보호 ③ 데이터 보안
④ 데이터 공유 ⑤ 데이터 삭제

6. 데이터베이스 언어에 해당되는 것은?

① 답변어 ② 데이터 융합어 ③ 데이터 정의어
④ 데이터 분리어 ⑤ 데이터 통합어

정답 1. ③ 2. ④ 3. ① 4. ② 5. ② 6. ③

7. 3층 스키마에 해당되는 것은?

① 해결 스키마　② 서브 스키마　③ 상층 스키마
④ 하층 스키마　⑤ 중간 스키마

8. 계층 구조 데이터베이스 모델에서 정보가 전달되는 단위는?

① Segment　② Record　③ Block
④ File　⑤ Record

9. 데이터베이스 관리시스템의 특징으로 옳은 것은?

① 데이터 개별화　② 관리의 결점　③ 데이터 중복 최대화
④ 데이터 공유　⑤ 데이터 처리 간결

10. 관계 데이터 모델 용어와 관련이 있는 것은?

① 어트리뷰트(attribute)　② 파일(file)　③ 비트(bit)
④ 레코드(record)　⑤ 바이트(byte)

11. 데이터베이스의 모형에 해당되지 않는 것은?

① 규칙형 데이터베이스　② 수직 데이터 베이스　③ 망 데이터베이스
④ 수평 데이터 베이스　⑤ 점 데이터베이스

12. 관계형 데이터베이스 테이블의 특성으로 옳은 것은?

① 동일 테이블의 동일 열은 동종의 값을 갖음
② 각 행은 유일해야 함
③ 각 열은 2개의 값을 가져야 함
④ 동일 테이블의 동일 열은 이종의 값을 가짐
⑤ 각 행과 열의 값은 3개의 값을 가져야 함

13. 데이터베이스에서 일반적으로 키라고 하면 무엇인가?

① 후보키　② 외래키　③ 대체키
④ 기본키　⑤ 입원키

정답　7. ②　8. ①　9. ④　10. ①　11. ③　12. ②　13. ④

14. 데이터베이스의 내용으로 옳은 것은?

① 자료를 연산하는 장치에 연속성을 주기 위한 것
② 중복되는 자료를 없애는 데 있음
③ 단위 프로그램의 자료를 통합하여 관리하기 위한 것
④ 중복되는 자료를 수집하는 데 있음
⑤ 자료를 세분화시켜 기억하기 위한 것

15. 데이터 조작 언어로 옳지 않은 것은?

① Update : 데이터 갱신
② Query : 데이터 수정
③ Select : 데이터 검색
④ Delete : 데이터 삭제
⑤ Insert : 데이터 추가

16. 특정렬에 내림차순으로 정렬을 나타내는 명령어로 옳은 것은?

① CASCADES ② View ③ Domain
④ Ordery by ⑤ Positioning

17. 데이터베이스의 특성으로 옳은 것은?

① 동시분리 ② 연속 변화 ③ 실시간 접근성
④ 가격에 의한 참조 ⑤ 단속 변화

18. 기본키에 속해 있는 속성은 NULL값을 가질 수 없음을 나타내는 무결성은?

① 정보 타당성 ② 개체 무결성 ③ 제1 정규화
④ 뷰(View) ⑤ 내용 타당성

19. 단순스키마로 범기관적 입장에서 데이터베이스를 정의한 것은?

① 개념적 스키마 ② 외부스키마 ③ 논리 스키마
④ 내부스키마 ⑤ 정의 스키마

정답 14. ② 15. ② 16. ④ 17. ③ 18. ② 19. ①

20. **관계 데이터베이스를 설계할 때 고려해야 할 사항으로 옳은 것은?**

① 보안 – 차단 ② 일관성 – 입원키 ③ 보안 – 뷰(View)
④ 무결성 – 수술키 ⑤ 재생 – 로킹

21. **데이터베이스의 설계과정이다. (　　) 안에 들어갈 용어는?**

기획 → 요구설계 →개념적 설계 → (　　　　) → 물리적 설계

① 논리적 설계 ② 시간적 설계 ③ 데이터 설계
④ 추가적 설계 ⑤ 수정적 설계

22. **데이터베이스에서 정보의 최소단위로 옳은 것은?**

① 공유 ② 관계 ③ 개체
④ 속성 ⑤ 행열

23. **데이터 모델링에 있어 데이터 구조들과 그들 간의 관계들을 표현하는 것은?**

① ERD ② OCS ③ PACS
④ HIS ⑤ EMR

24. **계층 데이터 모델에서 두 레코드간의 직접 표현방법으로 옳은 것은?**

① 2:2 관계 ② n–1:1 관계 ③ 1:n 관계
④ 3:3 관계 ⑤ n–1:2 관계

25. **데이터 모델링에 사용되는 기술로 옳은 것은?**

① 수집화 ② 클래스화 ③ 소수화
④ 분권화 ⑤ 통제화

26. **병원정보 처리에 필요한 서버 처리능력의 고려 요소로 옳지 않은 것은?**

① 입원병상수 ② 환자수 ③ 실시간 user수
④ 병원규모 ⑤ OCS 평균 transaction

정답 20. ③ 21. ① 22. ③ 23. ① 24. ③ 25. ② 26. ④

27. 데이터 모델링 도구의 선택기준으로 옳은 것은?

① 다양한 모델링 가격　② 다양한 모델링 기능 지원
③ 사용 불편성　④ 데이터의 분리관리 지원
⑤ 컴퓨터 용량

28. 데이터 모델링과 관련된 용어는?

① 요소　② 단위　③ 실체
④ 속도　⑤ 내용

29. 데이터를 조작하는 권한을 사용자로부터 박탈하는 명령어로 옳은 것은?

① Revoke　② Create　③ Delete
④ Commit　⑤ Integrate

정답 27. ②　28. ③　29. ①

제8장

보건의료데이터 관리, 퇴원손상심층조사 및 빅데이터

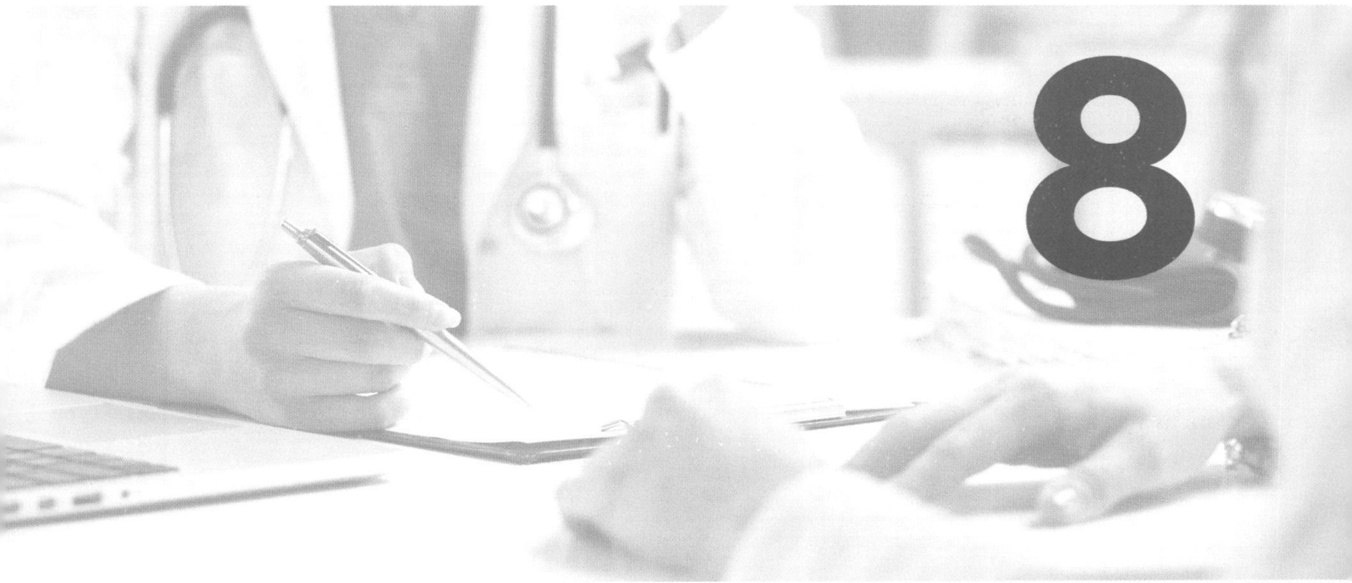

- 보건의료데이터 관리의 개념
- 보건의료데이터 질 관리의 특성
- 데이터 분류 및 퇴원손상심층조사
- 데이터 이용의 질 관리 사례
- 보건의료 빅데이터의 개념 및 속성

제 8 장

보건의료데이터 관리, 퇴원손상 심층조사 및 빅데이터

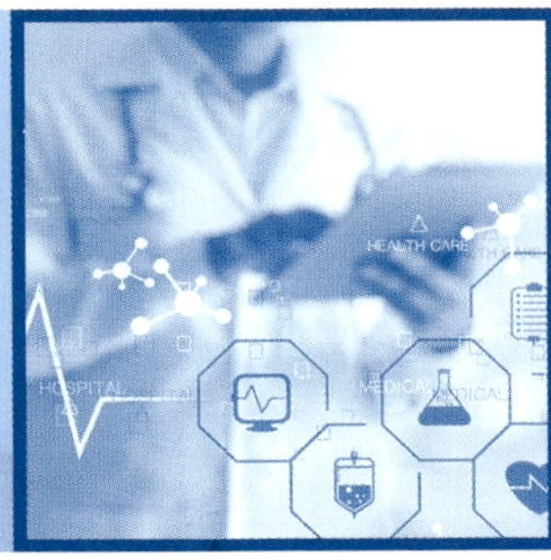

1 보건의료데이터 관리의 개념

1.1 보건의료데이터 및 데이터 관리

1) 보건의료데이터 관리의 의미

- 보건의료분야에서 다양하게 발생하는 데이터를 수집, 정제 및 저장 분석 및 활용하는 것
  - ☞ • 정제 : 물질에 섞인 불순물을 없애 그 물질을 순수하게 함
    - 데이터 정제
      - – 레코드 세트, 테이블 또는 데이터베이스
      - – 이것이 손상, 부정확한 레코드를 감지 및 수정(제거)하는 프로세스

2) 데이터(자료) 관리의 필요성

- 데이터 양의 증가
- 데이터 활용영역의 확대
- 데이터가 자산인 시대
- 데이터의 신뢰성과 품질 수준이 낮음

3) 데이터 관리의 내용

(1) 데이터 항목

- 데이터 항목의 선정은 수집할 데이터의 항목을 결정하는 것

- 법적 요구사항, 사용자의 요구사항 등
  - 다양한 요인을 종합적으로 고려하여 데이터 항목을 선정

(2) 데이터 사전

- 시스템 전체에서 나타나는 데이터 항목들에 대한 정보
  - 이를 지정한 중앙 저장소
- 데이터 사전에는 각 데이터 항목에 대한 주요 정보를 함께 정의
- 퇴원요약의 데이터 사전 사례

(3) 데이터셋(Data set)

- 컴퓨터에서 사용할 수 있도록 저장된 유사하거나 관련된 데이터들의 집합체
- 퇴원요약의 데이터셋 사례

(4) 데이터 매핑(Data mapping)

- 두 시스템 간의 데이터를 연결하는 절차
- 데이터 매핑의 목적
  - 한 데이터베이스에서 다른 데이터베이스로의 데이터 교환을 위한 의미있는 방식

표 8-1 데이터 관리의 필요성 및 내용

데이터 관리의 필요성	데이터 관리의 내용
• 데이터 양의 증가 • 데이터 활용영역의 확대 • 데이터가 자산인 시대 • 데이터 신뢰성과 품질 수준이 낮음	◐ 데이터 항목 • 데이터 항목의 선정 – 수집할 데이터의 항목 결정 ◐ 데이터 사전 • 시스템 전체에서 나타나는 데이터 항목들의 정보 – 이를 지정한 중앙 저장소 ◐ 데이터셋(Data set) • 컴퓨터에서 사용할 수 있도록 – 저장된 유사하거나 관련된 데이터들의 집합체 ◐ 데이터 매핑(Data mapping) • 두 시스템 간의 데이터를 연결하는 절차

1.2 보건의료데이터의 도입 배경

1) 보건의료분야의 데이터 질 낮은 요인 : 4가지

- 의료기관 내외부 사용자의 데이터 사용의 요구사항 파악 부족
- 데이터 생성과정의 명확한 정의 미흡
- 데이터 간의 연계성 관리 미흡
- 데이터 질 관리 전문가의 부족

2) 보건의료데이터의 필요성

- 급격히 증가하고 있는 보건의료데이터의 질 관리
  – 사람이 직접 데이터의 질을 확인하는 방식 보다 IT 기술 기반
  – 데이터 질 관리를 통해 비용효과적 보건의료데이터의 질 관리 필요
- 의료서비스의 기획, 개발 및 유지에 중요한 역할
- 의료의 질 향상에 상당히 기여 가능
- 방대한 보건의료데이터를 이용하여 진료정보 교류, 의사결정지원 의학연구 자료로 활용, 공공보건, 보건정책 수립 및 통계 생성 등
  – 다양한 보건의료서비스 제공 가능

표 8-2 보건의료데이터 질 낮은 요인 및 필요성

보건의료분야 데이터 질 낮은 요인	보건의료데이터의 필요성
• 의료기관 내외부 사용자의 데이터 • 사용의 요구사항 파악 부족 • 데이터 생성과정의 명확한 정의 미흡 • 데이터 간의 연계성 관리 미흡 • 데이터 질 관리 전문가의 부족	• 급격히 증가하고 있는 보건의료데이터의 질 관리 – 데이터 질 관리를 통해 비용효과 • 의료서비스의 기획, 개발 및 유지에 중요한 역할 • 의료의 질 향상에 상당히 기여 가능 • 방대한 보건의료데이터를 이용하여 진료정보 교류, 의사결정지원

1.3 보건의료데이터 관리 활동

1) 데이터 수명 주기(Data Life Cycle)

(1) 데이터 생성 : 데이터가 처음 생성되는 것

(2) 데이터 활용 : 생성된 데이터의 활용

(3) 데이터 공유

- 생성된 데이터는 업무에 따라 수집되고 분석됨
  - 필요한 정보로 공유

(4) 데이터 보관

- 생성된 데이터나 분석된 데이터는 안전하게 보관됨
  - 다시 공유와 순환을 통하여 지속적인 정보의 창출이 가능

(5) 데이터 폐기

- 사용이 만료된 데이터의 폐기는 데이터 폐기 원칙에 따라 진행

2) 데이터 관리의 단계

(1) 데이터 수집

- 필요목적에 따라 이미 존재하는 데이터를 수집하는 것

표 8-3 데이터 수명 주기 및 데이터 관리의 단계

데이터 수명 주기	데이터 관리의 단계
• 데이터 생성 – 데이터가 처음 생성되는 것 • 데이터 활용 – 생성된 데이터의 활용 • 데이터 공유 – 생성된 데이터는 업무에 따라 수집되고 분석 – 필요한 정보로 공유 • 데이터 보관 – 생성된 데이터나 분석된 데이터는 안전하게 보관됨 – 다시 공유와 순환을 통하여 지속적인 정보의 창출이 가능 • 데이터 폐기 – 사용이 만료된 데이터의 폐기 – 데이터 폐기 원칙에 따라 진행	• 데이터 수집 – 필요목적에 따라 이미 존재하는 데이터를 수집하는 것 • 데이터 정제 – 수집된 데이터의 오류를 수정하는 단계 • 데이터 분석 및 활용 – 정제된 데이터를 이용 – 다양한 분석 및 활용이 이루어지는 단계

(2) 데이터 정제

- 수집된 데이터의 오류를 수정하는 단계

(3) 데이터 분석 및 활용

- 정제된 데이터를 이용하여 다양한 분석 및 활용이 이루어지는 단계

3) 데이터 관리 전략

- 표준화 및 통합의 관점에서 관리
- 데이터의 질 관리 및 메타데이터 관리
- 데이터 모델 기법을 기반으로 데이터를 관리
- 데이터 관리의 책임이 있는 관리부서와 담당자를 선정하여 데이터 관리

1.4 보건의료데이터의 질 관리 대상 및 접근방법

1) 보건의료데이터의 질 관리

- 보건의료데이터 질 관리의 구성
  - 데이터 생명주기 단계별로 이루어져야 함

2) 정보 생명주기(life cycle) 고려 : 데이터 질 관리 활동

- 정보 생명주기의 구성
  - 계획, 획득, 저장, 공유, 운영, 활용, 폐기 단계로 구성

3) 보건의료데이터 질 관리 접근방법

- 보건의료데이터 질 관리의 목적, 범위 및 내용을 명확하게 정의
- 보건의료데이터 생성 및 관리자들
  - 통일된 명확한 기준에 따라 데이터 질 관리 작업
- 각 의료기관에서는 표준화된 보건의료데이터 질 관리가 필요
- 국가 차원에서 보건의료데이터 질 관리 가이드라인을 개발

정보 생명주기 및 데이터 질 관리 활동

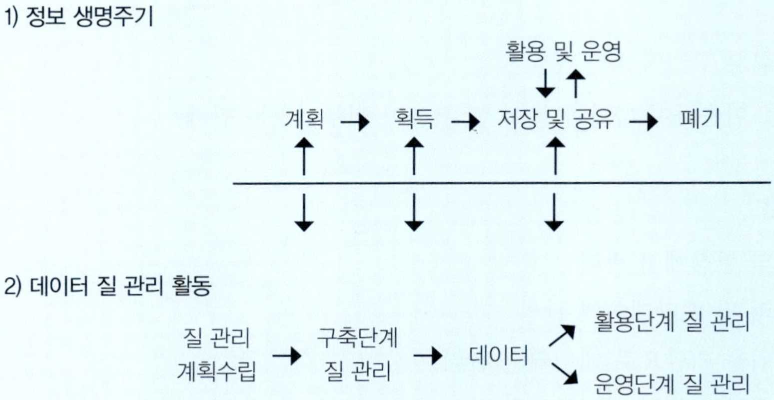

2 보건의료데이터 질 관리의 특성

2.1 보건의료데이터의 질 관리 정의

1) 보건의료데이터 질 관리의 정의 및 속성

(1) Larry English

- 데이터 질 관리를 기업과 고객의 목표를 달성하기 위해
  - 데이터에 대한 이해관계자의 기대를 충족시킴
  - 과학적 기법을 통해 고객에 집중
  - 데이터에 대한 개선활동을 수행하는 것
- 의료기관, 지역보건조직 및 보건복지부 등을 포함
- 보건의료관련 기관 및 조직
  - 질 낮은 데이터가 건강관리에 미치는 영향에 대해 관심 가짐
  - 양질의 데이터를 유지할 수 있도록 지속적으로 관리 필요

(2) 보건의료데이터 질의 속성

- 데이터 질의 속성은 다양한 측면이 있으나 일반적으로 정의

2) Eckerson이 제시한 데이터 질의 속성

(1) 정확성(accuracy)

- 데이터가 실제 또는 검증 가능한 출처를 정확하게 보여주는 것

(2) 무결성(integrity)

- 개체와 속성 간의 관계가 일관되게 유지되고 있는지를 나타내는 것

(3) 일관성(consistency)

- 데이터 요소가 일관되게 정의되고 이해되는지를 나타내는 것

(4) 완전성(completeness)

- 필요한 모든 데이터가 있는지를 나타내는 것

(5) 타당성(validity)

- 데이터가 사전 정의된 허용범위 내에 존재하는지를 나타내는 것

(6) 적시성(timeliness)

- 데이터를 필요로 할 때 적절하게 사용할 수 있는지를 나타내는 것

(7) 접근성(accessibility)

- 데이터에 쉽게 접근할 수 있음
  - 이를 이해하고 사용할 수 있는지를 나타내는 것

2.2 AHIMA의 데이터 질 특성

1) 정확성(accuracy)

- 데이터는 유효한 값을 가지며 정확해야 함

  예) 부정확한 데이터 사례 : 철자 오류

2) 접근성(accessibility)

- 치료시 임상데이터를 이용할 수 있어야 함

  예) 의사가 의사결정을 하고자 할 때 데이터를 이용할 수 있어야 함

3) 포괄성(comprehensiveness)

- 용도에 따라 필요한 모든 데이터가 구비되어 있어야 함

  예) 불완전한 데이터는 적절한 의료서비스 제공이 어려울 가능성

4) 일관성(consistency)

- 데이터는 일관성이 있어야 함
- 한 약어가 서로 다른 두 가지 의미를 가지고 있는 경우

  – 의사소통의 혼란을 가져올 수 있음

  예) CPR(심폐소생술), 컴퓨터기반 환자 의무기록

5) 최신성(currency)

- 데이터는 최신 상태로 유지되어야 함

  예) 검사의 경우 최종보고서가 나오기 전 잠정보고서가 제공됨

  – 최종적으로 보관되어야 하는 데이터는 잠정보고서가 아닌 최종보고서임

6) 정의(definition)

- 데이터 사용자가 데이터의 의미를 이해할 수 있도록

  – 데이터에 대한 명확한 정의가 제공되어야 함
- 명확한 데이터 정의를 제공하기 위해 데이터 사전(data dictionary)을 사용할 수 있음

7) 세분화(segmentation)

- 데이터의 속성 및 값이 정의되는 세부 수준을 의미함
- 적절한 세부 수준에서 데이터를 수집

  – 의료정보의 적시성 평가를 위해 날짜가 아닌 일시까지 포함

표 8-4 데이터 질의 속성 및 특성

Eckerson : 데이터 질의 속성	AHIMA : 데이터 질 특성
◐ 정확성(accuracy) • 데이터가 실제 또는 검증 가능한 출처 – 정확하게 보여 주는 것 ◐ 무결성(integrity) • 개체와 속성 간의 관계 – 일관되게 유지되고 있는지 나타냄 ◐ 일관성(consistency) • 데이터 요소가 일관되게 정의됨 – 이해되는지를 나타냄 ◐ 완전성(completeness) • 필요한 모든 데이터가 있는지 나타냄 ◐ 타당성(validity) • 데이터가 사전 정의된 허용범위 내 – 존재하는지를 나타냄 ◐ 적시성(timeliness) • 데이터 필요로 할 때 – 적절하게 사용할 수 있는지 나타냄 ◐ 접근성(accessibility) • 데이터에 쉽게 접근할 수 있음 – 이를 이해하고 사용할 수 있는지 나타냄	◐ 정확성(accuracy) • 데이터는 유효한 값을 가짐 – 정확해야 함 예) 부정확한 데이터 사례 : 철자 오류 ◐ 접근성(accessibility) • 치료시 임상데이터 이용 가능해야 함 예) 의사가 의사결정시 – 데이터 이용 가능해야 함 ◐ 포괄성(comprehensiveness) • 용도에 따라 모든 데이터 구비 예) 불완전한 데이터 – 적절한 의료서비스 제공 어려움 ◐ 일관성(consistency) • 데이터는 일관성이 있어야 함 • 한 약어가 다른 두 가지 의미시 – 의사소통의 혼란을 가져올 수 있음 예) CPR(심폐소생술) 컴퓨터기반 환자 의무기록 ◐ 최신성(currency) • 데이터는 최신 상태로 유지되어야 함 예) 검사 : 최종보고서 전 잠정보고서 제공 – 최종 보관되어야 하는 데이터 ◐ 정의(definition) • 데이터 사용자가 데이터 의미 이해 – 데이터의 명확한 정의 제공 – 데이터 사전(data dictionary) 사용 ◐ 세분화(segmentation) • 데이터 속성 및 값이 정의되는 세부수준 • 적절한 세부 수준에서 데이터를 수집 – 의료정보의 적시성 평가 위해 – 날짜가 아닌 일시까지 포함 ◐ 정밀성(precision) • 실제 크기, 무게 및 측정기준 등 – 수치 데이터 – 정확한 단위 정보 명시해야 함 예) 약물 투여량은 mg 투여시 – g으로 사용하는 것 – 의료진의 혼란을 가져옴 – 환자 안전 문제 가능성 ◐ 관련성(relevancy) • 데이터 항목은 수집 목적과 관련성 필요 예) 불필요한 데이터 수집되지 않도록 함 ◐ 적시성(timeliness) • 필요한 시점에 해당 데이터 이용 – 치료시 의사 의사결정 필요 – 이 시점에 검사결과 제공되어야 함

8) 정밀성(precision)

- 실제 크기, 무게 및 측정기준 등의 수치 데이터
  - 정확한 단위 정보를 명시해야 함

  예) 약물 투여량은 mg으로 투여되어야 할 때 g으로 사용하는 것
    - 의료진의 혼란을 가져와 환자의 안전에 문제가 있을 수 있음

9) 관련성(relevancy)

- 데이터의 항목은 수집 목적과 관련성이 있어야 함

  예) 불필요한 데이터가 수집되지 않도록 함

10) 적시성(timeliness)

- 필요한 시점에 해당 데이터를 이용할 수 있어야 함
  - 치료시 의사의 의사결정이 필요한 시점에 관련된 검사결과가 제공되어야 함

2.3 데이터 질의 진단

1) 데이터 질 관리 활동의 기초 업무

- 보건의료정보시스템을 통해 환자 진료로 생성되고 관리하는 데이터 중
  - 어떤 데이터에 오류가 있음
  - 그 원인이 무엇인지를 파악하는 것
  - 데이터 질 관리 활동의 가장 기초적인 업무

2) 데이터의 질적 수준 향상 활동

- 의료정보의 정질량 분석을 통해 신속하고 정확하게 작성되도록 유도
- 의료정보 뿐만 아니라 각종 검사결과, 특수치료 등
  - 관련 자료들이 누락없이 신속히 수집될 수 있는 체계 유지
- 질병 및 의료행위분류, 진료통계 분석 및 활용 등의 자료처리 과정에서 정확성 유지
- 정보시스템 내에서 입력의 정확성이 유지될 수 있는 방안 강구
- 정기적으로 자료 처리과정 및 정보의 질을 체계적으로 평가하는 시스템 구축
- 데이터의 질을 정확하게 관리할 수 있도록 지속적 교육 시행

3) 데이터 값, 데이터 구조 및 관리 프로세스 확실성

- 데이터 값, 데이터 구조 및 데이터 관리 프로세스가 확실해야 데이터의 질을 보장할 수 있음
- 데이터 구조나 관리 프로세스에 문제가 있으면 데이터 값의 질이 저하됨
- 데이터 관리 프로세스가 없는 조직에서 높은 질의 데이터 값이나 구조를 기대할 수 없음

4) 데이터 값, 구조 및 프로세스 진단

(1) 정형 데이터에 대한 데이터 값의 진단

- 정형화된 데이터에 대한 데이터 값의 진단
  - 운영시스템 내 데이터베이스의 테이블, 컬럼, 코드, 관계 및 업무규칙을 기준
  - 데이터 값에 대한 오류 등의 현상을 분석
- 데이터 값과 관련된 질 관리 기준을 적용
  - 오류내역을 산출하고 주요 원인을 분석하여 개선 사항을 제안함

(2) 데이터 구조의 진단

- 데이터 구조의 진단은 데이터 모델링 관점에서 데이터의 질을 진단
- 현행 데이터베이스 구조의 무결성, 데이터 구조 표준화, 관리 수준 및 변경관리 등의 현황을 진단
- 구조 진단의 주요 사항
  - 데이터의 표준화 수준, 표준 코드, 표준 도메인, 테이블 컬럼
  - 관계의 정의, 정규화 수준 등

5) 데이터 관리 프로세스의 진단 및 주요 사항

(1) 데이터 관리 프로세스의 진단

- 정형, 반정형 및 비정형 데이터 관리 프로세스를 분석
- 문제점 진단
- 이를 개선할 수 있는 핵심 업무 프로세스를 표준화하여 재설계

(2) 데이터 관리 프로세스의 진단관련 주요 사항

- 질 관리 정책 수립, 업무 프로세스의 적절성
- 운영성 분석 및 프로세스별 오너십 등

6) 데이터 질 관리의 대상

(1) 국가적 차원의 데이터 질 관리 정책

- 데이터 및 데이터베이스를 포함하는 정보자원의 효율적 관리와 표준화
  - 이를 통한 연계 및 활용을 촉진하기 위해 공공기관 등
  - 관련 기구 및 단체에서 데이터 질 관리 활동을 법적 근거하
  - 준수하도록 요구

(2) 국내 국가정보화기본법 및 전자정부법

- 국내 국가정보화기본법, 전자정부법 등에 근거를 둠
  - 공공기관의 정보화 추진과정에서 생산, 유통 또는 활용되는 데이터베이스 질을 관리
  - 이를 위해 공공기관의 데이터베이스 질 관리 지침을 제시
  - 공동활용 및 운영 등에 관한 지침을 정하여 운용하고 있음

(3) 국외 보건의료분야 데이터 질 관련 제도 및 지침

① 미국 : 정보품질법 가이드 라인

- 연방정부에서 정보품질법(Data Quality Act)을 제정
- 예산국을 통해 범정부차원의 데이터 품질 관리 가이드를 발행
- 기관들은 데이터 질 관리 가이드에 따른 기준
  - 데이터의 객관성, 편의성, 신뢰성 수준을 높이기 위한 정책과 지침을 마련
  - 주기적으로 보고하도록 의무화

② 캐나다 : 보건정보기구 데이터 질 관리지침

- 보건분야 데이터의 질 확보를 위한 시행 내용
  - 데이터 질 활동 절차, 데이터 질 관리 도구, 데이터 질 관리 문서로 구성된 데이터

질 관리 프레임워크를 수립하여 시행

데이터 질 관리

◑ 국가차원의 데이터 질 관리
- 법제도, 지침 및 지원 인프라

◑ 질 관리 정책조직
- 국가 차원의 질 관리 정책 방향성 제시
- 기관의 질 관리 지원(행정/기술)

◑ 단계별 질 관리 활동
- 계획단계 질 관리
  - 예방적 질 관리, 선택/집중적 질 관리
- 수행
  - 데이터 구축단계 질 관리 : 진단개선
  - 사전 질 보장
  - 기관데이터 : 마스터, 활동, 진계, 연계 : 진단 · 개선
  - 고품질 데이터 활동
  - 데이터 활용단계 질 관리 : 이슈제기
- 데이터 질 관리 활동
  - 질 관리 계획수립 → 구축단계 질 관리 → 데이터 활용단계 질 관리 및 운영단계 질 관리

◑ 질 관리 활동 지원
- 질 관리 인프라(도구, 시스템)

3 데이터 분류 및 퇴원손상심층조사

3.1 데이터 분류

1) 1–2차 데이터 분류

(1) 1차 데이터
- 의료기관의 진료과정에서 생성되는 데이터

(2) 2차 데이터
- 1차 데이터를 어떤 목적에 맞게 이용한 데이터

2) 2차 데이터 수집체계

• 2차 데이터로 이용되는 보건의료데이터의 주요 수집체계

(1) 퇴원손상심층조사(National Hospital Discharge Survey, NHDS)

① 의료기관의 의료정보 자료

• 보건통계 산출시 비용 효과적
  – 효율적인 자료원

② 선진국의 경우

• 미국, 호주 등 선진국의 경우
  – 퇴원손상환자조사, 병원상병데이터베이스와 같은 조사체계를 운영함
  ☞병원상병데이터베이스(National Hospital Morbidity Database, NHMD)

③ 국내 질병관리청

• 의료기관의 퇴원환자에 대한 국가단위의 보건통계 생산 및 손상 규모를 파악
• 2005년부터 퇴원손상심층조사를 100병상 이상의 일반병원을 대상
  – 표본조사를 매년 시행하고 있음

④ 조사의 목표

• 주요 만성질환 및 손상에 대한 지속적이고 체계적인 국가단위의 보건의료 통계를 생산
  – 국민건강증진 및 보건의료정책에 필요한 기초 자료로 활용

(2) 총퇴원환자 중 손상환자

• 총퇴원환자는 2019년 기준 723만 명, 전체 인구의 14.0%에 해당
  – 이 중 손상환자는 116만 명
  – 총퇴원환자 중 16.1%(퇴원환자 6명 중 1명)를 차지
  – 질환군별 순위로 1위

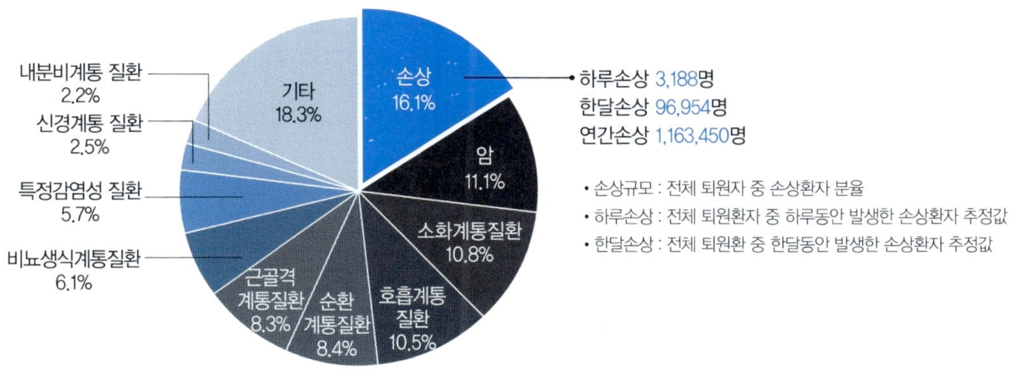

그림 8-1 총 입원환자 중 손상환자 : 질병관리청(2022)

(3) 생애주기별 손상퇴원율

- 퇴원율은 퇴원환자의 수를 해당 인구 10만 명당 나타냄
- 2019년 손상퇴원율은 2,250명, 남자가 2,391명, 여자가 2,109명
  - 청장년까지 매년 남자 환자가 많았음
- 노인(65세 이상)은 남자 손상퇴원율이 3,964명, 여자 5,082명
  - 여자 노인의 손상퇴원환자 비율이 높음
- 노인 인구 중 여자 비율이 높기 때문에 실제 환자수 비교
  - 65세 이상 남자 손상환자수가 15만 명, 여자 환자수가 24만 명

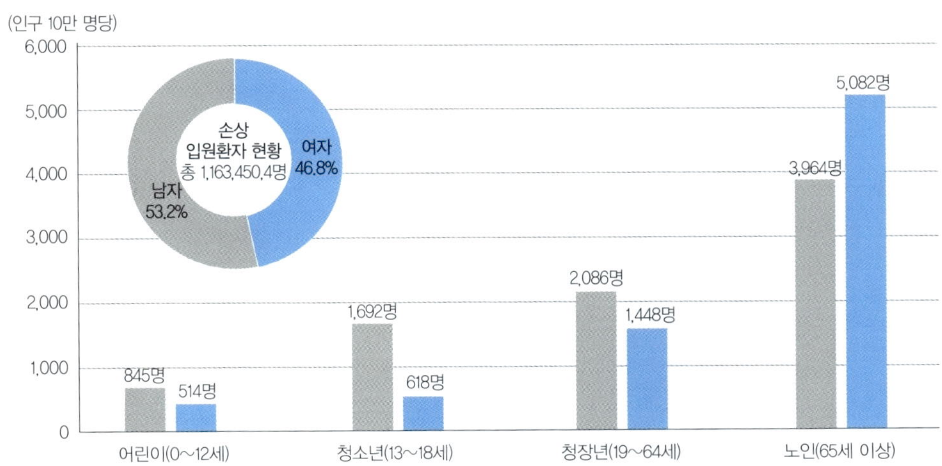

그림 8-2 생애주기별 손상퇴원율 : 질병관리청(2022)

(4) 연령별 입원환자의 평균재원일수(Average Lengh of Stay)

- 손상퇴원율 : 해당년도의 추계인구 10만 명당 손상으로 인한 퇴원환자수
- 퇴원환자의 입원기간은 평균 7.9일이며, 손상환자는 12.6일로 더 입원
- 연령이 높을수록 평균재원일수도 길어지는 경향

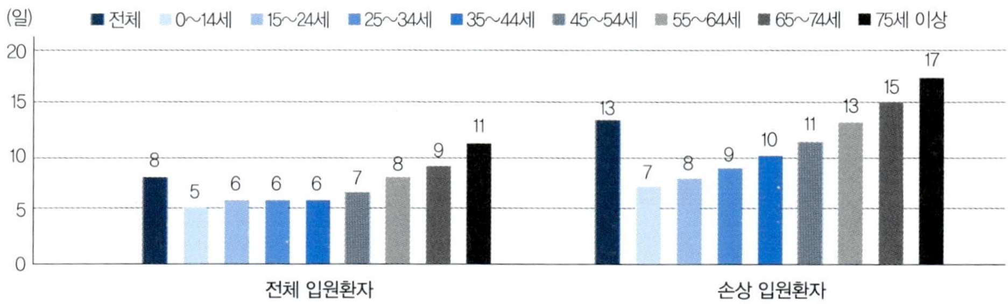

그림 8-3 연령별 입원환자의 평균재원일수 : 질병관리청(2022)

(평균재원일수 : 환자당 입원일수의 평균값)

(5) 손상기전별 손상환자 분포

- 손상 퇴원환자의 96.2%는 고의성이 없는 사고에 따라 발생한 손상
- 1.8%는 의도적으로 본인에게 손상을 입힌 환자
- 1.5%는 타인의 의도적 폭행으로 손상된 환자
- 손상기전별로는 추락낙상 환자가 42.1%로 가장 많았음
  - 운수사고(27.8%), 부딪힘(10.8%) 순
- 평균재원일수는 불화염열에 의한 손상이 17.2일로 가장 길음
  - 추락낙상도 14.3일로 평균보다 길었음

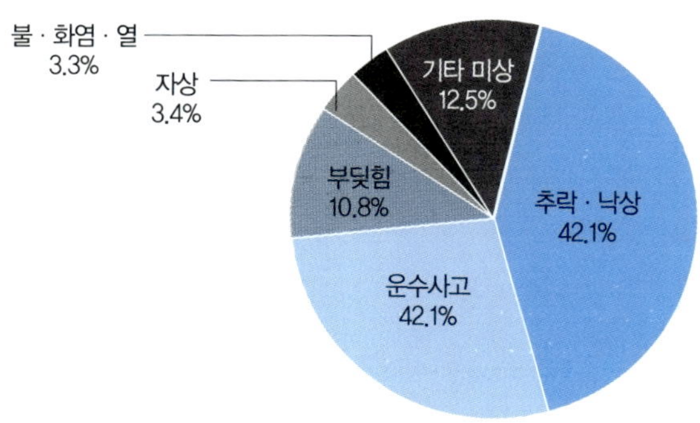

*자상(a stab 찔러서 상처 입힘) : 베임, 절단 등
*기타 미상 : 총상, 질식, 익수(물에 침수 질식사), 중독 등

그림 8-4 손상기전별 손상환자 분포(환자수 기준)

3.2 퇴원손상심층조사 데이터 항목

1) 전체 퇴원환자의 세분류

(1) 환자정보

- 환자등록번호, 성별, 연령, 출생일, 주소(우편번호), 진료비지불원

(2) 내원정보

- 입원일, 퇴원일, 입원경로

(3) 질병 및 치료정보

- 주진단코드, 부진단코드(20개), 손상외인코드(2개), 주수술코드
- 주수술 시행일, 부수술 및 처치코드(20개), 치료결과
- 퇴원 후 향방, 선행사인코드

2) 심층조사 : 손상환자(Injury patient)

(1) 손상(injury)

- 손상은 외력에 의하여 생기는 조직의 변화
- 대개는 조직이 이단하여 정상구조가 파괴됨
- 일부에는 형태적 변화가 보이지 않는 기능적 장해에 멈추는 진탕증도 있음

(2) 손상환자의 외인정보

- 손상의도성, 손상발생장소, 손상 시 활동
- 손상기전, 손상발생일

(3) 손상유형별 정보

- 운수사고유형, 자살동기, 중독물질

3) 심층조사 : 급성 심근경색환자(Patient with acute myocardial infarction)

(1) 심근경색

- 심근경색이란 심장으로 혈액을 공급하는 혈관인 관상동맥이 혈전이나 콜레스테롤로 인해 완전히 막힘
  - 심장에 혈액이 공급되지 않아 심장이 죽어가는 질환
- 국내 돌연사의 가장 큰 원인
- 환자가 쓰러진 후 10분 이상이 지나면 뇌에 손상이 갈 위험이 높음
- 주로 심근경색이 발생한 후 병원 도착 전에 3분의 1이 사망
- 병원 도착 후 치료를 받아도 사망률이 5~10%로 높음
- 병원에서는 심폐소생술로 심장 기능을 돌림
- 스텐트(stent, 금속으로 된 그물망)를 삽입, 혈관을 넓히는 방법 시술

(2) 내원관련

- 내원경로, 내원방법, 병원도착시간

(3) 과거력 및 위험요인

① 과거력

- 심근경색증(myocardial infarction)
- 관상동맥질환 수술(coronary artery disease surgery) 또는 시술여부

② 위험요인

- 고혈압(hypertension, HTN), 당뇨(diabetes mellitus, DM)
- 흡연(smoking), 이상고지혈증(abnormal hyperlipidemia)

(4) 주증상

- 심장효소검사 시행일시, 최초값, 최대값

(5) 심전도 소견

- 심전도 시행여부, ST elevation 소견여부

(6) STEMI = ST elevation ST분절 상승

- 심전도상 ST분절 상승 이유 : 심근경색(myocardial infarction)
  - 심근이 허혈상태가 되면 산소를 공급받지 못해서 ATP 감소
  - 그 결과 ATP에 의존하는 나트륨–칼륨 펌프의 활동이 저하
  - 나트륨–칼륨 펌프 활동이 감소하면 세포내의 칼륨이 안으로 다시 들어오지 못하고 안에 있던 칼륨마저 세포 밖으로 나감
  - 재분극이 지연하여 T파가 상승하거나 ST 분절 상승
  - 경피적관상동맥중재술(percutaneous coronary intervention) 등 즉각적인 조치 필요

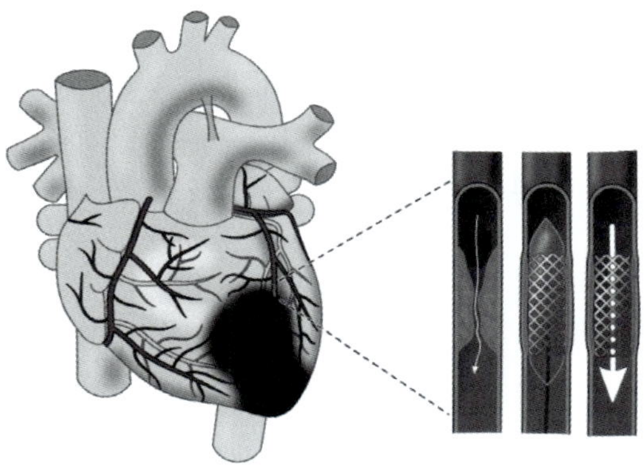

그림 8–5 경피적관상동맥중재술(percutaneous coronary intervention)

(7) 입원 후 처치

- 혈전용해요법 시행여부 및 시행시각
- 관상동맥중재술 시행여부 시행시각
- 관상동맥우회술 시행여부 및 시행시각

4) 심층조사 : 급성 뇌졸증 환자

(1) 뇌졸중((cerebrovascular accident, CVA = stroke)

① 뇌졸중 증상

- 뇌에 혈액 공급이 제대로 되지 않아 손발의 마비, 언어 장애
- 호흡 곤란 등

② 심방세동(atrial fibrillation)

- 심방의 규칙적 수축이 소실되고 불규칙한 잔떨림이 발생하는 질환

③ 진단 : 혈청 IgE 검사

- IgE는 혈액 속에 존재하는 면역단백질
  - 혈청 IgE 검사는 채혈한 혈액에서 혈청을 분리
  - 혈청 내 전체 IgE의 양을 정확하게 측정
  - 알레르기 반응 중 아토피성 질환의 진단검사 방법
  - ☞ 면역항체 E Ig(immunoglobulin 면역글로불린 E)

(2) 내원관련

- 내원경로, 내원방법, 병원도착시간

(3) 과거력 및 위험요인

- 과거력
  - 뇌졸중 발생횟수
- 위험요인
  - 고혈압, 당뇨, 흡연, 이상지혈증
  - 심방세동(atrial fibrillation)
  - 뇌졸중(CVA)의 직계 가족력

(4) 증상

- 주증상, 증상발현시간

(5) 두부영상소견

- 증상 발현 후 촬영한 두부 영상

- 증상 발현 후 최초 CT검사가 시작된 시간
- 증상 발현 후 최초 MRI검사가 시작된 시간
- 급성기 두부 영상 진료기록 또는 판독소견

(6) 입원 후 처치

- 병원 도착 후 혈전용해제(thrombolytic agent) 치료가 시작된 시간
- 병원 도착 후 수술 및 시술이 시작된 시간

☞ 혈전용해제(thrombolytic agent)

- 이미 형성된 혈전을 용해시킴
- 급성 심근경색, 폐색전증, 뇌졸중 등의 치료에 사용하는 약물

(7) 재활치료소견

- 입원 기간 중 재활치료 시행여부

(8) 퇴원 후 도착장소

- 퇴원 후 도착장소

5) 심층조사 : 천식(asthma)

(0–59개월 이하, 60개월 이상 환자)

(1) 천식(asthma)

- 천식이란 기관지가 좁아지면서 호흡곤란, 천명(쌕색거리는 소리)
- 기침, 가슴답답함 등 증상

(2) 내원관련

- 내원경로

(3) 과거력 및 위험요인

- 과거력
  - 천식진단 여부, 최초 천식진단일, 천식발생횟수

- 위험요인
  - 알레르기 비염, 애완동물, 가족의 흡연여부(0-59개월 이하)
  - 흡연여부(60개월 이상), 천식의 가족력

(4) 증상

- 주증상, 증상발현시간, 주증상 관련기록, 증상발현시 발작동반

(5) 임상검사

- 증상발현 후 임상검사 시행여부
- 검사결과 중 IgE 결과값

(6) 폐기능검사 소견

- 폐기능검사(Pulmonary function test, PFT) 시행여부 및 결과값

(7) 입원 전 치료

- 입원 전 치료방법, 경구용 약물의 종류

표 8-5 방사선비투과성 및 투과성의 구분

Radiopaque(방사선비투과성)	Radiolucent(방사선투과성)
◐ 판정 • X선 등의 방사선을 통과시키지 않음 • 촬영필름상 : 밝게 또는 백색 부분 ◐ 방사선비투과성의 질병 • Pneumonia(폐렴) • Atelectasis(무기폐) – 폐 부피가 줄어 쭈그러든 상태(허탈) • Pleural effusion(흉수, 흉막삼출액) – 흉막 안에 고인 액체. 액체 성분 – 림프액, 고름, 혈액 등 여러 성분이 섞일 수 있음 – 암, 결핵, 외상 또는 다른 질환에 의해 액체가 흉막 안에 참 – 호흡 곤란 유발 가능 • TB(결핵) • Tumor(종양, 암) • Edema(폐부종) • Calcification(경화)	◐ 판정 • X선 등의 방사선에너지를 통과시킴 • 감광필름 : 흑색 부분 ◐ 방사선 투과성의 질병 • Emphysema(폐기종) – 폐의 공기 낭이 크게 증가 – 폐 조직 파괴되어 폐기능 저하 – 폐에 염증 발생 질환 • Pneumothorax(기흉) – 공기주머니에 해당하는 폐에 구멍이 생김 – 공기가 샘 – 흉막강 내에 공기나 가스가 고이게 되는 질환

- 흡입용 약물의 종류, 정맥주사 약물의 종류
- 발작시 치료방법

(8) Chest PA 판단 방법

- 정상 Chest PA와 비교했을 경우
  - 하얀색이 더 많거나 까만색이 더 많으면 이상이 있음
- Radiopaque와 Radiolucent로 구분
  - 밀도가 높은 물체일수록 하얀색(Radiopaque) 관찰
  - 밀도가 낮을수록 검은색(Radiolucent) 관찰
- 음영은 공기 < 지방 < 물 < 근육 < 뼈 순서대로 밝아짐

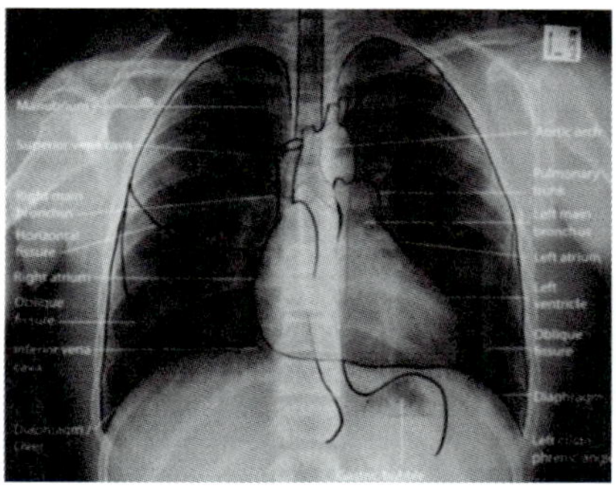

A 정상 Chest PA : 폐, 심장 및 위까지 관찰

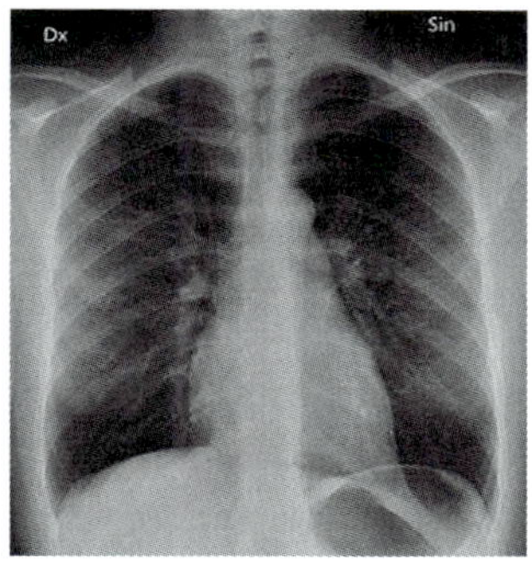

A-1. 정상 Chest PA : 폐, 기관지 관찰

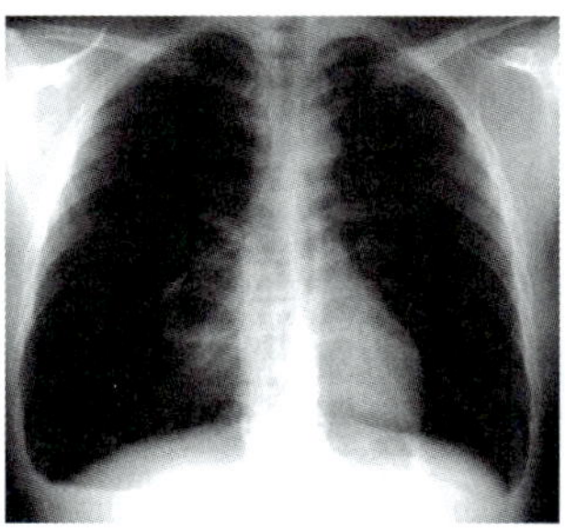

B. Pneumothorax(기흉)
(방사선투과성 : 흑색 부분)

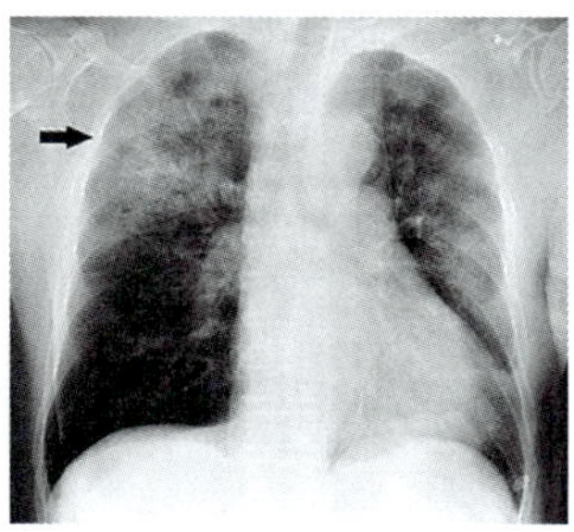

C. Pneumonia(폐렴)
(방사선비투과성 : 흰색 또는 밝은 부분)

그림 8-6 X-ray 판독 : 정상과 질병(기흉 및 폐렴) 구분

6) 심층조사 : 만성폐쇄성 폐질환(COPD) 환자

(1) 만성폐쇄성 폐질환(Chronic obstructive pulmonary disease, COPD)

- 유해한 가스나 미세입자가 폐에 들어와 폐에 비정상적인 염증 발생
- 점차 기류 제한이 진행되어 폐 기능이 저하되고 호흡곤란 유발
- 호흡기 질환

(2) 동맥혈가스검사(Arterial Blood Gas Analysis, ABGA)

- 동맥에서 혈액을 채취
- 확인 검사
  - 폐와 조직의 산소화 능력 및 상태, 폐의 환기 능력 및 상태
  - 산-염기 상태
- 의식저하, 호흡곤란 환자, 인공호흡기 착용 환자
  - 적절한 환기가 이루어지고 있는지 모니터링하기 위해 검사 시행

(3) 내원관련

- 내원경로

(4) 과거력 및 위험요인

- 과거력
  - 만성폐쇄성폐질환 여부, 최초 만성폐쇄성폐질환 진단일
  - 과거 만성폐쇄성폐질환 진단 및 치료여부
- 위험요인
  - 흡연여부
- 증상
  - 주증상, 증상발현시간, 주증상 관련기록
- 임상검사
  - 동맥혈가스분석(ABGA) 시행여부
  - 검사결과 중 ABGA 결과값, lgE 시행여부
- 폐기능검사 소견
  - 폐기능 검사, 시행여부 및 결과값
- 입원 전 치료
  - 입원 전 치료방법, 경구용 약물의 종류

  - 흡입용 약물의 종류, 정맥주사 약물의 종류
- 입원 후 치료
  - 입원 후 치료, 경구용 약물의 종류
  - 흡입용 약물의 종류, 정맥주사 약물의 종류
  - 발작시 치료방법

☞ 동맥혈가스분석(Arterial blood gas analysis, ABGA)
  - 동맥혈의 가스분석은 호흡기능 파악에 가장 중요
  - 혈중산소는 헤모글로빈과 화학적으로 결합하는 외에 혈장 중에 용해 산소로 존재

3.3 암등록 질 관리

1) 국가암등록 질 관리

- 국가암등록은 암 발생률을 산출하고 모니터링하는 것을 목적
- 1980년부터 환자의 경로를 지속적이고 체계적으로 수집 관리하고 있음
- 암등록 사업에 참여하는 병원
  - 매년 전년도 신규 등록된 암환자의 자료를 중앙암등록본부로 전송
- 의료기관
  - 중앙암등록본부에서 배포한 CHECK 프로그램을 통해
  - 기관의 암등록 자료의 질 관리를 수행하고 있음
- 중앙암등록본부에서도 전송된 각 기관의 자료들을 통합
  - 누락, 오류, 중복, 정제 및 통합 등의 질 관리를 수행하고 있음

2) 암등록 데이터 항목

(1) 인적 정보

- 환자등록번호, 출생년도, 연령, 생년월일, 성별, 성명
- 행려자(노숙자), 직업, 주소

(2) 암관련 정보

① 진료
- 초진연월일, 입원일, 퇴원일, 치료시행여부 및 치료방법
- 진단경로, 원발부위, 편측성, 전이부위

② 조직학적 진단
- 조직학적 진단명, 진단방법, 병기분류, 분화도

③ 사망
- 사망연월일, 사망원인(KCD)

3) 진료정보교류 데이터 항목

(1) Head(머리)

① 문서정보
- 임상문서명, 임상문서코드, 기밀성 수준코드 명칭, 기밀성 수준 코드

② 환자정보
- 환자 ID, 성명, 생년월일, 환자성별코드명칭, 환자성별코드
- 연락처 정보, 주소(기본 주소), 주소(상세 주소), 주소(우편번호)
- 진료구분 코드명칭, 진료구분 코드

③ 의료기관 정보
- 의료기관 OID(객체 식별자), 요양기관기호, 요양기관명, 요양기관 연락처
- 주소(기본 주소), 주소(상세 주소), 주소(우편번호), 진료과명, 진료과 코드
  ☞ OID(Object Identifier) 객체 식별자
    – 각 객체는 시스템 전체에서 유일하게 식별될 수 있는 객체 식별자 가짐

④ 법정책임자
- 법정책임자 성명, 법정책임자 면허번호, 법정책임자 연락처

⑤ 진료의

- 의료진 성명, 의료진 면허번호, 의료진 연락처

⑥ 작성자

- 문서 작성자 ID, 문서 작성자 성명, 문서 작성자 연락처
- 문서 담당자

⑦ 수신기관 정보

- 요양기관 기호, 의료기관 OID(객체 식별자), 요양기관명, 요양기관 연락처
- 진료의 성명, 주소(기본 주소), 주소(상세 주소), 주소(우편번호)
- 진료과명, 진료과 코드

(2) body(몸통)

① 진단 내역

- 진단일자, 상병명, 상병코드(KCD)

② 약물처방(투약) 내역

- 처방일자, 투약명, 투약코드(KD), 주성분명
- 투약코드 주성분(ATC), 용량, 복용단위
- 횟수, 투여기간, 용법

③ 검사결과

- 검체검사 결과
  - 검사일자, 검사항목명, 검사코드(EDI), 검사명
  - 검사 결과값, 참고치
- 병리검사 결과
  - 검사일자, 검사명, 검사코드(EDI), 검사 결과값
- 영상검사 결과
  - 검사일자, 검사명, 검사코드(EDI), 검사 결과값

- 기능검사 결과
  - 검사일자, 검사명, 검사코드(EDI), 검사 결과값

④ 영상판독정보

- 영상 촬영일자, 영상 최종 판독일자, 판독의 성명, 최종 판독내용
- 이미지 URL, Study Instance UID, Series Instance UID
- SOP instance UID

☞ • Instance(사례)
  - 추상화 개념 또는 클래스 객체
  - 컴퓨터 프로세스 등과 같은 템플렛이 실제 구현된 것

• UID(unique identifier) 고유 식별자
  - SOP Instance UID(0008,0018)
  - DICOM 영상에서 가장 많이 보기도 하고 가장 중요한 태그(꼬리표 tag)
  - DICOM 영상을 고유하게 해 주는 식별 번호

⑤ 수술내역

- 수술일자, 수술명, 수술코드, 수술 후 진단명, 마취종류

⑥ 알레르기 및 부작용

- 등록일자, 알레르기 요인, 알레르기 요인코드, 알레르기명, 반응

⑦ 예방접종 내역

- 접종일자, 예방접종명, 접종코드, 백신명, 접종차수

⑧ 생체신호 및 상태

- 측정일자, 키, 몸무게, BMI(체질량지수), 혈압(수축기/확장기), 체온

☞ • 체질량지수(Body mass index, BMI) : 체중(kg)/신장(m^2)
  - 비만도 측정에서 가장 널리 사용
  - BMI 18.50 23 미만 : 정상 25 이상 : 비만

- 혈압(hypertension)
  - 혈압 정상수치 : 120/80mmHg 수축기 혈압/이완기 혈압

⑨ 흡연상태

- 흡연상태 코드 명칭, 흡연상태코드(SNOMED-CT)

⑩ 법정감염병

- 발병일자, 진단일, 감염병명, 신고일, 환자분류
- 확진검사 결과, 입원여부, 추정감염지역

⑪ 소견 및 주의사항

- 소견 및 주의사항

⑫ 기타

- 의뢰/회송 사유
- 예약관련 정보
  - 예약희망일시, 예약관련 내용
- 과거병력

3.4 퇴원분석자료의 질 관리

1) 보건의료데이터 질 관리 검증시스템

- 보건의료데이터 질 관리에서 IT 기술을 효율적으로 활용할 필요성이 증대
- 보건의료데이터 질 관리 검증시스템을 개발하고 이용
  - 오류를 검증할 필요성이 있음

2) 퇴원환자분석 데이터베이스의 질 관리

- 의료기관의 보건의료정보관리부서
  - 퇴원환자분석 데이터베이스에 저장된 데이터의 질 관리를 위한 활동을 하고 있음
- 의료기관 인증, 응급의료기관평가, 의료의 질 관리, 요양급여적정성 평가

- 포괄수가서비스의 활용, 국가 기관에서 요청한 데이터 세트의 생성 및 제공
- 다양하게 활용되기 위해 보다 질 높은 데이터의 검증 및 관리가 필요
- 데이터의 질 검증은 주기적으로 수행
  - 질 검증시 확인된 오류는 개발되지 않도록 입력단계에서부터 관리
- 데이터베이스 질 관리를 위해 알고리즘으로 구현하고 적용
  - 오류 여부를 확인하도록 함

3.5 퇴원분석자료의 질 검증 항목 및 내용

1) 퇴원분석대상의 누락

- 퇴원환자 중 퇴원분석 데이터베이스에 입력되지 않았거나
  - 입력이 완료되지 않은 사례 확인

2) 필수 데이터 항목의 입력 누락 확인

- 환자등록번호, 환자명, 성별, 입원경로, 입원일, 퇴원일
- 주진단코드, 입원시 상태 등과 같은 항목의 값이 누락되었는지 확인

3) 연계 데이터 항목의 누락 여부

- 입원일, 퇴원일, 재원일수 등 연계되어 생성되는 데이터 항목이 정확한지 확인

4) 날짜의 유효값 확인

- 발생시점 차이가 있는 데이터 항목의 날짜 간 유효하지 않은 값
  - 발생하였는지 확인

  예) 두 항목 간 차이가 음의 값 또는 미래의 날짜인 경우

5) 날짜의 유효값 확인

- 입원일 : 생년월일
- 퇴원일 : 입원일
- 수술일 : 입원일
- 중환자실 입원일 : 입원일

- 전입일 : 전출일 등
- 미래 날짜

6) 성별 특성값 확인

- 남성 또는 여성에서 발생되는 진단코도가 아닌 경우 확인
  예) 남성에서 난소암, 여성에서 전립선암 코드 입력

7) 질병 특성별 구비항목 확인

- 종양 구분, 감염병 구분, 신생아 구분 등의 구비항목이 있는 경우
  – 진단코드 범주의 매칭을 통해 정확성 및 누락여부를 확인

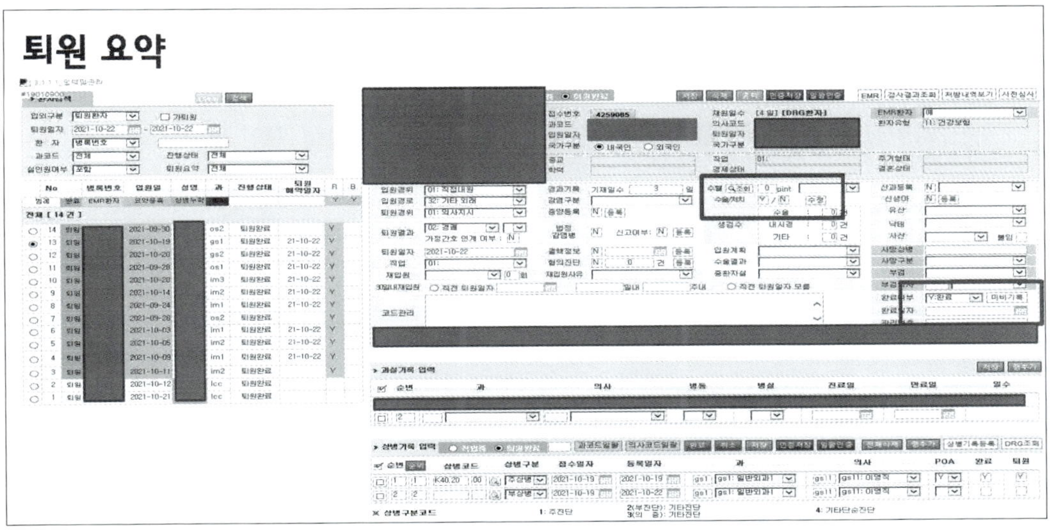

그림 8–7 EMR 퇴원요약 내용

8) 질병코드 완전성 확인

- 입력된 질병코드를 완전 질병코드 마스터파일과 매칭
  – 불일치되는 질병코드 재확인
- 대상기관에서 확장자를 부여하여 별도 관리하는 진단코드의 경우
  – 동일한 절차로 확인하는 것이 필요

9) 수술코드 완전성 확인

- 입력된 수술코드를 완전 수술코드 마스터파일과 매칭
  - 불일치되는 수술코드 재확인
- 병원에서 확장자를 부여하여 별도 관리하는 수술코드의 경우
  - 동일한 절차로 확인하는 것이 필요
- 병원별로 수술코드(ICD-9-CM)의 전자문서교환(EDI) 코드
  - 매핑하여 사용하는 경우가 있으므로 일치여부 확인 필요

☞ EDI(Electronic Document Interchange)
  - EDI는 기업간 거래업무 처리
  - 컴퓨터를 통한 표준화된 문서로 서로 교환하는 시스템

10) 상병(POA) 코드 정확성 확인

- 동반질환, 병원 내 발생한 합병증, 선천성기형 및 손상 등
  - 와인코드에 대한 입원시 상병(POA) 코드 부여에 정확성 확인 필요

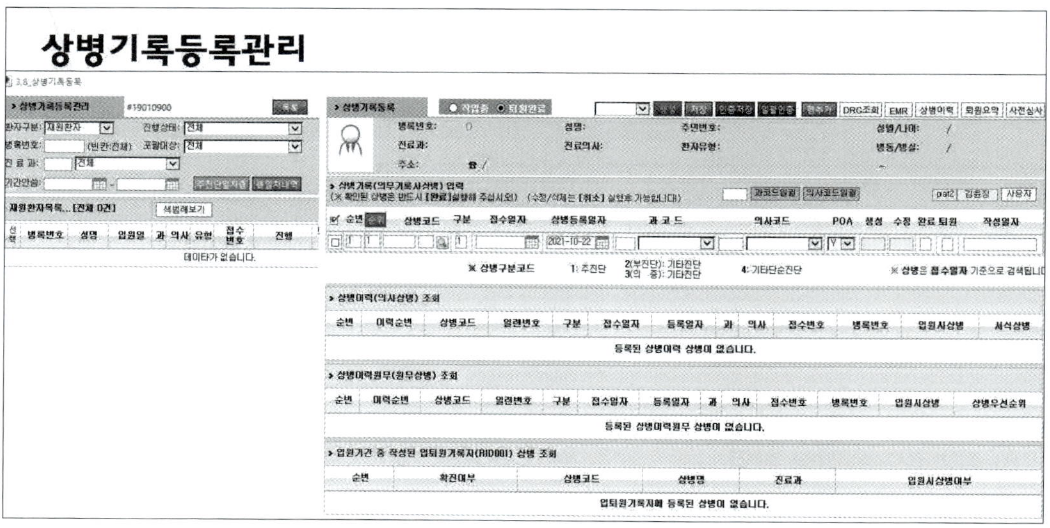

그림 8-8 EMR 상병기록(POA) 등록관리

☞ POA(입원시 상병 Present on admission)
- 의료기관이 환자가 입원했을 당시
- 원인이 된 질환 정보를 제출하도록 제도화하겠다는 복안

11) 퇴원 진료과의 주진단 확인

- 주진단코드가 진료과에서 부여 가능한 진단코드 범주에 해당하는지 확인

12) 주진단 부여 불가 진단코드 확인

- 건강보험심사평가원에서 제시한 기준에 따라
  - 주진단 부여가 불가능한 코드가 주진단코드로 부여되었는지 확인

13) 동시 부여 불가 진단코드 확인

- 건강보험심사평가원에서 제시한 기준에 따라
  - 두 가지 진단코드가 동일한 진료기간 내에 부여되었는지 확인

    예) E11.9
    E11.2
    - E11.9, E11.2는 동시 부여 불가능

3.6 의료정보 완전성 관리

- 보건의료정보관리부서에서는 의무기록의 충실성을 제고하기 위해
  - 완결도 관리업무를 수행
- 의료정보 완결도 관리
  - 의료정보의 내용을 의무기록 작성지침에 근거
  - 필수기록의 누락이나 기재 내용의 완결성, 정확성 및 일관성 등을 확인
  - 의료진들로 하여금 수정 및 보완하게 함
  - 의료정보가 완전하고 정확한 기록이 유지될 수 있도록 지원하는 업무

1) 완전성 점검 필수 의무기록정보 : 종류별 주요 기재 항목

(1) 초기평가 : 입원

- 병력조사
  - 주호소(C.C), 현병력(PH), 과거력(PH), 알레르기, 자가약
  - 가족력(FH), 입원 및 수술력 등
- 계통문진, 신체검사, 활동력평가, 장애평가
- 특정환자 평가
- 추정진단, 치료계획, 퇴원계획, 예상되는 입원기간 등

(2) 초기평가 : 외래/응급

- 병력조사
  - 주호소, 현병력, 과거력, 알레르기, 자가약, 가족력
  - 입원 및 수술력 등
- 계통문진(ROS), 신체검사(P/Ex)
- 추정진단, 치료계획 등

☞ 계통문진(Review of system)

(3) 초기평가 : 간호

- 병력조사
  - 주호소, 현병력, 과거력, 알레르기, 자가약, 가족력
  - 입원 및 수술력 등
- 통증평가, 낙상평가, 욕창평가
- 영양상태, 음주력, 흡연력, 산과력, 사회력, 경제력, 심리상태
- 특정환자 평가
- 교육요구도, 교육계획, 치료계획 등

(4) 재평가 : 입원/응급/간호

- 환자의 상태변화 및 임상경과
- 합병증 또는 부작용 유무, 이에 대한 진단, 치료계획
- 수술/시술 후 환자상태 경과 등

(5) **퇴원요약**

- 최종진단명 : 주진단/부진단
- 입원사유 : 주호소, 현병력 등
- 검사소견 및 치료소견 : 진단적, 치료적, 수술/시술
- 치료결과
- 퇴원약
- 퇴원시 환자상태
- 전원시 전원기록
- 추후 진료계획(follow-up, f/u)

3.7 보건의료정보관리(의무기록) 종류별 작성자 및 작성시한

- 완전성 점검을 요하는 의무기록정보 종류별 작성자 및 작성시한

1) 초기평가 : 입원

- 작성자 : 의사
- 작성시한
  - 입원 24시간 이내
  - 수술환자는 수술 전 작성

2) 초기평가 : 외래/응급

- 작성자 : 의사
- 작성시한 : 내원시

3) 초기평가 : 간호

- 작성자 : 간호사
- 작성시한 : 입원 24시간 이내

4) 재평가

- 작성자 : 의사 및 간호사
- 작성시한 : 1일 1회 이상

5) 30일 재평가

- 작성자 : 의사
- 작성시한 : 입원 후 30일이 되었을 경우

6) 경과기록

- 작성자 : 의사
- 작성시한 : 기록 횟수 상태에 따라 다름
  - 최소 1일 1회 이상

7) 수술기록

- 작성자 : 의사
- 작성시한 : 수술실(회복실)/시술실 퇴실 전까지

8) 수술 후 진료계획

- 작성자 : 의사
- 작성시한 : 수술 직후 병동에서 24시간 이내

9) 수술 및 시술기록

- 작성자 : 의사
- 작성시한 : 수술 후 48시간 이내

10) 마취 전 환자 방문기록

- 작성자 : 의사
- 작성시한 : 수술 전 48시간 이내

11) 마취 직전 환자평가서 및 수술 전 평가서

- 작성자 : 의사

- 작성시한 : 수술실 입실 전까지

12) 동의서

- 작성자 : 의사
- 작성시한 : 수술 및 시술, 검사 전까지

13) 전과기록

- 작성자 : 의사
- 작성시한 : 전과 전

14) 협의진료기록 : 회신

- 작성자 : 의사
- 작성시한 : 의뢰 후 48시간 이내
  - 응급환자인 경우 : 24시간 이내 : 병원내규에 따름

15) 인수/인계기록

- 작성자 : 의사 및 간호사
- 작성시한 : 인계/인수 시점

16) 퇴원요약

- 작성자 : 의사
- 작성시한 : 퇴원시점까지/퇴원이전

3.8 보건의료정보관리부서 : 의료정보 완전성 점검 관리 프로그램

- 미완결 항목을 체크하고 관리할 수 있는 미완결프로그램
- 의료정보 완전성 점검관리 담당자와 의료정보 작성자 간 미완결 사항
  - 실시간 확인 및 의사소통을 위한 프로그램
- 기간별, 과별, 의사별 및 항목별 미완결 통계
  - 산출할 수 있는 통계 프로그램
- 기록 작성의 질 향상 및 접근권한 관리를 위한 모니터링 프로그램

보건의료정보관리(의무기록정보) 종류별 작성시한

◐ **경과기록** : 기록 횟수 상태에 따라 다름 – 최소 1일 1회 이상

◐ **수술기록** : 수술실(회복실)/시술실 퇴실 전까지

◐ **수술 후 진료계획** : 수술 직후 병동에서 24시간 이내

◐ **수술 및 시술기록** : 수술 후 48시간 이내

◐ **마취 전 환자 방문기록** : 수술 전 48시간 이내

◐ **마취 직전 환자평가서 및 수술 전 평가서** : 수술실 입실 전까지

◐ **동의서** : 수술 및 시술, 검사 전까지

◐ **전과기록** : 전과 전

◐ **협의진료기록** : **회신** – 의뢰 후 48시간 이내
– 응급환자인 경우 : 24시간 이내 : 병원내규에 따름

◐ **퇴원요약** : 퇴원시점까지/퇴원이전

4 데이터 이용의 질 관리 사례

4.1 데이터 이용

1) 데이터 1차적 이용

- 데이터를 환자진료에 직접 이용

2) 데이터 2차적 이용

- 환자로부터 수집된 데이터를 분석하여 연구, 의료의 질/안전 지표
- 공공보건, 요양급여, 교육, 의료기관 인증
- 의료마케팅이나 다른 비즈니스 목적 등

4.2 퇴원손상심층조사 데이터의 질 관리

1) 퇴원손상심층조사 데이터베이스

- 퇴원손상심층조사 데이터베이스는 데이터의 수집 후

- 다각적인 데이터 질 관리 과정을 거쳐 질 높은 데이터베이스가 구축됨
- 타 조사사업의 좋은 모델로 알려져 오고 있음

• 보건의료정보관리사들로 구성된 데이터관리자
  - 질 관리 업무를 수행하고 있음

2) 퇴원손상심층조사 자료 질 관리 체계도

• 수집자료 → 중복/누락/오류 → 자료수정 보완

a. 전체환자의 오류 및 누락 확인
  - 해당기관 확인요청

b. 특정환자의 오류 및 누락 확인
  - 해당기관 확인요청

3) 조사사업의 질 관리 체계도와 질 관리 유형

(1) 전체환자의 오류 및 누락 확인

• 동일환자 중복 : 동일환자 주민번호 오류

(2) 기본 조사항목 누락 또는 오류

• 필수핵심항목 누락
• 진단, 손상외인, 선행사인, 수술코드 오류
• 날짜변수, 우편번호 오류
• 날짜변수간 전후관계 오류
• 연령 오류, 성별 적용 코드 오류, 상해외인코드 누락, 손상정보 누락

(3) 사망환자의 정보 누락 및 오류

• 선행사인코드 누락
• 연계 항목간 불일치

(4) 운수사고환자의 정보 누락 및 오류

• 사고 유형 누락

(5) 자살환자의 정보 누락 및 오류

- 자살위험요인 누락

(6) 중독환자의 정보 누락 및 오류

- 중독물질 누락

표 8-6 데이터 1-2차적 이용

데이터 1차적 이용	데이터 2차적 이용
• 데이터를 환자진료에 직접 이용	• 환자로부터 수집된 데이터를 분석 – 연구, 의료의 질/안전 지표 • 공공보건, 요양급여, 교육, 의료기관 인증 • 의료마케팅이나 다른 비즈니스 목적 등

4.3 퇴원손상심층조사 : 데이터의 질 관리 프로토콜

1) 항목별 오류

(1) 중복자료

- 환자등록번호와 입원일 또는 퇴원일이 동일한 자료가 있는지 확인
  - 한 입원자료에 대하여 중복된 자료가 있는지 확인
    예 1) 동일등록번호에 생년월일이 다른 경우
    예 2) 환자의 자료 중 중복되는 진단코드, 수술코드 확인

(2) 필수핵심항목 누락

- 의료기관정보, 환자등록번호, 성별, 연령, 출생일, 주소, 진료비 지불방법
- 입원일, 퇴원일, 입원경로, 주진단코드, 치료결과
- 퇴원 후 향방 등의 필수항목 누락 여부 확인

(3) 범주 외의 값 확인

- 성별, 연령, 진료비 지불방법, 입원경로, 치료결과
- 퇴원 후 향방, 손상의 의도성, 손상의 발생장소, 손상시 활동

- 손상기전, 운수사고유형, 자살/자살시도 위험요인
- 중독물질 항목의 범주 이외의 값 입력 여부 확인

(4) 날짜변수 및 우편번호 자리수 확인

- 출생일, 입원일, 퇴원일, 주수술일, 손상발생일 8자리
- 우편번호가 5자리로 입력되었는지 확인

(5) 진단, 수술 및 선행사인코드 확인

- 진단 및 선행사인 코드 : KCD
- 수술 및 처치코드
  - ICD-9-CM에서 분류된 코드로 입력되었는지 확인

(6) 손상외인코드

- KCD의 V-Y코드에서 입력되었는지 확인

2) 논리적 오류

(1) 특정 성에만 적용되는 진단코드

- 남성 또는 여성에게만 적용되는 코드 확인

(2) 선행사인코드

- 선행사인으로 분류될 수 없는 코드 확인

(3) 연령 오류

- 출생일과 입원일을 이용하여 만 나이 계산 후 연령과 비교

(4) 주수술코드와 주수술일

- 주수술코드가 있는 경우 주수술일이 있는지
- 주수술일이 있는 경우 주수술코드가 있는지 확인

(5) 손상외인코드 누락

- 주진단이나 부진단에 S, T 코드가 있는 경우
  - 손상외인코드 누락 여부 확인

(6) 치료결과와 퇴원 후 향방

- 치료결과가 5(사망)인 경우
  - 퇴원 후 향방이 5(사망퇴원)인 경우의 일치여부 확인

(7) 손상환자의 손상정보 누락

- 주진단 또는 부진단에 S, T 코드 입력된 손상환자에서 손상의도성
  - 발생장소, 손상시 활동, 손상기전, 손상발생일, 누락여부 확인
    단) 진단코드가 T80-T98, Y40-Y98인 경우는 예외

(8) 손상정보 환자의 손상코드 누락

- 손상코드 없이 외인코드와 손상정보가 있는 경우 확인

(9) 손상외인코드와 손상 의도성 및 손상기전의 일치여부

- 변환 가능한 범위 내에서 손상외인코드
  - 손상 의도성, 손상기전의 일치여부 확인

(10) 손상발생일

- 입원일 이전에 발생했는지 확인
  단) 발생장소가 의료기관인 경우 입퇴원일 사이 발생한 경우는 제외

(11) 운수사고 유형

- 손상기전이 운수사고인 경우
  - 운수사고 유형의 값 누락여부와 변환 가능한 범위 내에서
  - 손상외인코드와 운수사고 유형의 일치여부 확인

(12) 자살/자살시도 위험요인

- 손상의 의도성이 의도성 자해인 경우
  - 자살/자살시도 위험요인 누락여부 확인

(13) 중독물질

- 손상기전이 중독인 경우 누락여부와 변환 가능한 범위 내
  - 손상외인코드와 중독물질의 일치여부 확인

(14) 선행사인코드

- 퇴원 후 향방이 사망인 경우 선행사인코드 누락여부 확인

(15) 날짜 간의 오류 확인

- 출생일이 입원일 이전인지 확인
- 퇴원일이 입원일 이후인지 조사 해당 연도 내에 있는 지 확인
- 주수술일이 입원일과 퇴원일 기간 내인지 확인

퇴원손상심층조사 : 데이터의 질 관리 프로토콜

◑ 항목별 오류

- 중복자료
  - 환자등록번호와 입원일 또는 퇴원일이 동일한 자료가 있는지 확인
  - 한 입원자료에 대하여 중복된 자료가 있는지 확인
    예) 환자의 자료 중 중복되는 진단코드, 수술코드 확인

◑ 논리적 오류

- 특정 성에만 적용되는 진단코드
  - 남성 또는 여성에게만 적용되는 코드 확인
- 선행사인코드
  - 선행사인으로 분류될 수 없는 코드 확인
- 손상외인코드와 손상 의도성 및 손상기전의 일치여부
- 변환 가능한 범위 내에서 손상외인코드
  - 손상 의도성, 손상기전의 일치여부 확인

4.4 암등록 자료의 질 관리

1) 암등록 자료의 질 관리과정

- 암등록 자료는 암등록 사업 참여 의료기관
  - 등록하는 신규 암환자 데이터가 중앙암등록 본부로 수집
  - 데이터 질 관리 단계를 거쳐 매년 통계로 산출
- 국가적으로 중요한 암연구, 암 예방사업 등에 활용
- 암등록 자료의 질 관리 과정
  - 의료기관 및 중앙암등록 본부 차원에서 수행

2) 의료기관의 암등록 데이터 질 관리

- 의료기관에서 전년도에 등록된 암환자 자료
  - 중앙암등록본부로 전송하기 전
  - 중앙암등록 본부에서 제공한 데이터 질 관리 프로그램(CHECK)을 통해
  - 1차적 데이터의 질 관리 수행

3) CHECK 프로그램 : 암등록 자료의 질 관리 항목

(1) 항목 : 병원번호(HCODE)

① 설명 : 병원번호 확인

② 검토내용(H)

(2) 항목 : 환자번호(PTNO)

① 설명 : 환자번호 확인

② 검토내용(P)

(3) 항목 : 연령(AGE)

① 설명

a. 연령

- '초진일-주민등록번호'와 차이가 많이 나는 경우

b. 음수인 경우
- 주민등록번호(REGNO), 초진일(FDX)
- 출생연대(REGYEAR) 항목 확인

② 검토내용(E)

(4) 항목 : 연령/원발부위/조직학적 진단명(AGE/TCODE/MCODE)

① 설명

a. 연령과 원발부위가 일치하지 않는 경우
- 검토내용(ET)
- 의무기록 확인 결과 : 내용이 맞는 경우 데이터 처리방법
  – [ADDINPUT]에 KET 표시

b. 연령과 조직학적 진단명이 일치하지 않는 경우
- 검토내용(EM)
- 의무기록 확인 결과 : 내용이 맞는 경우 데이터 처리방법
  – [ADDINPUT]에 KEM 표시

c. 연령, 원발부위, 조직학적 진단명이 일치하지 않는 경우
- 검토내용(ETM)
- 의무기록 확인 결과 : 내용이 맞는 경우 데이터 처리방법
  – [ADDINPUT]에 KEM 표시

(5) 항목 : 주민등록번호(REGNO)

① 설명

a. 주민등록번호 없거나 주민등록번호 생성 / 규칙에 안 맞는 경우
- 검토내용(R)
- 의무기록 확인 결과 : 내용이 맞는 경우 데이터 처리방법
  – [ADDINPUT]에 KR 표시

b. 생년월일(주민등록번호) 보다 초진일(FDX)이 빠른 경우
- 검토내용(RF)

c. 생년월일(주민등록번호) 보다 사망일(EXPRE)이 빠른 경우
- 검토내용(RI)

d. 주민등록번호의 일곱 번째 자리와 성별이 일치하지 않는 경우
- 검토내용(RS)

(6) 항목 : 성별(SEX)

① 설명

a. 성별 오류
- 검토내용(S)

b. 성별과 원발부위가 일치하지 않는 경우
- 검토내용(ST)
- 의무기록 확인 결과 : 내용이 맞는 경우 데이터 처리방법
  - 남성난소암 : [ADDINPUT]에 KST 표시

c. 성별과 조직학적 진단명이 일치하지 않는 경우
- 검토내용(SM)

d. 성별, 원발부위, 조직학적 진단명이 일치하지 않는 경우 / 검토내용(STM)

(7) 항목 : 외국인(FRG) 및 행려자(노숙자 HMLS)

① 설명

a. 외국인 또는 행려환자 여부 확인
- 주민등록번호 7번째 자리가 5~8로 등록된 경우

b. 검토내용(V, W)

c. 의무기록 확인 결과 : 내용이 맞는 경우 데이터 처리방법
- 외국인이 맞는 경우 : [FRG]에 1표시
- 행려환자가 맞는 경우 : [HMLS]에 1표시
- 외국인 또는 행려환자가 아닌 경우
  - [ADDINPUT]에 KRKVW로 표기

(8) 항목 : 성명(NAME)

① 설명 : 이름이 없거나 알아 볼 수 없는 경우

② 검토내용 : N

(9) 항목 : 직업(JOB)

① 설명

- 남성-13(주부), 여성-12(군인)으로 등록된 경우
- 99(모름)을 제외하고 15 이상으로 등록한 경우 또는 공란인 경우

② 검토내용 : J

③ 의무기록 확인 결과 : 내용이 맞는 경우 데이터 처리방법

- [ADDINPUT]에 KJ 표기

(10) 항목 : 주소(ADR1/ADR2)

① 설명

- 주소가 없거나 번지만 있는 경우
- 시군구 주소가 등록연도 행정 분류와 맞지 않는 경우

② 검토내용 : A

(11) 항목 : 초진일(FDX)

① 설명

a. 초진일이 없거나 날짜 조합이 안맞는 경우

- 초진일이 등록연도 보다 늦은 경우 : 등록 연도나 초진일 수정
- 검토내용 : F

b. 초진일이 등록시점 보다 20년 이전일 경우

- 검토내용 : F1
- 의무기록 확인 결과 : 내용이 맞는 경우 데이터 처리방법
  - [ADDINPUT]에 KJ 표기

c. 초진일[FDX] 보다 사망연월일[EXPRE]이 빠른 경우

- 검토내용 : F1

(12) 항목 : 진단경로(VISITPATH) (VISITPATH_DESC)

① 설명

a. 공란이거나 1-5 외의 코드가 등록된 경우

- 검토내용 : vp

b. 진단경로가 '5_기타'로 등록된 경우
  – 세부 설명 등록 : 공란이면 오류
  • 검토내용 : vpd

(13) 항목 : 원발부위(TCODE)

① 설명
  • 원발부위(TCODE) 오류 확인 : ICD-0 코드 아닌 경우

② 검토내용 : T

(14) 항목 : 편측성(LATER)

① 설명
  • 공란이거나 6-8 코드가 등록된 경우

② 검토내용 : L

(15) 항목 : 조직학적 진단명(MCODE)

① 설명
  • 조직학적 진단명(MCODE) 오류 확인 : ICD-O 코드 아닌 경우

② 검토내용 : M

(16) 항목 : 원발부위/조직학적 진단명(TCODE/MCODE)

① 설명

a. 원발부위, 조직학적 진단명 조합이 일치하지 않는 경우
  • 검토내용 : TM
  • 의무기록 확인 결과 : 내용이 맞는 경우 데이터 처리방법
    – [ADDINPUT]에 KTM 표기

b. 원발부위와 조직학적 행태가 일치하지 않는 경우
  • 검토내용 : TB

(17) 항목 : 원발부위/조직학적 진단명(TCODE/MCODE)

① 설명

a. ICD-0 조직학적 진단명에 없는 행태코드(behavior)로 등록된 경우

- 행태코드(behavior)가 /0, /1로 등록된 경우

  단) 뇌종양 C70-C72, C75 제외

- 검토내용 : B
- 의무기록 확인 결과 : 내용이 맞는 경우 데이터 처리방법
  - 의사의 확진이 있는 경우만 [ADDINPUT]에 KB 표기

b. 조직학적 행태코드와 요약병기(SEER CODE)가 맞지 않는 경우

- 검토내용 : BS1

요약병기(SEER Summary Staging)의 코드 범주

1) In situ 정상소재 : code 0
- 종양이 발생한 장소 내에만 존재

2) Localized 국소적/인접장기 : code 1
- 원발장기 내 국한된 종양
- 인접 장기의 경계선 너머로 퍼지지 않은 경우

3) Regional 구역성 : code 2-5
- 종양이 기원한 장기 범위를 벗어나 주위 장기나 조직에 침범 및 전이

4) Distant 원격성 : code 7
- 암이 원발장기로부터 멀리 떨어진 장기로 전이
- 림프절로 전이된 상태

5) Unknown 상세불명 : code 9
- 암이 진행 정도를 알 수 없는 상태

4) 암등록 데이터 질 관리

(1) 중앙암등록본부 국가통계 산출과정

- 중앙암등록본부는 의료기관에서 등록한 암등록 자료를 통합
  - 데이터를 분석하고 국가통계를 산출
- 의료기관에서 송부된 암등록 데이터

– 검토, 데이터 정제, 재확인 및 통합 등의 질 관리 프로세스를 거침
– 최종적으로 암등록 데이터베이스로 생성

(2) 데이터 통합 관점의 질 관리
• 기본적인 데이터 항목들의 질 확인과정

(3) 항목 : 원발부위/조직학적 진단명(TCODE/MCODE)
① 설명
a. 조직학적 진단명(mcode)과 요약병기(SEERCODE)가 맞지 않는 경우
• 검토내용 : MS1
b. 원발부위(TCOD)와 요약병기(SEERCODE)가 맞지 않는 경우
• 검토내용 : TS1

(4) 항목 : 분화도(BUNHWADO)
① 설명
• 공란인 경우
• lymphomas(림프종)와 leukemias(백혈병)가 아님
→ 5–8 코드로 등록된 경우
② 검토내용 : G

(5) 항목 : 사망연월일(EXPRE)
① 설명
• 날짜 조합이 안맞거나 space나 bar로 인한 공란이 들어 있는 경우
• 사망원인(SAIN)에 내용이 있음
– 사망연월일이 공란인 경우
② 검토내용 : I

(6) 항목 : 진단방법(METHOD)
① 설명
a. 진단방법이 없거나 0, 8 이상인 경우

- 검토내용 : 0

b. 진단방법2 확인

- 검토내용 : od2

c. 원발부위가 C80.9이면서 진단방법이 7, 8인 경우

- 검토내용 : TO

d. 비현미경적 진단방법에 세부적인 조직학적 진단명이 등록된 경우

  – 22개 제외

- 의무기록 확인 결과 : 내용이 맞는 경우 데이터 처리방법
  – 비현미경적 진단방법에 세부적인 조직학적 진단명이 등록된 경우
  – 22개 제외
  단) 뇌종양 등록대상인 경우 제외
    – [ADDINPUT]에 KMO 자동 표기
- 검토내용 : MO

(7) 항목 : 치료(TX)

① 설명

- 치료가 0, 1외의 코드로 등록된 경우
  – 자릿수가 5자리가 안되는 경우

② 검토내용 : X

(8) 항목 : 기타 치료(TXETC)

① 설명

- 기타 치료에 기재되어 있는 내용과 실제 암등록된 내용과 다른 경우
  예) 초진일, 조직학적 진단명, 치료 등

a. 타병원에서 진단받고 내원한 경우는 타병원 초진일 인정

b. 타병원에서 수술이나 생검받은 경우

  – 진단방법과 치료내용에 반영

c. TACE(화학요법), EMR(수술)

  – 초진일로부터 4개월 이내에 시행한 경우
  – 치료내용에 반영

② 검토내용 : txetc

(9) 항목 : 출생연대(REGYEAR)

① 설명

- 주민등록번호와 regyear가 불일치할 경우
  - 성별이 '3', '4'인데 regyear가 '19'인 경우

② 검토내용 : Y

(10) 항목 : 요약병기(SEERCODE)

① 설명

a. 요약병기(SEERCODE)가 등록되지 않은 경우

b. 요약병기(SEERCODE)와 TNM 또는 FIGO 병기(STAGEDESC) 불일치

c. 요약병기(SEERCODE)와 전이부위(METACODE) 불일치

c. 원발부위가 뇌종양(C70–C72, C75)이면서 조직학적 행태코드

d. 행태가 /0, /1임

– 요약병기(SEERCODE)를 등록한 경우

② 검토내용 : S1

표 8-7 요약병기의 코드(code) 범주

코드	주요범주	암의 진행 정도
0	정상소재(in-situ)	• 암이 발생한 장소 내에만 존재
1	국소성(local)	• 원발장기내 침범 국한 • 인접 장기의 경계선 너머로 퍼지지 않은 경우
2–5	구역성(regional)	• 암이 원발장기를 넘어 다른 장기로 침범 • 인접 림프절, 장기 및 조직으로 침범된 상태
7	원격성(distant)	• 암이 원발장기로부터 멀리 떨어진 장기로 전이 • 림프절로 전이된 상태
9	상세불명(unknown)	• 암이 진행 정도를 알 수 없는 상태

(11) 항목 : STAGE(STAGECODE) (STAGEDESC)

① 설명

a. (STAGECODE)와 (STAGEDESC) 중 하나의 항목에만 입력된 경우

b. 요약병기(SEERCOD)와 TNM 또는 FIGO 병기(STAGEDESC) 불일치

② 검토내용 : S2

(12) 항목 : 전이부위(METACODE1) (METACODE2) (METACODE3)

① 설명

a. ICD-O 코드가 아닌 경우(문자는 코드로 수정)

b. 요약병기(SEERCOD)와 전이부위(METACODE) 불일치

② 검토내용 : 전이부위

(13) 항목 : 중복

① 설명

- 다중원발암, 다중등록암 확인

② 검토내용 : D

(14) 항목 : 갑상샘 조직학적 진단

① 설명

a. 원발부위가 갑상샘(C73.9)일 경우

- 82603이 80503으로 입력된 경우
- 조직학적 진단코드를 82603으로 변경 요망

② 검토내용 : 80503

(15) 항목 : 뇌하수체 조직학적 진단

① 설명

a. 원발부위가 뇌하수체(C75.1)일 경우

- 82720이 81400으로 입력된 경우
- 조직학적 진단코드를 82720으로 변경 요망

② 검토내용 : 81400

4.5 중앙암등록본부 : 암등록 데이터 질 관리

1) 중앙암등록본부 국가통계 산출과정

- 중앙암등록본부는 의료기관에서 등록한 암등록 자료를 통합
  - 데이터를 분석하고 국가통계를 산출
- 의료기관에서 송부된 암등록 데이터
  - 검토, 데이터 정제, 재확인 및 통합 등의 질 관리 프로세스를 거침
  - 최종적으로 암등록 데이터베이스로 생성

2) 데이터 통합 관점의 질 관리

- 기본적인 데이터 항목들의 질 확인과정
  - 의료기관에서 수행하는 CHECK 프로그램과 유사한 과정을 거침
  - 환자가 여러 병원에서 진단을 받은 경우 다중원발암으로 등록
  - 데이터 통합 관점에서 질 관리가 이루어져야 함

3) 질적 검토의 문제점

- 질적 검토가 이루어지지 않을 경우
  - 실제보다 암 진단건수가 많이 산출될 수도 있음
  - 다각적인 데이터의 질 관리를 통해
  - 타당성, 완전성 및 비교성이 확보될 수 있어야 함

4.6 보건의료정보관리사 역할 및 준수

1) 데이터 질 관리의 보건의료정보관리사의 역할

- 보건의료정보관리사는 데이터의 질 관리 개념 설정
  - 모든 과정에 그 기준을 유지하도록 함
  - 데이터와 정보의 질적 수준을 보장해야 함

2) 의료정보 데이터 질적 수준 향상 및 준수

- 의료정보를 통해 수집되고 작성되는 데이터의 질적 수준

– 이를 향상시키기 위해 다음의 사항을 준수해야 함

① 의료정보 질 향상을 통해 양질의 의료정보 작성 유도

② 의료정보와 검사결과 등 임상관련 데이터가 일관성
  – 정확하게 유지될 수 있는 데이터 사전을 도입

③ 질병 및 의료행위분류, 진료통계 분석 및 활용 등
  – 데이터 처리 과정에서 정확성을 유지하도록 함

④ 데이터 및 정보 거버넌스 개념을 도입
  – 데이터의 질이 유지될 수 있는 방안을 강구

⑤ 확인된 오류에 대해서는 알고리즘을 개발
  – 보건의료정보시스템 내에 탑재하여 구동하여야 함

☞ 알고리즘 (algorism)
  - 어떤 문제의 해결을 위하여 입력된 자료를 토대
  - 원하는 출력을 유도하여 내는 규칙의 집합
  - 여러 단계의 유한 집합으로 구성
  - 각 단계는 하나 또는 그 이상의 연산 필요

☞ 구동
  - 동력을 가하여 움직임
  - 정기적으로 데이터 처리과정 및 정보의 질
    – 체계적으로 평가하는 시스템을 구축
  - 데이터의 질 관리에 대한 지속적인 사용자 교육을 시행

의료정보 데이터 질적 수준 향상 및 준수

- 의료정보 질 향상 통해
  – 양질의 의료정보 작성 유도
- 의료정보와 검사결과 등 : 임상관련 데이터의 일관성
  – 정확하게 유지될 수 있는 데이터 사전 도입
- 질병 및 의료행위분류, 진료통계 분석 및 활용 등
  – 데이터 처리 과정에서 정확성 유지
- 데이터 및 정보 거버넌스 개념 도입
  – 데이터의 질이 유지될 수 있는 방안 강구
- 확인된 오류의 알고리즘 개발
  – 보건의료정보시스템 내에 탑재하여 구동하여야 함

5 보건의료 빅데이터 개념 및 속성

5.1 보건의료 빅데이터의 개념

1) 보건의료 빅데이터의 의미

- 데이터베이스 관리도구
- 데이터를 수집, 저장, 관리 및 분석할 수 있는 역량을 초월
  - 대량의 정형 또는 비정형 데이터 집합
  - 이러한 데이터로부터 가치를 추출하고 결과를 분석하는 기술을 포함

2) 보건의료 빅데이터의 속성 : 4가지

- volume 용량 : 대량의 규모를 지니고 있어야 함
- variety 다양성 : 데이터의 다양한 형태와 소스를 지녀야 함
- velocity 속도
  - 단시간에 의사결정을 가능하게 해 주는 스트리밍 데이터 분석
  - 이것이 가능하도록 데이터의 이동속도가 원활해야 함
- veracity 진실성 : 적제되는 데이터가 정확해야 함

3) 보건의료 빅데이터의 종류

(1) 미국보건정보관리협회(AHIMA)

- 보건의료데이터의 종류
  - 임상데이터, 역학데이터, 연구데이터
  - 부호데이터, 참고자료 제시
- 빅데이터 정의와 4가지 속성에 부합

(2) 미국의학회(Institute of Medicine, IOM)

- 2012년 'Best Care at Lower Cost' 보고서
  - 낮은 비용으로 양질의 의료를 행할 수 있는 10가지 방법 중
  - 가장 기본이 되는 요소를 정보기술 인프라(digital infrastructure) 및 데이터의

활용성으로 제시

– 빅데이터를 잘 활용하는 것이 의료계가 당면한 문제를 해결

– 가장 기본적인 방법으로 제시

표 8-8 보건의료 빅데이터의 의미, 종류 및 속성

보건의료 빅데이터의 의미	보건의료 빅데이터의 속성 : 4가지
◐ 보건의료 빅데이터의 의미 • 데이터베이스 관리도구 • 데이터를 수집, 저장, 관리 및 분석 – 역량을 초월 대량의 정형 또는 비정형 데이터 집합 ◐ 보건의료 빅데이터의 종류 • 임상데이터, 역학데이터, 연구데이터 • 부호데이터, 참고자료 제시 • 빅데이터 정의와 4가지 속성에 부합	• volume 용량 – 대량 규모를 지님 • variety 다양성 – 데이터 다양한 형태와 소스 • velocity 속도 – 단시간에 의사결정 가능 – 스트리밍 데이터 분석 • veracity 진실성 – 적제되는 데이터가 정확

8 실전문제

1. 데이터 관리의 필요성으로 옳지 않은 것은?

① 데이터 양 증가 ② 데이터 품질 수준이 높음
③ 데이터가 자산 ④ 데이터 신뢰성 낮음
⑤ 데이터 활용영역의 확대

2. 데이터 관리 내용 중 두 시스템 간의 데이터를 연결하는 절차는?

① 데이터셋 ② 데이터 항목 ③ 데이터 사전
④ 데이터 매핑 ⑤ 데이터 연계

3. 보건의료데이터의 데이터 질 낮은 요인으로 옳지 않은 것은?

① 데이터 생성의 명확한 정의 미흡
② 데이터 간의 연계성 관리 미흡
③ 데이터 질 관리 전문가의 부족
④ 데이터 사용 요구사항 파악 부족
⑤ 데이터 양적 관리의 미흡

4. 보건의료데이터의 필요성으로 옳지 않은 것은?

① 의료서비스의 기획, 개발 및 유지에 중요한 역할
② 데이터의 질을 확인하는데 필요한 자료에 기반
③ 의학연구 자료로 활용 다양한 보건의료서비스 제공
④ 보건의료데이터를 이용하여 의사결정지원
⑤ 증가하는 보건의료데이터의 질 관리

5. 데이터 수명 주기에 해당되지 않는 것은?

① 데이터를 지속적으로 관리
② 생성된 데이터는 필요한 정보로 공유
③ 데이터 폐기 원칙에 따라 진행

정답 1. ② 2. ③ 3. ⑤ 4. ② 5. ①

④ 생성된 데이터의 활용
⑤ 생성된 데이터는 안전하게 보관

6. 데이터 관리의 단계로 옳은 것은?

① 데이터 수집 – 데이터 분석 – 데이터 피드백
② 데이터 수집 – 데이터 분석 – 데이터 분석 및 활용
③ 데이터 수집 – 데이터 분석 – 데이터 검색
④ 데이터 수집 – 데이터 정제 – 데이터 분석 및 활용
⑤ 데이터 수집 – 데이터 정제 – 데이터 검색

7. Eckerson의 데이터 질 속성 중 무결성으로 옳은 것은?

① 데이터가 검증 가능한 출처를 정확하게 보여 주는 것
② 개체와 속성 간의 관계 일관되게 유지되고 있는지 나타냄
③ 데이터 요소가 일관되게 정의됨
④ 필요한 모든 데이터가 있는지 나타냄
⑤ 데이터가 필요할 때 적절하게 사용할 수 있는지 나타냄

8. AHIMA의 데이터 질 특성 중 데이터는 유효한 값을 가지며 정확해야 하는 것은?

① 일관성 ② 적시성 ③ 정확성
④ 정밀성 ⑤ 접근성

9. 퇴원손상심층조사 데이터 항목 중 '급성심근경색환자' 중 위험요인에 해당되지 않는 것은?

① 고혈압 ② 당뇨 ③ 흡연
④ 이상지혈증 ⑤ 관절염

10. 퇴원손상심층조사 데이터 항목 중 '만성폐쇄성 폐질환 환자' 중 입원 후 치료에 해당되지 않는 것은?

① 경구용 약물의 종류 ② 발작시 치료방법 ③ 입원 후 치료
④ 흡입용 약물의 종류 ⑤ 근육주사 약물의 종류

정답 6. ④ 7. ② 8. ③ 9. ⑤ 10. ⑤

11. **의무기록정보(보건의료정보관리) 작성시한으로 협의진료기록은 언제인가?**

① 의뢰 후 즉시 ② 의뢰 후 12시간 이내
③ 의뢰 후 24시간 이내 ④ 의뢰 후 48시간 이내
⑤ 의뢰 후 72시간 이내

12. **데이터 2차적 이용으로 옳지 않은 것은?**

① 환자진료 ② 의료의 질 지표 ③ 요양급여
④ 의료기관 인증 ⑤ 공공보건

13. **퇴원손상심층조사 조사사업의 질 관리 체계도 중 기본 조사항목 누락 또는 오류에 해당되지 않는 것은?**

① 수술코드 오류 ② 우편번호 오류 ③ 원사인 오류
④ 손상정보 누락 ⑤ 손상외인 오류

14. **퇴원손상심층조사의 데이터 질 관리 프로토콜 중 동일등록번호에 생년월일이 다른 경우에 해당되는 오류는?**

① 정량적 오류 ② 항목별 오류 ③ 논리적 오류
④ 정질적 오류 ⑤ 산술적 오류

15. **요약병기(SEER Summary Staging)의 코드 범주 중 원발장기 내 국한된 종양의 code는?**

① code 0 ② code 1 ③ code 2
④ code 3 ⑤ code 7

16. **의료정보 데이터 질적 수준 향상 및 준수로 옳지 않은 것은?**

① 양질의 의료정보 작성 유도
② 정확성 유지될 수 있는 데이터 사전 도입
③ 정보 거버넌스 개념 도입
④ 데이터 처리 과정에서 분석성 유지
⑤ 확인된 오류의 알고리즘 개발

정답 11. ④ 12. ① 13. ③ 14. ② 15. ② 16. ④

17. **보건의료 빅데이터의 속성에 해당되지 않는 것은?**

① 용량 ② 다양성 ③ 속도
④ 진실성 ⑤ 무게

18. **데이터베이스 관리도구로 대량의 정형 또는 비정형 데이터 집합은?**

① 빅데이터 ② 데이터마이닝 ③ 보건의료데이터
④ 데이터웨어하우스 ⑤ 총데이터

정답 17. ⑤ 18. ①

제9장

보건의료정보 표준화, 국제표준화기구 및 표준 분류체계(신포괄수가제)

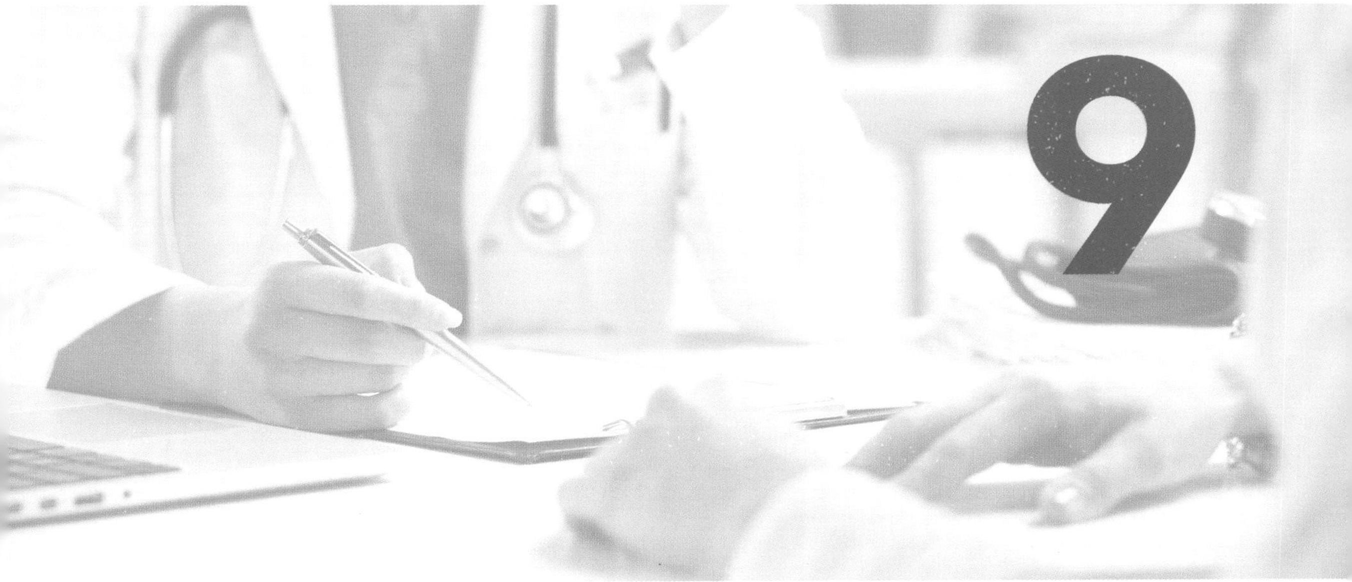

- ▶ 보건의료 표준용어의 개념
- ▶ 보건의료정보 표준화의 필요성 및 영역
- ▶ 보건의료 표준 분류체계 : 신포괄수가제(New DRGs)
- ▶ 한국 보건의료용어 표준

제 9 장

보건의료정보 표준화, 국제표준화 기구 및 표준 분류체계(신포괄수가제)

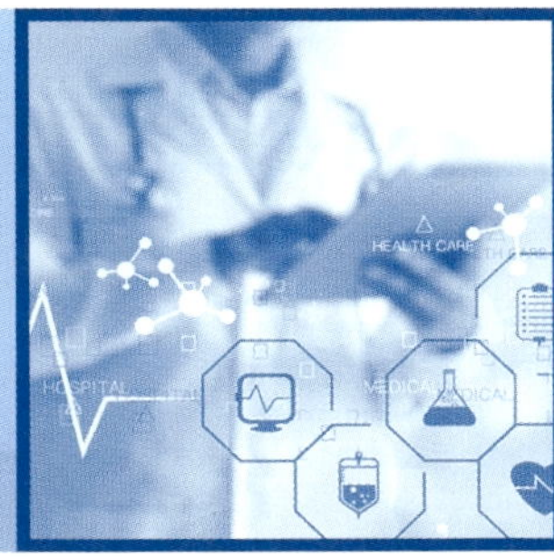

1 보건의료 표준용어의 개념

1.1 보건의료용어의 개념

1) 표준용어의 의미

- 전자의무기록에서 의미론적 상호운용성을 제공하는 가장 기본적인 요건
  - 데이터 의미를 표현하는 임상용어(clinical term)의 표준용어체계 사용
- 표준용어를 사용하는 가장 중요한 목적
  - 서로 다른 시스템 간에 데이터를 교환하고 교환된 데이터를 재사용
- 표준용어를 기반으로 코드화된 데이터로 상호교환할 경우
  - 데이터를 정확하고 안전하고 일관성 있게 교환
  - 재사용 가능한 상호운용성을 보장할 수 있게 됨

2) 표준용어체계의 의미 : 통제용어(Controlled terminology)체계

- 진료정보를 정확하게 의사소통하기 위하여 임상용어의 의미
- 임상용어를 나타내는 구분자가 구비된 표준용어를 사용하는 것이 필요
- 환자의 건강상태를 서술하는 용어를 임상용어로 정의할 수 있음
- 그 용어의 의미적 상호운영성 확보를 위한 용어의 의미
  - 의미를 표준화한 개념, 개념의 구분자(ID), 개념이 속하는 계층 등
  - 이것이 정의되어 있는 용어체계를 표준용어체계라고 함
  - 일명 통제용어체계라고 함

표 9-1 표준용어 및 통제용어 체계

표준용어	통제용어체계 = 표준용어체계
◐ 표준용어 의미 • 전자의무기록에서 의미론적 상호 운용성 제공 • 임상용어의 표준용어체계 사용 ◐ 표준용어 사용의 목적 • 서로 다른 시스템 간에 데이터를 교환 • 데이터를 정확, 안전 및 일관성있게 교환 • 재사용 가능한 상호운용성 보장	◐ 통제용어체계의 의미 • 진료정보를 정확하게 의사소통 – 임상용어의 의미 • 임상용어를 나타내는 구분자 – 구비된 표준용어 사용 • 환자 건강상태를 서술하는 용어 • 상호운영성 확보 용어 • 표준화한 개념, 개념의 구분자(ID), 개념이 속하는 계층 등 – 이것이 정의되어 있는 용어체계

1.2 보건의료용어 표준체계

1) 표준용어 및 보건의료용어의 차이점

(1) 표준용어의 의미

- 표준용어는 상호운용성 보장을 위해 다양하게 표현되는 용어들
  - 이에 대해 동일 의미로 이해할 수 있도록 개념, 개념에 대한 정의, 개념간 관계를 코드화한 용어체계
- 임상증상, 질병진단, 진단검사 및 의료영상 등
  - 주제영역별로 개발된 표준용어가 있음
- 국제적으로 가장 많이 사용되고 있는 용어체계

  예) – SNOMED CT, ICD, LONC

  – 측정단위 : UCUM

  – 한국 : 한국보건의료용어표준(Korean Standard Terminology of Medicine, KOSTOM)과 ICD의 한국어 버전 KCD 표준 사용

(2) 보건의료용어의 의미

- 보건의료용어의 정의
  - 보건의료정보를 구성하는 최소 단위

- 보건의료정보시스템의 의사소통 수단
- 보건의료정보는 다양한 응용프로그램
  예) – 전자의무기록(EMR), 처방전달, 진단검사의학, 영상 저장 및 전송 간호시스템 등에서 생성
  – 진료, 청구, 연구, 통계, 질병 감시 등을 위해 다양하게 활용

표 9-2 보건의료 분야별 보건의료용어체계

분야	용어체계
진단, 증상과 징후	ICD-9-CM, ICD-10, ICD-10-CM, ICD-10-AM ICD-0, SNOMED-CT, MEDCIN, MED
수술 및 처치	ICD-9-CM, ICD-I0-PCS, CPT, SNOMED-CT
의료 용어	SNOMED CT
진단 검사	LOINC, UltraSTAR
간호 용어	ICNP, NANDA
의약품	ATC, NDC
의료장비	SPN, UMD
유전자 정보	GO, HUGO
색인	MESH
범용	UMLS

표 9-3 표준용어 및 보건의료용어의 차이점

표준용어	보건의료용어
• 표준용어는 상호운용성 보장을 위해 다양하게 표현되는 용어들 • 개념간 관계를 코드화한 용어체계 • 임상증상, 질병진단, 진단검사 및 의료영상 등 – 주제영역별로 개발된 표준용어 • 국제적으로 가장 많이 사용되고 있는 용어체계 예) – SNOMED CT, ICD, LONC – 측정단위 : UCUM – 한국 : 한국보건의료용어표준(KOSTOM)과 KCD 표준 사용	• 보건의료정보를 구성하는 최소 단위 • 보건의료정보시스템의 의사소통 수단 • 보건의료정보는 다양한 응용프로그램 예) – 전자의무기록(EMR) – 처방전달, 진단검사의학 – 영상 저장 및 전송 간호시스템 – 진료, 청구, 연구 및 통계 – 질병 감시 등

2) SNOMED CT의 의미

- SNOMED CT(Systematized Nomenclature of Medicine Clinical Terminology)
  - 임상적인 내용과 표현력을 제공하는 포괄적인 임상용어체계
- 미국병리학회의 SNOMED Reference Terminology와 영국 NHS의 Clinical Term Version 3, CTV3의 내용을 통합하여 개발
- SNOMED CT의 논리모델 내에 포함된 구성요소
  - 각각 서로 다른 파일로 제공됨
- SNOMED CT의 데이터베이스
  - 개념, 유사어 및 관계 및 테이블로 구성
  - 비핵심 요소로는 참조세트와 참조맵 등이 있음

3) UMLS

- UMLS는 미국의 국립의학도서관에서 개발한 의학용어체계 모델
- 전자의무기록 작성시 많이 사용하고 있는 용어사전
- 의료분야의 정보검색을 용이하게 함
  - 디지털화된 자료로부터 정보를 통합 관리하는 것을 지원할 목적으로 개발됨

4) LOINC(진단검사용어표준)

(1) LOINC의 개발

- 진단검사의학 용어 및 코드체계
  - 진료과정에서 시행되는 각종 검사결과와 임상관찰 결과를 표현
- 전자적 교환 및 진단검사의학 결과를 수집하기 위한 목적으로 제정
- LOINC은 1990년 미국 인디애나대학 부속 연구소인 Regenstrief의 Clement McDonald에 의해 개발

(2) LOINC의 구분

- LOINC는 laboratory LOINC와 clinical LOINC로 구분
- Laboratory LOINC
  - 혈액, 화학, 혈청, 미생물 검사 등 진단검사의학 부분으로 구성

- Clinical LOINC
  - 생체징후, 신체검진결과, 심전도, 방사선, 초음파검사 등
  - 환자에 관하여 측정, 검사된 모든 사항이 포함

보건의료용어 표준체계

◐ SNOMED CT
- 임상적인 내용과 표현력을 제공하는 포괄적인 임상용어체계

◐ UMLS
- UMLS는 미국의 국립의학도서관에서 개발한 의학용어체계 모델

◐ LOINC(진단검사용어표준)
- 진단검사의학 용어 및 코드체계
  - 진료과정에서 시행되는 각종 검사결과와 임상관찰 결과 표현

2 보건의료정보 표준화의 필요성 및 영역

2.1 보건의료정보 표준화의 필요성

1) 보건의료정보 표준의 적용

(1) 보건의료의 정보통신기술 융합
- 이를 통한 스마트 헬스, 모바일 헬스, 개인건강기록, 원격의료 등
- 보건의료 융합서비스 발전을 위한 기반 조성
- 이를 위해 보건의료정보 표준의 적용이 필수적

2) 보건의료정보 표준화의 산업 발전

(1) 보건의료정보 표준 적용 및 표준화
- 보건의료산업의 발전 및 산업 경쟁력 확보의 중요한 수단이 됨

(2) 국내표준의 국제 표준화
- 국제적 위상을 강화하고 보건의료산업 발전을 더욱 촉진시킴

3) 표준화 활동

(1) 보건의료정보 표준화는 미국과 유럽에서 시작

(2) 국제표준화기구(International Standard Organization, ISO)

(3) 1998년 보건의료정보의 표준을 담당하는 기술위원회

- Technical Committees(IC)인 ISO/TC 215를 창설
- 보건의료정보의 국제화를 위한 표준화 활동을 하고 있음

2.2 보건의료정보 표준 영역

1) 보건의료정보 표준 영역 및 기구

(1) 보건의료정보 표준화

- 보건의료정보의 표준화는 정확한 의학정보의 수집, 정보 검색의 최적화, 의학정보 교환을 위한 기본 조건
- 의료의 질 평가 및 관리와 임상연구의 효율화를 위하여 필수적
- 미국 표준화기구는 다음과 같이 6가지 보건의료정보 표준화 제안
  - 전자의무기록
  - 멀티미디어(음성, 영상) 정보교환
  - 의학용어와 코드 통일안
  - 검사장비 간의 정보교환
  - 진료규약, 임상지식 및 통계자료 데이터베이스의 표현과 교환
  - 기타 진료관련 의료정보 보완사항

(2) 의무기록 정보 및 의료정보의 표준화

- 전자의무기록 환경에서 의료기관 간 의료정보의 교환과 공유
  - 이를 위해 UMLS, SNOMED CT 등의 임상용어
  - 전자의무기록의 정보 모형 및 기능 모델인 HL7 Reference information Model, HL7, EHR System Functional Model 등
  - 의무기록 정보 및 의료정보의 표준화가 이루어져야 함

☞ UMLS(Unified medical language system 통합의학언어시스템)
- 의학 문헌들을 검색할 때 검색된 문서의 많은 양 문제
- 생의학언어를 이해하는 컴퓨터 시스템의 개발을 촉진함
- 이러한 문헌의 접근 향상시킴

SNOMED CT(Clinical Terms 임상용어)
- 임상 문서 및 보고서에 사용되는 코드, 용어, 동의어 및 정의 제공
- 체계적으로 구조화되어 전산적으로 처리가능한 의학용어의 집합

2) 보건의료정보 표준화기구

(1) 보건의료정보 표준화기구의 의미

- 표준화기구는 표준개발기구라고도 함
- 표준개발기구 밖의 사용자들의 관심 사항을 전달하는 표준의 개발, 수정, 재발행, 해석 및 관리 등을 주된 활동으로 하는 실체를 의미

(2) 표준화 동향

- 최근 세계 각국은 국가적 차원에서 보건의료정보 표준화를 적극적 지원
  - 표준화에 전략적인 가치를 부여

표 9-4 보건의료정보 국제 표준개발기구 및 표준화 영역

표준개발기구	표준화 영역
ASTM 미국재료시험협회	미국내 재료 및 품질 규격화 표준
ISO 국제표준화기구	보건의료정보 관련 국제 표준
HL7 보건수준	문서, 기능 및 메시지 표준
DICOM 의료용디지털영상표준	의료영상 전송 표준
CEN 유럽표준화기구	보건의료정보 관련 표준
WHO-FIC 세계보건기구 국제분류기구	질병 및 사인분류 등 분류 표준
HTSDO 국제용어표준개발기구	SNOMED CT 용어 표준
LOINC 진단검사용어표준	검사명 및 서식명 표준
CDISC 의료연구센터 교환표준기구	연구데이터 획득, 저장, 교환 표준

CIMI 의료정보구조화기구	건강, 의료 콘텐츠 구조 표준
IEEE 미국전자공학회	개인건강기기, 원격의료 관련 전자장비
IEC 국제전기기술위원회	의료기기 관련 표준

- 표준화기구는 상호 협력을 통하여 노력의 중복 및 기술 개발 낭비 방지 및 불일치 해소
  - 이를 위해 긴밀하게 협의하여 표준화 작업을 수행함
- 보건의료정보 관련 국제표준기구
  예) ISO, IEEE, CEN, HL7, IHE, ASTM, DICOM 등

표 9-5 보건의료정보 표준의 필요성 및 영역

보건의료정보 표준의 필요성	보건의료정보 표준 영역
◐ 보건의료정보 표준의 적용 • 보건의료의 정보통신기술 융합 – 스마트 헬스, 모바일 헬스 – 개인건강기록, 원격의료 – 보건의료 융합서비스 발전을 위한 기반 조성 – 이를 위해 보건의료정보 표준의 적용이 필수적 ◐ 보건의료정보 표준화의 산업 발전 • 보건의료정보 표준 적용/표준화 – 보건의료산업의 발전 및 산업 경쟁력 확보의 중요한 수단 • 국내표준의 국제 표준화 – 국제적 위상을 강화 – 보건의료산업 발전 촉진 ◐ 표준화 활동 • 보건의료정보 표준화 – 미국과 유럽에서 시작 • 국제표준화기구(ISO) • ISO/TC 215 창설 – 보건의료정보 국제 표준화 활동	◐ 보건의료정보 표준화 • 의학정보의 수집, 정보 검색의 최적화, 의학정보 교환 ◐ 의료의 질 평가 및 관리 • 임상연구의 효율화 위해 필수 ◐ 미국 표준화기구 제안/6가지 • 전자의무기록 • 멀티미디어(음성/영상) 정보교환 • 의학용어와 코드 통일안 • 검사장비 간의 정보교환 • 진료규약, 임상지식 및 통계 • 기타 진료관련 의료정보 보완 ◐ 의무기록 및 의료정보 표준화 • 전자의무기록 환경에서 의료기관간 의료정보의 교환과 공유 • UMLS, SNOMED CT 등의 임상용어 • 전자의무기록 정보 모형 및 기능 기능 모델인 HL7 • EHR System Functional Model

2.3 국제표준화기구(International Standardization Organization, ISO)

1) ISO 특징 및 종류

(1) ISO의 특징

- 국제표준화기구는 가장 대표적인 국제표준개발기구
- 1946년에 창설
- 기술, 식품안전, 농업 및 보건의료에 이르기까지
  - 모든 산업분야의 국제표준 개발
- ISO는 각 분야의 기술위원회를 통해 표준 개발
  - 제품, 서비스 및 실천규격 등에 대한 국제 수준의 명세(specification) 제공함으로 질, 안전성 및 효율성 보장을 목적
- 전 세계 160여 개의 회원국으로 구성
- 한국도 정회원국으로 가입하여 활발한 활동

(2) ISO의 종류

① ISO/TC 215

- 보건의료정보 및 통신기술 분야의 표준화를 담당하는 국제표준화기구 내 기술위원회
- TC 215의 목적
  - 개별 정보시스템 간 상호운용성을 촉진
  - 보건의료정보 및 데이터의 호환성과 일관성을 확보
  - 불필요한 중복을 감소시켜 보건의료서비스의 전달, 질병예방 및 건강증진, 공중보건 및 감시, 보건서비스와 관련된 임상연구 지원

② ISO/TC 124

- 한국이 주도하여 2017년 2월에 신설된 표준 기술위원회
- 착용형 기기는 신체에 부착되거나 삽입된 상태
- 신체관리, 의료 등 개인 맞춤형 서비스 제공이 가능한 기기, 장비 및 애플리케이션 의미
- ISO/TC 124는 최근 소형화되어 휴대하기 쉬운 건강관리 제품(스마트 폰, 스마트 시계 등)의 전기적 안전성과 정보의 정확성
  - 이에 관한 내용의 표준화 담당

2) ASTM(American Society for Testing and Materials)

(1) ASTM의 특징

- 미국재료시험협회(ASTM)는 1898년 설립
- 재료, 제품, 시스템 및 서비스의 자발적인 컨센서스 표준 개발 및 발행
  - 이를 위한 포럼을 제공하고 있는 비영리단체
- ASTM 본사에는 기술 연구 또는 시험 시설이 없음
  - 관련 작업은 각국의 ASTM 회원들이 자발적으로 수행하고 있음
- 컴퓨터시스템, 전자 등 130개 분야의 표준시험 방법, 규격, 실행, 지침, 분류 및 용어 개발

(2) ASTM Committee E31

- 보건의료 관련 표준화를 주도하고 있음
- 환자정보나 지식을 포함한 의료정보 및 의사결정에 사용되는 정보의 아키텍처, 콘텐츠, 저장, 보안, 기밀성, 기능성 및 통신 관련 표준 개발

3) HL7(보건수준)

- HL7은 1987년 창립된 비영리 미국국립표준연구소(ANSI)가 인증한 표준개발기구
- 의료정보시스템 및 의료장비 접속에 관한 프로토콜의 설계 및 개발을 담당하는 표준을 제정하는 기구

4) DICOM(의료용디지털영상표준기구)

(1) DICOM(Digital Imaging Communication in Medicine)

- 미국방사선학회와 전기공업회가 합동으로 설립한 위원회가 모체가 되어 설립한 기구

(2) DICOM 분과위원회

- 의료영상 및 전송에 관한 표준인 DICOM의 정확성과 효율성을 높임
- 다양한 의료영상진단장비와의 호환성을 촉진
- 이를 위한 총 30여개의 워킹그룹이 활동하고 있음

5) SNOMED International

- SNOMED International은 원래 IHISDO(Internationl Health Terminology Standads Development Organization)라고 불림
- SNOMED CT 및 관련 용어표준을 소지하고 유지하는 덴마크 소재 비영리기구
- 전 세계에 걸쳐 의료제도, 의료서비스, 의료자원 내에서의 용어체계
  - 올바른 사용과 활용이 가능하도록 용어를 개발, 유지보수 및 홍보 목적으로 설립
- 2007년 IHTSDO를 창설하면서 SNOMED CT 개발기구로부터 그 권한을 이양 받았음
- 2017년부터는 SNOMED International이라는 이름으로 SNOMED CT 배포, 사용 및 유지보수 관련 사명을 수행
- 임상 및 관련 건강정보의 안정성, 정확성 및 효과적인 교환을 지원하기 위해 표준화된 임상용어
  - 특히 SNOMED CT의 개발과 사용을 통해 건강을 증진하고자 함
- 의미론적으로 정확하고 상호운용 가능한 건강기록의 실행에 초점 둠

6) CEN/TC 251-Health Informatics

(1) CEN/TC 251(유럽표준위원회)

- 유럽표준화위원회(CEN)는 유럽연합 국가와 아이슬랜드, 스위스 등
  - 33개 유럽 국가 참여 각 분야의 기술위원회를 통해 표준 개발

(2) CEN/TC 251 구성

① CEN/TC 251은 보건의료정보 및 통신기술 분야의 표준화를 담당하는 기술위원회로 94개 관련 표준을 발표

② 4개의 분과위원회의 구성 : 워킹그룹이 활동

- 워킹그룹 1(정보모델)
- 워킹그룹 2(용어 및 지식 표현)
- 워킹그룹 3(보안, 안전 및 질)
- 워킹그룹 4(상호운용성을 위한 기술)

③ 워킹그룹 4

- 의료기기와 정보시스템 간의 데이터 통신, 여러 전달 매체 활용
- 표현된 데이터의 통합, 분산된 데이터의 통신 등에서 상호운용성을 위한 표준화가 진행되고 있음

표 9-6 국제표준화기구 및 보건의료표준 분류체계

국제표준화기구	보건의료표준 분류체계
• ISO/TC 215 • ASTM • HL7(보건수준) • DICOM(의료용디지털영상표준기구) • SNOMED International • CEN/TC 251-Health	• ICD(국제질병사인분류) • KCD(한국표준질병 · 사인분류) • DSM(정신질환 진단 및 통계편람) • ICD-0-3(국제종양분류) • ICD-9-CM procedure • ICHI(국제의료행위분류)

2.4 표준의 분류

(1) 국제표준

- 전 세계 대부분의 국가가 참여하여 합의를 도출한 표준
  예) ISO, IEC, ITU 등

(2) 지역표준

- 특정지역에 소속된 국가들이 합의하여 도출한 표준
  예) CEN, ETSI 등

(3) 국가표준

- 국가 내의 이해당사자끼리 합의하여 한 국가 내에서 사용되는 표준
  예) 한국 KS, 일본 JIS, 미국 ANSI

(4) 단체표준

- 국가 내의 표준화 단체에서 제정한 표준
  예) 한국 TTA, 미국 ASTM, TI, 일본 TTC

(5) 사내표준

- 기업 내 또는 사업자 자체적으로 사용하는 표준
  예) 사규(회사에서 정한 규칙을 기록한 문서) 등

3 보건의료표준 분류체계

3.1 분류체계의 정의 및 종류

1) 분류(classification)의 의미

- 분류란 일정한 체계 하에 비슷한 종류끼리 묶는 것
- 질병분류는 의료정보 자료를 근거로 함
- 사망원인 분류는 사망진단서에 근거하여 질병이환 및 사망원인을 그 성질의 유사성에 따라 체계적으로 묶는 것

2) 질병분류체계의 종류

(1) 국제질병사인분류(ICD)

- 국제질병사인분류(International Classification of Disease, ICD)
  – 국제적으로 통일된 질병, 손상 및 사인분류를 정함
  – 활용하기 위해 세계보건기구가 제안한 국제분류체계
- 국내외 보건의료분야에서 가장 널리 오랜기간에 걸쳐 사용되고 있음
- 국내에서는 ICD-10을 번역하여 국내 실정에 맞도록 질병을 추가 및 상세 분류한 KCD-8차 개정판을 사용해 왔음
- WHO-FIC에서는 개념 중심의 질병분류체계인 ICD-11을 개발
  – 2020년 이후부터 사용

(2) 한국표준질병사인분류(KCD)

- 한국표준질병사인분류(Korean Standard Classification of Disease, KCD)
  – 국내에서 보건과 관련된 질병 및 사인분류의 통계 목적
- 1995년 한국표준질병사인분류 3차 개정판(KCD-3)부터 ICD-10 분류체계를 채택하

였음
- KCD-8차 개정판 발행을 2021년부터 사용함

(3) 정신질환 진단 및 통계편람(DSM)
- 정신질환 진단 및 통계 편람(Diagnostic and stantistical Manual of Mental Dis-orders, DSM)
  - 미국정신의학회(American Psychiatric Association, APA)에서 개발된 분류
  - ICD의 장별 분류의 일종인 정신 및 행동장애에서 파생
- DSM은 정신장애를 위한 정의, 진단 카테고리 및 alphanumeric 코드로 구성

(4) 국제종양분류(ICD-0-3)
- 국제종양분류는 ICD로부터 파생된 분류체계
- 신생물을 분류하는데 사용되는 용어체계
- ICD-O의 구성
  - 해부학적 부위(topography), 형태학적(morphology) 특징
  - 행동양식(behavior)
- 해부학적 부위 코드는 ICD-10에 있는 악성 신생물(malignant neoplasm) 장의 코드체계를 기반으로 함

3) 의료행위 관련 분류체계

(1) ICD-9-CM procedure
- WHO에서 ICD-10을 개정 발행하는 과정에서 의료행위분류인 ICPM(International Classification of Procedures in Medicine)의 개정이 이루어지지 않음
  - 국내 의료행위분류시 미국의 ICD-9-CM Volume 3(Procedures)을 사용하고 있음
- WHO-FIC에서도 새로운 의료행위분류체계로 International Classification of Health Interventions(ICHI)을 개발하였음

(2) ICHI(국제의료행위분류)
- 국제의료행위분류(International Classification of Health Interventions, ICHI)

- 통계적 목적에서 처치, 수술 등의 건강중재(health intervention)을 분류하기 위한 체계

• ICHI는 ICD, ICF와 함께 WHO-Family of International Classification의 참조 분류체계의 일환으로 WHO가 개발한 시술 분류체계

• ICHI는 대상(target), 행위(action), 수단(means)의 3개 축과 각각의 하위 축으로 구성
  - 내과적, 외과적, 기능적 및 환경적 및 건강관련 행동적 부분 등의 시술을 포함

표 9-7 표준 분류 및 보건의료표준 분류체계의 차이점

표준의 분류	보건의료표준 분류체계
◐ 국제표준 • 전 세계 대부분의 국가가 참여 – 합의를 도출한 표준 예) ISO, IEC, ITU 등 ◐ 지역표준 • 특정지역에 소속된 국가들 – 합의하여 도출한 표준 예) CEN, ETSI 등 ◐ 국가표준 • 국가 내의 이해당사자끼리 합의 – 한 국가 내에서 사용되는 표준 예) – 한국 KS, 일본 JIS – 미국 ANSI ◐ 단체표준 • 국가 내의 표준화 단체에서 제정한 표준 예) – 한국 TTA, 미국 ASTM, – TI, 일본 TTC ◐ 사내표준 • 기업 내 또는 사업자 자체적 사용하는 표준 예) 사규 등	◐ 국제질병사인분류(ICD) • 국제적으로 통일된 질병, 손상 및 사인분류 ◐ 한국표준질병 · 사인분류(KCD) • 국내에서 보건과 관련된 질병 및 사인분류의 통계 목적 ◐ 정신질환 진단 및 통계편람(DSM) • 정신질환 진단 및 통계편람 ◐ 국제종양분류(ICD-O-3) • 신생물을 분류하는데 사용 ◐ ICD-O의 구성 • 해부학적 부위, 형태학적 • 행동양식(behavior) ◐ ICD-9-CM procedure • 국내 의료행위분류시 – 미국의 ICD-9-CM 사용 ◐ ICHI(국제의료행위분류) • 통계적 목적에서 처치, 수술 등 – 건강중재 분류체계

3.2 포괄수가제 및 신포괄수가제(New DRGs)

1) 포괄수가제(Diagnosis Related Groups, DRG)

• 진단명 기준 환자군인 포괄수가제(Diagnosis Related Groups, DRG)
  - 입원환자들을 일정한 기준에 의하여 일정한 수의 환자군으로 분류하는 방법

- 환자 특성 및 진료 특성에 의해 임상적인 진료내용과 자원의 소모량이 유사한 입원 환자를 그룹화
  - 몇 가지 정해진 원칙에 따라 복합적이고 포괄적으로 산정하는 수가제도

표 9-8 국내 K-DRG 대상 질병군

진료과	DRG 대상 질병군
안과	• 안과계 질환을 주진단으로 수정체 수술을 받은 자
이비인후과	• 이비인후과계 질환을 주진단으로 편도와 아데노이드 수술을 받은 자 – 기타 다른 수술을 함께 받은 경우 제외
외과	• 소화기계 질환을 주진단으로 항문 또는 항문 주위 수술 받은 자 • 소화기계 질환을 주진단으로 서혜 및 대퇴부 탈장수술을 받은 자 • 소화기계 질환을 주진단으로 충수절제수술을 받은 자
산부인과	• 여성 생식기계 질환을 주진단으로(악성종양 제외) 자궁 및 자궁부속기 수술을 받은 자 • 분만을 주진단으로 제왕절개 분만을 한 자

2) 신포괄수가제(New Diagnosis Related Groups, New DRG)의 개념

(1) 신포괄수가제의 의미

- 기존의 포괄수가 방식을 확대하기 보다는 전체 입원환자에게 적용 가능
  - 유연하고 수용성 높은 모델의 필요성 대두
- 정부에서는 포괄적 보상과 행위별 보상이 혼합된 지불방식인 신포괄수가제 개발

(2) 신포괄수가제 도입

- 2009년 국민건강보험 일산병원으로 시작
  - 지역거점 공공병원에서 시행해 옴
- 2018년 민간 의료기관이 참여하게 되었음

(3) 신포괄수가제도 특징

- 진료비 지불에 포괄수가와 행위별수가를 혼합하여 적용
- 기본 진료는 포괄수가에 묶고 진료비 차이를 가져오는 고가서비스와 의사 시술 행위 등은 행위별수가로 별도 보상
- 포괄수가에 일당수가 개념을 도입

신포괄수가제

◑ **신포괄수가제 = 포괄수가제(7개 질병군) + 행위별수가제**

- 심평원 전액 비포괄 항목
  - 희귀의약품/2군 항암제/기타약제/사전승인약제
  - 초고가 약제/치료재료/일부 선별급여 치료재료
- 포괄수가제 : 입원료, 치료, 처치 등 진료에 필요한 기본 서비스/건당 비용
- 행위별수가제 : 의사의 수술, 시술, 치료행위
  - 별도로 비용을 책정하여 운영/각각 비용

◑ **신포괄수가제 : 면역관문억제제의 경우**

- 희귀 및 중증질환에 사용 : 면역항암치료제 또는 표적항암치료제
  - 전액비포괄(환자전액지불) 대상항목+비급여(건강보험 적용안됨)

◑ **전액 비포괄 항목 = 환자전액지불대상 비급여 항목**

- 일부 희귀의약품, 2군 항암제 및 기타약제
- 사전승인 약제, 초고가 약제 및 치료재료
- 일부 선별급여 치료재료

◑ **포괄 및 비포괄수가 항목**

- 포괄수가 항목 : 환자가 부담하는 비용 없음
- 비포괄수가 항목 : 환자 개인이 부담해야 함

  – 입원일수에 따라 진료비가 달라짐
- 초음파 등 진료에 필수적인 비급여 항목들

(4) 신포괄수가제도 특징

- 진료비 지불에 포괄수가와 행위별수가를 혼합하여 적용
- 기본 진료는 포괄수가에 묶음
  - 진료비 차이를 가져오는 고가서비스, 의사 시술 행위 등
  - 행위별수가로 별도 보상
- 포괄수가에 일당수가 개념을 도입
  – 입원일수에 따라 진료비가 달라짐
- 초음파 등 진료에 필수적인 비급여 항목들

(5) 건강보험심사평가원(심평원)의 전액 비포괄 결정 항목

- 희귀의약품, 2군 항암제 및 기타약제
- 사전승인약제, 초고가 약제 및 치료재료
- 일부 선별급여 치료재료 등

(6) 일부 항암제나 희귀중증질환의약품의 비급여 = 약값 폭탄

① 일부 항암제나 희귀중증질환의약품의 비급여

- 환자들에게 약값 폭탄

② 전액 비포괄 대상 항목의 의미

- 약품과 치료재료를 신포괄수가에서 제외한다는 것
- 제외된 약품과 치료재료 중 상당수는 '비급여'가 된다는 의미

③ 신포괄수가제 변경 전

- 기존 행위별 수가에서 현재 '비급여'인 각종 항암제들이 수가적용을 받아 왔음
- 이로 인해 표적 및 면역항암제 등도 환자가 기존 항암제 비용의 5~20%만 부담하면 항암 치료를 받을 수 있었음

④ 2022년부터 신포괄수가제 변경

- 신포괄수가에 포함되어 왔던 항암제들이 제외
  - 해당 항암제로 치료 중인 암환자들의 '재난적 의료비'가 초래

    예) '22년부터 약 값이 30만 원에서 570만 원으로 20배 상승

    - 치료를 받지 못하고 생명이 위태로워질 수 있음

표 9-9 포괄수가제와 신포괄수가제의 차이점

구분	포괄수가제(DRG)	신포괄수가제
대상기관	• 7개 질병군 진료가 있는 전체 의료기관 • 2013. 7. 1부터 시행	• 국민건강보험 일산병원 • 지역 거점 공공병원 41개 기관 • 민간 의료기관 30여 기관 • 2018년부터 시행

적용환자	• 외과수술을 적용하는 7개 질병군 입원환자 – 백내장수술, 편도수술, 충수절제술 – 항문수술, 탈장수술, 제왕절개분만 – 자궁수술(악성 제외)	• 내과를 포함 567개 질병군 입원환자
특징	• 포괄수가 • 의료자원의 효율적 사용	• 신포괄수가제 = 포괄수가제 + 행위별수가제 • 심평원 전액 비포괄 항목 – 희귀의약품/2군 항암제 – 기타약제/사전승인약제 – 초고가 약제/치료재료 – 일부 선별급여 치료재료 • 신포괄수가제 – 의사시술행위, 고가 의료서비스 제외한 입원진료 – 일부 비급여 제외

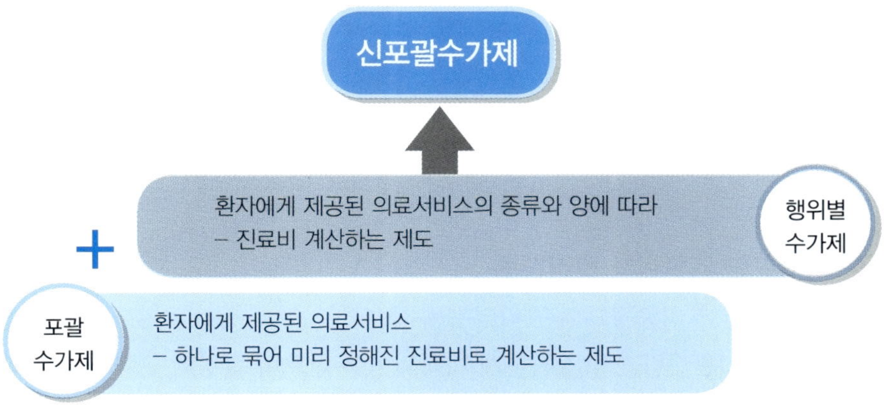

그림 9-1 행위별 및 포괄수가제의 차이점

3.3 DRG 제도의 보건의료정보관리사의 역할

• DRG 제도에서 요구되는 보건의료정보관리사의 역할

1) 진료비 청구와 관리업무 수행

• DRG 제도는 DRG 항목별로 미리 정해진 금액에 의해 병원비를 지불
  – DRG 업무담당자는 환자의 진단과 치료에 관한 사항을 정확하에 파악하여 해당 DRG로 정확하게 분류할 수 있어야 함

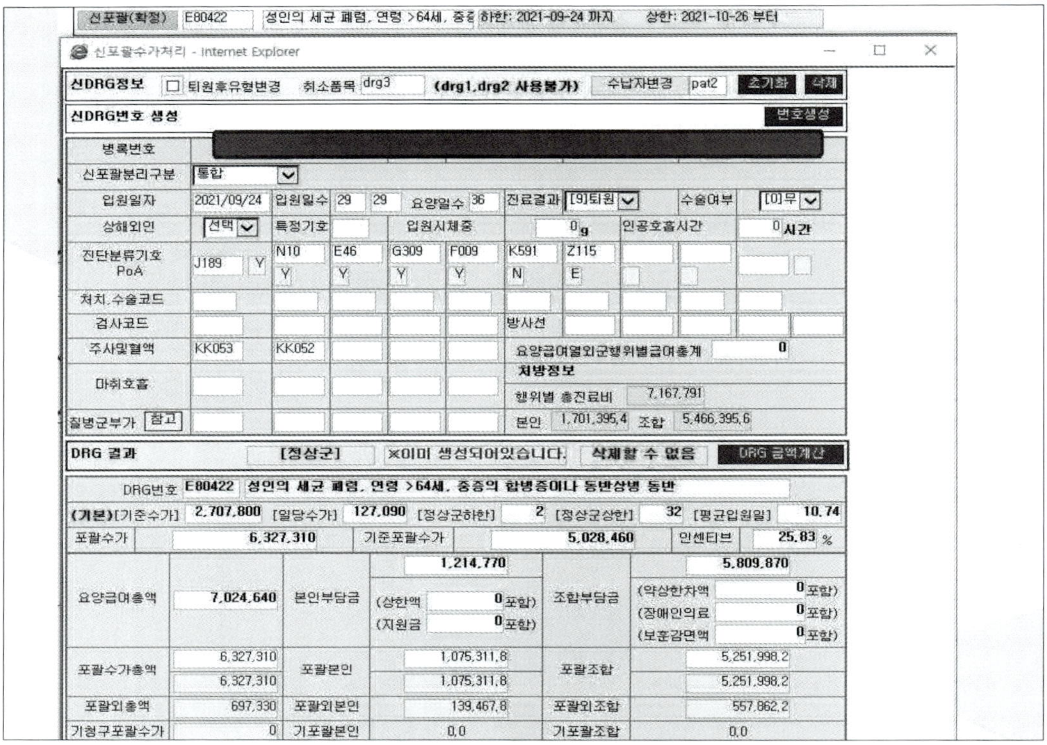

그림 9-2 DRG 화면

2) 완전 및 정확한 의료정보 관리업무

- 완전하고 정확한 의료정보의 관리업무 수행
  - 의료정보가 완전하면서 정확하게 기록되어야 진료비 산정의 근거자료로 역할

3) 진료비 범위 내 적절한 진료 여부 검토

- 효율적인 의료 이용관리 수행
  - 보건의료정보관리사는 환자가 병원에 입원하면 예상되는 DRG 항목과 번호를 부여
- 의료정보를 양적 질적으로 검토하는 과정에서 정해진 진료비의 범위 내에서 적절한 진료가 이루어지고 있는 여부 검토

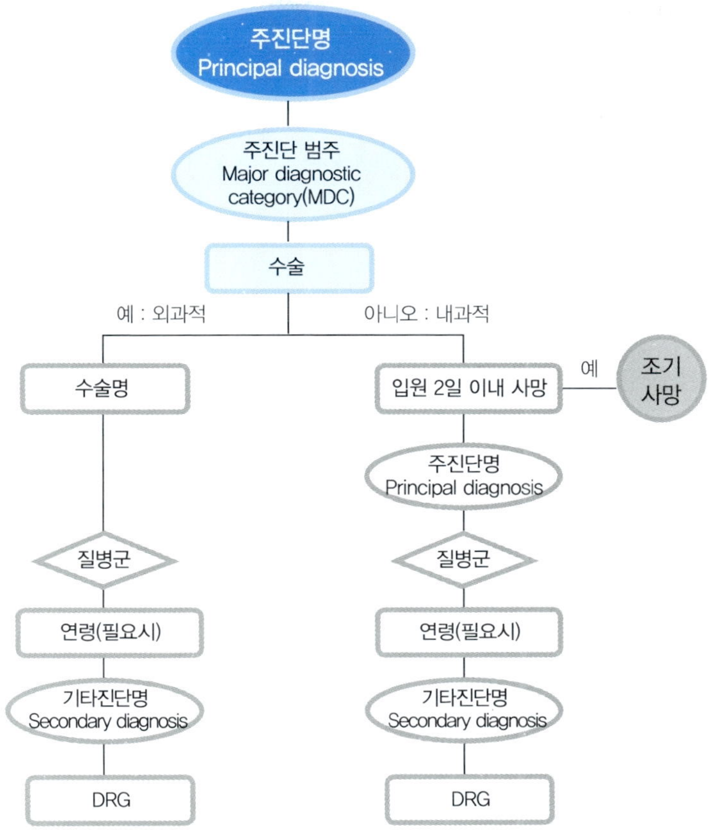

그림 9-3 한국 K-DRG 분류체계도

3.4 손상 중증도 점수체계

1) 손상 중증도 점수체계의 의미

- 손상 중증도 점수체계
  - 외상 후 발생하게 될 위험도를 정량화하는 도구
- 외상학에서 손상 중증도 점수체계는 다양하고 복잡한 손상들을 정량화함
  - 의료진 간의 의사소통에 도움을 줄 수 있음

2) 손상 중증도 점수체계의 용도

- 치료 우선순위 결정 등의 지침 마련 등에 사용
- 치료성과 연구의 기본 전제가 되는 중증도 보정에 사용

표 9-10 DRG 제도의 보건의료정보관리사 역할 및 손상 중증도 점수체계

DRG 제도의 보건의료정보관리사 역할	손상 중증도 점수체계
◐ 진료비 청구와 관리업무 수행 • DRG 제도는 DRG 항목별로 미리 정해진 금액에 의해 병원비를 지불 • DRG 업무담당자는 환자의 진단과 치료에 관한 사항을 정확하게 파악 ◐ 완전 및 정확한 의료정보 관리업무 • 의료정보가 완전 및 정확하게 기록 – 진료비 산정의 근거자료로 역할 ◐ 진료비 범위 내 적절한 진료 여부 검토 • 의료정보를 양 · 질적으로 검토하는 과정 – 정해진 진료비의 범위 내 – 적절한 진료 여부 검토	◐ 손상 중증도 점수체계의 의미 • 외상 후 발생하게 될 위험도 – 정량화하는 도구 • 다양, 복잡한 손상들을 정량화함 • 의료진 간의 의사소통에 도움 ◐ 손상 중증도 점수체계의 용도 • 치료 우선순위 결정 등 지침 마련 사용 • 치료성과 연구의 기본 전제 – 중증도 보정에 사용

3.5. Message(메시징) 표준

1) 메시징 표준의 의미 및 종류

- 메시지 교환 표준은 전자 메시지의 구조, 콘텐츠, 데이터 요구사항을 제시함
  - 이로써 효율적이고 정확한 정보공유를 가능하게 함
- 대표적인 문자 메시징 표준
  - HL7v2.x 및 HL7v3
- 영상 메시징 표준
  - DICOM

2) HL7 FHIR

- HL7 FHIR(Fast Healthcare Interoperabkility Resources)
  - 의료환경에서 다루어지는 다양한 정보의 형태를 간략화하여 자원(resources)의 형태로 표현
- 지원 자체 또는 다양한 자원의 결합으로 사용될 수 있도록 함
  - 표현 가능한 상태의 전송을 의미하는 REST(Representational State Transfer) 원리 따름

3) DICOM

- 의료용 디지털 영상 및 통신 표준(Digital Imaging Communication in Medicine, DICOM)
  - 의료디지털 영상과 부수적인 의료통합정보의 전송을 위한 표준
- ISO 12052:2005 DICOM 국제표준에 대응하기 위한 목적
  - 2010년 KS X ISO12-52 보건의료정보-작업흐름 및 데이터 관리를 포함
  - 의학영상 전송표준(DICOM)을 국가표준으로 제정
  - 보건의료정보분야의 산업체에서 사용

4) HL7v2.x 및 HL7v3

(1) HL7v2.x(v는 version을 의미)

- 의료기관 내 임상정보에 포함된 데이터의 통신을 위해 가장 일반적으로 사용되는 표준
- 정보 공유를 지원하기 위한 메시지에 대한 명세를 제공

(2) HL7v2의 사용 목적

- 원무관리, 진료관리시스템, 진단검사의학, 식이, 투약 및 진료비 청구시스템, EMR 간의 상호운용성을 확보하기 위한 것

3.6 문서 표준

1) 문서 표준의 의미

- 문서 표준은 문자 내 포함된 정보의 유형과 정보의 위치를 나타내는 것
- 텍스트 형태의 정보교환을 가능하게 함

2) HL7 CDA

(1) HL7 임상문서구조(Clinical Document Architecture, CDA)

- HL7 version 3 표준에 속하는 임상문서 표준
- HL7 version 3 표준 중 최초로 미국표준협회(American National Standards In-

stitute, ANSI)의 승인을 획득

(2) HL7 CDA는 **구조화된 임상문서의 교환을 목적**

- 임상문서의 구조와 구문을 규정한 표준
- 회신서 또는 퇴원요약과 같은 임상문서를 표현하기 위한 HL7 v3 표준의 일체로 볼 수 있음

3) HL7 CCD와 ASTM CCR

(1) HL7 CCD(Continuity of Care Document)

- CCD는 환자의 계속 진료를 보장하기 위해 HL7 v3 CDA에 미국재료시험협회(ASTM)의 진료연속기록용 탬플릿인 CCR(Continuity of Care Record) 기능을 통합한 것

(2) ASTM CCR(Continuity of Care Research)

- CCR은 의료서비스 제공자, 시스템 또는 환경에 환자와 관련된 모든 데이터들을 모으는 수단을 제공
- 계속 진료를 지원하기 위해 다른 의료서비스 제공자, 시스템 또는 환경에 정보를 전송함

  예) 진료 원할 경우 특정 환자와 관련 임상, 통계 및 행정 데이터 포함

  – 정보의 전달이 가능하도록 하는 기능 제공

표 9-11 메시징 및 문서 표준

메시징(Message) 표준	문서 표준
◐ HL7 FHIR • 자원 자체 또는 다양한 자원의 결합으로 사용될 수 있도록 함 • 표현 가능한 상태의 전송을 의미 ◐ DICOM • 의료디지털 영상과 부수적인 의료 통합정보의 전송을 위한 표준	◐ HL7 CDA • HL7 version 3 표준에 속하는 임상문서 표준 ◐ HL7 CCD와 ASTM CCR • HL7 CCD – CCD는 환자의 계속 진료 보장 – HL7 v3 CDA에 미국재료시험협회(ASTM)의 진료연속기록용 탬플릿인 CCR(기능 통합한 것 • ASTM CCR – 계속 진료를 지원하기 위해 – 다른 의료서비스 제공자, 시스템 또는 환경에 정보를 전송함

3.7 전자의무기록의 기능 표준

1) HL7 EHR System Functional Model

(1) 전자건강기록시스템(Electronic Health Record, EHR)

- 전자건강기록시스템 기능 모델(HL7 System Functional Model)
  - 전자건강정보시스템에서 제공하는 기능의 참조 목록 제공

(2) EHR 기능 목록

- 기능 목록은 시스템 기능성의 일관된 표현이 가능하게 하려는 의도로 사용자 측면에서 설명
- EHR 기능 모델은 진료 영역과 환경을 위한 기능적 프로파일을 완료
  - 표준화된 설명과 주어진 환경(중환자실, 심장내과, 한 국가에서의 행정업무, 다른 국가에서의 일차 진료 등)에서 이용 가능
  - 요구되는 일반적인 기능의 이해를 가능하게 함

2) 전자의무기록시스템의 도입

(1) 전자의무기록시스템의 도입

- 전자의무기록시스템의 기능을 인증하는 사업의 일환
- 2019년부터 보건복지부는 '전자의무기록시스템 인증제'를 도입
- 전자의무기록시스템 인증은 의료법상 의무가 아닌 권고사항
- 시스템 개발업체와 의료기관 모두 신청 가능

(2) 인증대상

- 인증대상은 전자의무기록시스템 제품으로 한정
- 의료기관의 규모에 따라 인증기준을 달리 적용함

(3) 기능 표준

- 기능 표준은 자료생성, 저장 및 관리 등

– 전자의무기록시스템의 기능 기준
– 의료기관에서 입력한 데이터의 무결성 검증 등
– 이를 위한 서비스 기준으로 총 74개 기능 기준

- 환자 병력, 기록, 예약 관리, 투약 및 검사 등
  – 오더 관리, 검사결과관리, 간호관리, 알레르기 및 부작용 등
  – 전자의무기록시스템에 필요한 기능성 기준이 포함
- 기능성 기준과 함께 상호운용성, 보안성의 3개 영역의 인증기준
  – 3년의 인증주기로 인증평가가 진행
- 전자의무기록시스템 인증제를 통해 시스템의 충분한 기능을 갖추도록 함
  – 전자의무기록의 다양한 활용과 정보보안 등을 확보하고자 함

3.8 HL7 PHR System Functional Model

1) 개인건강기록(Personal health record, PHR)

- 개인건강기록은 개인정보, 개인건강기록 주체가 작성한 건강기록, 의료기관에서 의료행위 중에 수집된 자료
  – 이를 기초로 연구 분석된 정보, 진단과 의료행위 및 진료과정에 따른 관찰 정보 등의 의료정보와 수집된 관련정보

  예) – 특정 질환에 알레르기, 부작용 반응, 약품 및 처치내용, 수술
  – 예방접종 및 가족력 등 포함
  – 개인적 건강과 관련된 자료

2) HL7 PHR System(개인건강기록 시스템) 기능 모델 표준

- PHR(개인건강기록 시스템)의 기능 모델의 3가지

① 개인건강(personal health)

- PH. 1.0 사용자 프로파일
- PH. 2.0 임상 데이터 이력, 현재 상태 데이터 관리
- PH. 3.0 건강관리, 예방의학, 자가관리
- PH. 4.0 보건교육 관리 : 의료지식 제공

- PH. 5.0 사용자 의사결정 지원
- PH. 6.0 의료 제공자 방문 관리

② 지원(supportive)

- S.1.0 정보 제공자
- S.2.0 재정 관리
- S.3.0 행정적 관리
- S.4.0 다른 자원 관리

③ 정보기반구조(information infrastructure)

- IN. 1.0 건강 정보 관리
- IN. 2.0 상호운용성 기반의 표준들
- IN. 3.0 보안
- IN. 4.0 감사

표 9-12 전자의무기록 기능 표준 및 개인건강기록

전자의무기록(EMR) 기능 표준	개인건강기록(PHR)
◐ 전자의무기록 기능 표준 • 기능 표준은 자료생성, 저장 및 관리 – 전자의무기록시스템의 기능 기준 – 의료기관에서 입력한 데이터의 무결성 검증 등 – 이를 위한 서비스 기준으로 총 74개 기능 기준 • 환자 병력, 기록, 예약 관리, 투약 및 검사 등 – 오더 관리, 검사결과관리, 간호관리 – 알레르기 및 부작용 등 – 전자의무기록시스템에 필요한 기능성 기준 포함 • 3개 영역 인증기준 – 기능성 기준, 상호운용성, 보안성 – 3년의 인증주기로 인증평가가 진행 • 전자의무기록시스템 인증제 – 시스템의 기능 구비 – 전자의무기록의 다양한 활용과 정보보안 등 확보	◐ 개인건강기록(PHR) • 개인건강기록은 개인정보, 개인건강 • 기록 주체가 작성한 건강기록 • 의료기관에서 의료행위 중에 수집된 자료 – 이를 기초로 연구 분석된 정보, 진단과 의료행위 및 진료과정에 따른 관찰 정보 등의 의료정보와 수집된 관련정보 예) – 특정 질환에 알레르기, 부작용 반응, 약품 및 처치내용, 수술 – 예방접종 및 가족력 등 포함 – 개인적 건강과 관련된 자료

4 한국 보건의료용어 표준

4.1 국내 보건의료용어 표준

1) 국내 보건의료용어 표준 개발

(1) 국내 2004년부터 2009년까지

- 국가보건의료정보화종합계획의 일환으로 표준화 추진

(2) 한국보건의료용어표준을 개발하기 위해 진단, 행위 및 검사 등

- 보건의료 현장에서 사용하는 용어를 수집, 정리
- 분야별로 표준용어를 개발
- 이를 지속적으로 검토, 보완 및 각 전문 분과 및 관련 단체의 의견 수렴 및 반영
- 2014년 9월에 보건의료용어표준을 고시 제정 및 발령
  ☞ 한국보건의료용어표준(Korean Standard Terminology of Medicine, KOSTOM)

2) 한국 보건의료용어 표준의 내용

- 한국 보건의료용어 표준의 내용은 '영어-한글' 쌍을 개념 기준
  - 정의한 용어와 해부학 그림
  - 진료와 의료행위 기록에 필요한 진료용 그림

(1) 진단용어

- 진단명에 해당하는 용어의 표준화의 구성
  - 국제질병사인분류(ICD)의 국내 버전인 한국표준질병사인분류(ICD) 6차
  - ICD 7차의 개정용어 및 임상용어 기반

(2) 의료행위용어

- 의료행위(수술 및 처치)에 관련된 용어에 대한 표준화
- 국제표준행위분류(ICD-9-CM) 및 임상용어(clinical term) 기반 구성
  ☞ 국제표준행위분류(ICD-9-CM) : Procedures volume III, ver32

(3) 임상검사용어

- 임상검사 분야의 국제표준코드인 LOINC를 기반
  - 인체의 검체를 분석하는 진단검사용어와 인체 생리기능을 관찰 또는 측정하는 기능검사용어로 구성
  - ☞ LOINC(Logical Observation identifiers Names and Codes)

(4) 방사선의학용어

- 영상장비를 이용하는 영상의학(radiology) 용어
- 방사성 동위원소를 이용하는 핵의학(nuclear medicine) 분야
- 방사선치료를 위한 방사선종양학(radiation oncology) 분야의 검사 및 시술용어

(5) 치과용어

- 한국표준질병사인분류(KCD) 및 국제의료행위분류체계(ICD-9-CM Procedure) 중 치과용어 및 임상(local) 용어를 기반으로 구성

(6) 보건용어

- 보건소에서 수행되는 업무의 가장 상위지침인 지역보건법을 기본
  - 보건소 업무 프로세스 상 사용되는 용어 및 보건사업지침 용어

(7) 간호용어

- 임상간호분류체계(CCC)를 기반
  - 간호과정별 진술문과 ICNP(국제간호실무분류체계)의 7개 축 분류를 기반
  - 임상 및 학계에서 수집 및 정제한 간호용어로 구성

(8) 기타용어

- 대한의사협회에서 발간한 의학용어집 제5판, 5판 수정판, 제6판, 주호소 용어
- 의무기록지에 사용되는 의학용어 및 일반용어로 구성

(9) 진료용 그림

- 환자 진료 및 의무기록 작성을 위한 인체그림

• 의료행위, 기록 및 설명용 그림

4.2 한국 보건의료정보 표준 적용 현황

1) 보건의료정보 표준 적용

• 의료기관 경영의 의지에 따라 차이
  – 의료기관 내 의료기관정보시스템, 보건의료정보 표준의 적용이 다름
• 한국 대형병원의 경우
  – 질병, 의료행위 등의 분류체계는 대부분 공통적으로 도입하고 있음
• SNOMED CT와 같은 표준용어체계의 적용
  – 일부 대형병원에서만 도입되어 있음
• 국가차원의 고시인 KOSTOM도 일부 제한적으로 사용하고 있음
• 기타 메시징 표준 중 문자 표준으로 HL7 v2x
• 영상 표준으로 DICOM, 문서 표준은 HL7, CDA를 적용하고 있음
• 표준의 구현 정도는 의료기관에 따라 차이가 있음

2) 정보보호표준 적용

(1) 정보보호 및 보안의 관심 고조

• 보건의료정보의 표준뿐만 아니라 기관 내 다양한 요구에 따라 필요한 표준
  – 적용하는 사례가 증가하고 있음
• 개인정보 보호법의 시행과 정보보호 및 보안의 사회적 관심 고조
• 정보보안사고가 확산됨에 따라 의료기관 자체적으로 정보보호 관리체계를 구축하고자 하는 요구 반영
  – 정보보호 표준인 ISO 27001을 적용하여 인증을 받았거나 향후 이를 적용할 예정

(2) 국내 의료기관의 보건의료정보 표준 적용 사례

• ISO/TEC 27001:2005–Information technology–Security Techniques–Information Security Management Systems–Requirements
  – 정보보호 분야에서 국제적으로 권위있는 인증

  – 원래는 영국표준(BS, Brinish standard)이던 BS7799이었음
- 2005년 11월에 ISO 표준으로 승격되었음

4.3 보건의료정보 표준 및 보건의료정보관리사의 역할

1) 전문 인력 부족

(1) 보건의료정보 표준과 관련하여 전문 인력이 부족한 상황
- 보건의료정보 표준에 대한 교육의 정례화
- 정식 교육과정을 통한 안정적이고 숙련된 인력 양성이 필요

(2) 의료기관내 의료정보관리를 담당하는 보건의료정보관리사
- 보건의료정보 표준업무를 담당할 인력이 될 수 있음

2) 보건의료정보관리사의 기대 역할
- 보건의료정보 표준 목록 작성 및 이해
  – 각 표준에 대한 이해와 표준 간의 관계, 핵심 주제 영역의 이해
- 표준 적용과 관련된 법률 및 규정 파악
  – 법률적 요구사항 및 실행 기한 파악
- 기관 내 데이터베이스 및 데이터테이블의 조사
  – 표준 적용 기획시 필요한 데이터 정의 또는 포맷 결정과 비즈니스 프로세스 확인
- 데이터 기밀성 및 보안의 기술적 표준 조사
- 새롭게 개발되는 보건의료분야 표준 동향 파악
- 표준개발기구 참여

표 9-13 보건의료정보 표준의 적용 및 보건정보관리사의 역할

보건의료정보 표준 적용	의료정보관리사의 역할
◐ 보건의료정보 표준 적용 • 의료기관 경영 의지의 적용 차이 – 의료기관 내 의료기관정보시스템, 보건의료정보 표준 적용이 다름 • 한국 대형병원 – 질병, 의료행위 분류체계 : 공통 • SNOMED CT 표준용어 체계 적용 – 일부 대형병원에서만 도입 • 기타 메시징 표준 중 – 문자 표준으로 HL7 v2x • 영상 표준으로 DICOM • 문서 표준은 HL7, CDA 적용 ◐ 정보보호표준 적용 • 정보보호 및 보안의 관심 고조 – 보건의료정보 표준, 기관 내 요구 – 표준 적용 사례 증가 – 개인정보 보호법 시행과 더불어 정보보호 및 보안 사회적 관심 고조 ◐ 국내 의료기관의 보건의료정보 표준 적용 사례 • ISO/TEC는 정보보호 분야 – 국제적으로 권위있는 인증 • 2005년 ISO 표준으로 승격	◐ 전문 인력 부족 • 보건의료정보 표준과 관련 – 전문 인력 부족 • 보건의료정보 표준 교육의 정례화 – 정식 교육과정을 통한 안정적이고 숙련된 인력 양성 필요 • 의료기관내 의료정보관리를 담당하는 보건의료정보관리사 – 보건의료정보 표준업무를 담당할 인력 가능 ◐ 보건의료정보관리사의 기대 역할 • 보건의료정보 표준 목록 작성 및 이해 – 표준의 이해와 표준간의 관계, 핵심 주제 영역의 이해 – 표준 적용과 관련된 법률 및 규정 파악 – 법률적 요구사항 및 실행 기한 파악 – 기관 내 데이터베이스 및 데이터테이블의 조사 – 표준 적용 기획시 필요한 데이터 정의 또는 포맷 결정과 비즈니스 프로세스 확인 • 데이터 기밀성 및 보안의 기술적 표준 조사 • 새롭게 개발되는 보건의료분야 표준 동향 파악 • 표준개발기구 참여

9 실전문제

1. 서로 다른 시스템 간에 데이터를 교환하고 교환된 데이터를 재사용하는 것이 목적인 용어는?

① 신생용어 ② 전문용어 ③ 표준용어
④ 특수용어 ⑤ 재생용어

2. 보건의료 분야별 보건의료용어체계의 연결이 옳지 않은 것은?

① 의료용어 : SNOMED-CT ② 의약품 : ATC ③ 색인 : MESH
④ 범용 : UMLS ⑤ 의료장비 : LOINC

3. 보건의료정보시스템을 구성하는 최소 단위로 의사소통의 수단으로 옳은 것은?

① 보건의료용어 ② 디지털의료용어 ③ 특수의학용어
④ 디지털헬스용어 ⑤ 보건전문용어

4. SNOMED CT에 대한 설명으로 옳지 않은 것은?

① 임상적 내용과 표현력을 제공하는 포괄적인 임상용어체계
② 미국 병리학회의 SNOMED Reference Terminology와 영국 NHS의 내용 통합하여 개발
③ 비핵심 요소로는 주요세트와 주요맵 등이 있음
④ SNOMED CT의 데이터베이스 개념, 유사어 및 테이블로 구성
⑤ SNOMED CT의 논리모델 내 각각 서로 다른 파일로 제공됨

5. 미국의 국립의학도서관에서 개발한 의학용어체계 모델은?

① UMLS ② LOINC ③ SNOMED-CT
④ EHR ⑤ IEEE

6. 미국내 재료 및 품질 규격화 표준에 해당되는 것은?

① HL7 ② CEN ③ CIMI
④ ASTM ⑤ DICOM

정답 1. ③ 2. ⑤ 3. ① 4. ③ 5. ① 6. ④

7. 통계적 목적에서 처치, 수술 등의 건강중재를 분류하기 위한 체계는?

① ICD-9-CM ② CEN ③ ICHI
④ KCD ⑤ ICD

8. 정신질환 진단 및 통계편람에 해당되는 것은?

① HL7 ② DSM ③ DRG
④ ICD-O-3 ⑤ DICOM

9. 표준의 분류에 해당되지 않는 것은?

① 국제표준 ② 단체표준 ③ 사내표준
④ 국가표준 ⑤ 개인표준

10. 국제종양분류(ICD-O-3)에 해당되지 않는 것은?

① 국제적으로 질병, 손상 및 사인분류를 정함
② 해부학적 부위, 형태학적 및 행동양식으로 구성
③ ICD-10에 있는 악성 신생물 장의 코드체계를 기반
④ 신생물을 분류하는데 사용되는 용어체계
⑤ ICD로부터 파생된 분류체계

11. 국내 K-DCD 대상 질병군에 해당되지 않는 것은?

① 수정체 수술
② 편도 및 아데노이드 수술
③ 자궁경부암
④ 제왕절개술
⑤ 대퇴부 탈장수술

12. 심평원에서 신포괄수가제 중 전액 비포괄수가에 포함되지 않는 것은?

① 사후승인약제 ② 기타 약제 ③ 희귀의약품
④ 2군 항암제 ⑤ 초고가 약제

정답 7. ③ 8. ② 9. ⑤ 10. ① 11. ③ 12. ①

13. 신포괄수가제에 대한 설명으로 옳지 않은 것은?

① 2009년 국민건강보험 일산병원으로 시작
② 진료비 지불에 포괄수가와 행위별수가를 혼합하여 적용
③ 포괄수가에 일당수가 개념으로 진료비가 동일
④ 초음파 등 진료에 필수적인 항목들은 비급여
⑤ 초고가 약제 및 2군 항암제는 비급여항목

14. 보건의료정보 표준에서 보건의료정보관리사의 기대 역할이 아닌 것은?

① 보건의료정보 표준의 이해와 핵심 주제 영역의 이해
② 표준 적용과 관련된 법률 및 규정 파악
③ 데이터 기밀성 및 보안의 기술적 표준 조사
④ 데이터 구축, 분석 및 기술적 표준 동향 파악
⑤ 표준개발기구 참여 및 법률적 요구사항 파악

15. 메시징(Message) 표준으로 연결된 것은?

① HL7 FHIR – DICOM
② DICOM – IEC
③ HL7 FHIR – CDISC
④ DICOM – CEN
⑤ HL7 – HTSDO

정답 13. ③ 14. ④ 15. ①

제10장

보건의료정보 보호 및 개인정보 보호법

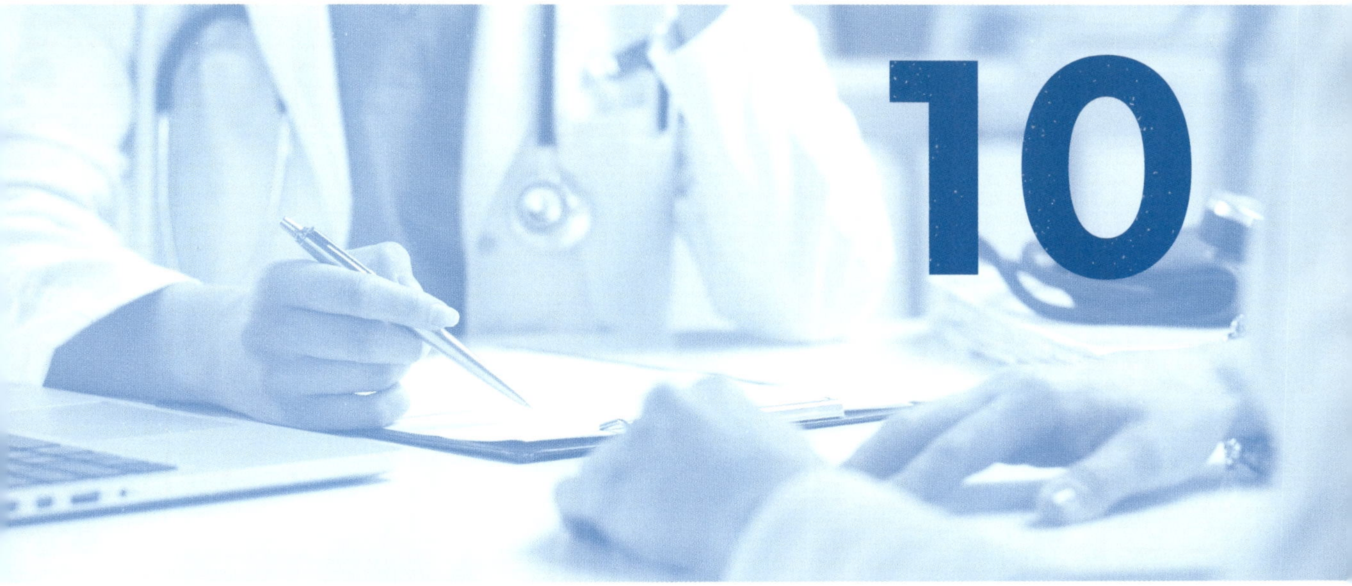

- 보건의료정보 보호의 개념
- 개인정보 및 개인정보 보호법의 개념
- 보건의료정보의 이용
- 개인정보보호 : 안전성 확보조치

제 **10** 장

보건의료정보 보호 및 개인정보 보호법

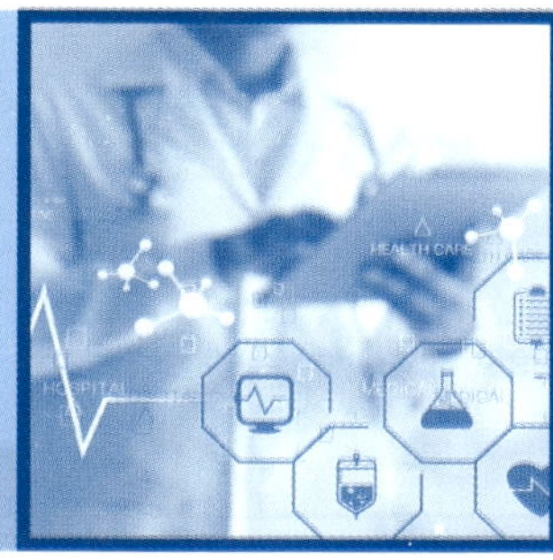

1 보건의료정보 보호의 개념

1.1 정보보호 및 보안의 의미

1) 정보보호(Information protection)의 의미

- 정보의 수집, 가공, 저장, 검색 및 수신 중
  - 정보의 훼손, 변조 및 유출 등을 방지
  - 이를 위한 관리적 · 기술적 수단 행위

2) 정보보안(Information security)의 의미

- 정보처리시스템 내에 저장된 프로그램과 데이터
  - 이에 대해 통제된 접근방식을 어떻게 제공할 것인가를 다루는 것

1.2 정보보호의 도입 배경

- 정보시스템 보급으로 인한 대량 정보의 신속한 처리 가능
- 개방된 네트워크와 접속된 환경 속
  - 정보시스템의 완전성 유지가 불가능
- 개인정보가 불법적으로 수집 · 축적되거나 악용될 가능성 증대
- 정보시스템 보급으로 인한 대량 정보의 신속한 처리 가능
- 정보시스템 보급으로 인한 대량 정보의 신속한 처리 가능

표 10-1 정보보호와 정보보안의 차이점

정보보호	정보보안
• 정보의 수집, 가공, 저장, 검색 및 수신 중 – 정보의 훼손, 변조 및 유출 등 방지 – 이를 위한 관리적 · 기술적 수단 행위	• 정보처리시스템 내에 저장된 프로그램과 데이터 – 이에 대해 통제된 접근방식을 어떻게 제공할 것인가를 다루는 것

1.3. 보건의료정보 보호의 필요성 및 특성

1) 보건의료정보 보호의 필요성

(1) 보건의료정보는 개인의 건강과 관련된 민감한 정보 포함

(2) 보건의료정보의 3가지 측면

① 개인 측면 : 사적인 정보

② 보건의료기관 측면

- 진료 효율성과 행정업무를 위하여 기관내 공유되어야 하는 정보

③ 사회적 측면

- 교육, 연구 및 국가보건정책 수립에 사용되는 '공공재'의 특성

2) 보건의료정보의 특성

(1) 국민 건강 보호 및 증진

- 보건의료정보는 개인 정보 중 국민의 건강을 보호하고 증진하기 위해
  - 국가나 지방자치단체, 보건의료기관, 보건의료인 등
  - 이들이 행하는 의료행위와 관련된 정보

(2) 민감성, 전문성, 사회성 및 공익성

- 보건의료정보는 특히 개인정보의 민감성, 의료행위의 전문성
  - 뿐만 아니라 사회적 공익성을 갖고 있음
  - 이는 명백한 개인정보라는 특성에 의료행위에 의해 취득되는 전문성과 공익성을 강조

(3) 개인 건강 관련 보호조치 필요

- 보건의료정보는 이와 같이 다양한 용도와 이해관계가 관여
  - 개인 측면에서 개인의 건강과 관련된 가장 민감한 정보 포함
  - 가장 높은 수준의 보호조치가 필요한 정보

표 10-2 보건의료정보 보호의 필요성 및 특성

보건의료정보 보호의 필요성	보건의료정보의 특성
◐ 보건의료정보의 3가지 측면 • 개인 측면 – 사적인 정보 • 보건의료기관 측면 – 진료 효율성과 행정업무를 위해 기관내 공유 되어야 하는 정보 • 사회적 측면 – 교육, 연구 및 국가보건정책 수립에 사용되는 공공재	◐ 국민 건강 보호 및 증진 • 보건의료정보는 개인 정보 중 – 국민의 건강을 보호하고 증진 – 의료행위와 관련된 정보 ◐ 민감성, 전문성, 사회성 및 공익성 • 보건의료정보 – 개인정보의 민감성 – 의료행위의 전문성 – 사회적 공익성 지님 ◐ 개인 건강 관련 보호조치 필요 • 개인의 건강과 관련된 민감 정보 – 보호조치가 필요한 정보

3) 보건의료정보 보호의 개념

(1) 개인정보의 개념

① 개인정보의 의미

- 개인정보는 인적 사항부터 사회 · 경제적 지위와 상태, 교육, 건강, 의료
  - 재산, 문화 활동 및 정치적 성향과 같은 내면의 비밀까지 다양
- 개인정보 중 주민등록번호, 휴대전화번호, 사진, 동영상 및 지문 등
  - 개인을 직접적으로 식별할 수 있는 정보에 해당

② 개인정보의 유형

㉠ 일반정보

- 성명, 주민등록번호, 주소, 전화번호

- 생년월일, 가족관계 및 가족구성원의 정보

㉡ 신체적 정보

a. 신체

- 얼굴, 지문, 홍채, 음성, 유전자정보, 키, 몸무게

b. 의료/건강

- 건강상태, 진료기록, 신체장애, 장애등급

㉢ 정신적 정보

a. 기호/성향

- 도서, 비디오, 대여기록, 신문, 잡지, 구독정보, 여행 등
  – 활동 내역, 인터넷 검색내역

b. 신념/사상

- 종교 및 활동내역, 정당, 노조 가입여부 및 활동내역

㉣ 재산적 정보

a. 금융

- 소득정보, 신용카드번호 및 비밀번호, 통계계좌번호 및 비밀번호
- 동산, 부동산 보유내역, 저축내역

b. 신용

- 개인신용평가정보, 대출, 담보설정 내역, 신용카드 사용내역

㉤ 사회적 정보

a. 교육

- 학력, 성적, 출석상황, 자격증 보유내역, 상벌기록, 학교생활기록부

b. 범죄 등

- 전과, 범죄기록, 재판기록, 과태료 납부내역

c. 근로

- 직장, 근무처, 근로경력, 상벌기록, 직무평가기록

ⓑ 기타

a. 통신

• 통화내역, 인터넷 접속내역, 이메일, 문자메시지

b. 위치

• IP 주소, GPS 등에 의한 개인위치정보

☞ GPS(global positioning system)

– 비행기, 선박 및 자동차 뿐만 아니라 세계 모든 곳

– 인공위성을 이용하여 본인의 위치를 정확히 파악 가능

c. 병역

• 병역여부, 기간, 군번, 계급, 근무부대, 주특기

d. 화상

• CCTV 등 영상매체를 통해 수집된 화상정보

(2) 보건의료정보 보호의 자료

① 역학 자료(epidemiological data)

• 환자진료과정을 기록한 의무기록 등 임상자료(clinical data), 인구집단

– 이에 대해 질병추이를 파악하기 위해 축적된 역학 자료

② 인구학적 자료(demographic data)

• 지역주민 및 환자, 의료인 등 개인 식별정보 등 인구학적 자료

③ 재정자료(financial data)

• 진료과정에 발생하는 진료비 등 재정자료

④ 연구자료(research data)

• 특정 연구목적 및 임상시험을 위해 수집된 연구자료

⑤ 참조자료(reference data)

• 학술문헌, 연구결과, 프로토콜, 임상진료계획 등

– 임상적 지식과 의사결정을 지원하기 위한 참조자료

⑥ 코드자료(coded data)

- 표준용어 및 분류체계를 위해 코드화되어 이용되는 코드자료

(3) 민감성에 따른 개인정보 등급

① I급 개인정보

- 개인의 신조, 의료, 성생활, 연줄(인연이 닿는 길), 및 활동 범죄기록
- 국가안보관련 개인기록 등

② II급 개인정보

- 교육, 고용, 금융신용, 주민등록번호, 자격증명

표 10-3 보건의료정보 보호 및 개인정보 등급

보건의료정보 보호의 자료	민감성에 따른 개인정보 등급
◐ 역학 자료 • 의무기록 등 임상자료, 인구집단 • 질병추이를 파악하기 위해 축적된 역학 자료 ◐ 인구학적 자료 • 지역주민 및 환자, 의료인 등 – 개인 식별정보 등 ◐ 재정자료 • 진료과정에 발생하는 진료비 ◐ 연구자료 • 특정 연구목적 및 임상시험 ◐ 참조자료 • 학술문헌, 연구결과, 프로토콜 • 임상진료계획 등 – 임상적 지식과 의사결정 ◐ 코드자료 • 표준용어 및 분류체계를 위해 – 코드화되어 이용되는 코드	◐ I급 개인정보 • 개인의 신조, 의료 • 성생활, 연줄(인연이 닿는 길), 활동 범죄기록 • 국가안보관련 개인기록 등 ◐ II급 개인정보 • 교육, 고용, 금융신용, 자격증명 • 주민등록번호, 혈액형 • DNA, 출입국 기록 등 ◐ III급 개인정보 • 개인이 제출한 정보 • 프로파일된 개인정보 • 법령에 의한 수집정보 등 ◐ IV급 개인정보 • 기관의 견해, 타인의 견해 • 정보기관의 응답 • 공개 가능한 통신문 ◐ V급 개인정보 • 연구목적, 통계목적, 학술자료 – 집합적으로 사용되는 정보

• 상세정보, 혈액형, DNA, 출입국 기록 등

③ Ⅲ급 개인정보

• 개인이 제출한 정보, 프로파일된 개인정보, 법령에 의한 수집정보 등

④ Ⅳ급 개인정보

• 기관의 견해, 타인의 견해, 정보기관의 응답, 공개 가능한 통신문 등

⑤ Ⅴ급 개인정보

• 연구목적, 통계목적, 학술자료 등의 집합적으로 사용되는 정보

4) 보안(Security)

(1) 보안의 의미

• 보안은 기밀성을 유지하기 위한 기전
• 정보에 대한 사용권이 없는 사람에게 정보가 유출되지 않도록 함
  – 이를 위해 정보가 저장되어 있는 시스템 안전을 보장하는 매커니즘

(2) 보안의 조건 : 3대 목표

① 기밀성(=비밀성) : 인가받은 자만이 접근
② 무결성 : 인가받은 자만이 수정
③ 가용성 : 인가받은 자만이 사용

5) 정보보안과 프라이버시의 차이점

(1) 정보보안(information security)의 의미

• 정보처리시스템 내에 저장된 프로그램과 데이터
  – 이에 대해 통제된 접근방식을 어떻게 제공할 것인가를 다루는 것

(2) 프라이버시(Privacy)의 의미

① 프라이버시(사적인 일)의 의미

- 프라이버시는 사생활 보호에 대한 권리 : 개인적인 일
- 프라이버시는 '사람의 눈을 피한다'라는 뜻
  - 라틴어 privatum에서 유래

② 프라이버시의 3가지 정의

- 혼자 있을 권리
- 개인정보가 비밀로 지켜질 권리
- 개인정보를 통제할 권리

(3) 기밀성(=비밀성 confidentiality)

- 기밀성은 특정 개인의 정보를 알아야 할 권한이 있는 사람만
  - 정보를 공유할 수 있음
- 기밀성은 개인정보가 비밀로 유지될 것이라는 비밀보장의 기대

표 10-4 개인정보의 의미 및 보안의 조건

개인정보의 의미	보안의 조건
◐ 개인정보 = 개인 식별 정보 • 생존하는 개인의 성명 • 주민번호, 전화번호, 영상 • 지문 및 소득 등 – 개인 식별 정보	◐ 보안의 조건 : 3대 목표 • 기밀성(=비밀성) – 인가받은 자만이 접근 • 무결성 : 인가받은 자만이 수정 • 가용성 : 인가받은 자만이 사용

6) 정보보안의 속성(구성요소)

(1) 기밀성(=비밀성 confidentiality) : 인가받은 자만이 접근

- 인가된 사람, 프로세스 및 시스템만이 알 필요성에 근거
  - 시스템에 접근 가능
- 보안기술 : 접근제어, 암호화

(2) 무결성(integrity) : 인가받은 자만이 수정

- 정보 내용이 불법적으로 생성, 변경 및 삭제되지 않도록 보호해야 함
- 보안기술 : 침입탐지 및 백업 등

(3) 가용성(availability) : 인가받은 자만이 사용

- 정보 자원이 필요시
  - 지체없이 원하는 객체 또는 자원에 접근하여 사용 가능
- 보안기술
  - 데이터 백업, 중복성 유지 및 물리적 위협요소로부터 보호

(4) 인증(authentification)

- 수신자가 수신된 메시지가 정당한 송신자로부터 전송된 것인지
  - 확인 가능
- 송수신자 간에 각자의 실제 신원 확인을 가능케 하는 것
- 사용자 인증을 통해서만이 시스템에 접근할 수 있음
- 인증방법 : 실체인증, 개인 식별 등

(5) 부인방지(non-repudiation)

- 송신자와 수신자 간에 전송된 메시지
  - 전송 부인 또는 발송되지 않은 메시지를 수신자가 받았다고 주장
  - 이를 할 수 없도록 발신 부인과 수신 부인 방지를 가능
- 어떤 메시지가 송신되었을 때
  - 수신자는 그 메시지가 실제로 송신자라고 주장하는 주체로부터 송신되었음을 확인하는 것 : 송신 부인방지
- 어떤 메시지가 수신되었을 때
  - 그 메시지가 실제로 수진자라고 주장하는 주체에 의해 수신되었음을 확인 : 수신 부인방지
- 부인방지를 위한 방법 : 디지털 서명 등

(6) 엑세스 제어(access control)

- 통신 링크를 통한 호스트 시스템과 응용 간의 엑세스를 제한
  - 제어할 수 있는 것
- 엑세스 제어를 위한 방법
  - 각 실체에 적합한 엑세스 권한이 주어지도록 함
  - 이를 위해 엑세스를 얻으려는 각 실체는 우선 식별되어야 함
  - 인증과정을 거쳐야 함

(7) 책임추적성(accountability)

- 사용자 식별 및 사용자의 활동을 감사(audit)하고 추적함

중요 내용

◐ 정보보안의 속성

1) 기밀성(=비밀성 confidentiality)
- 인가받은 자만이 접근
- 기밀성 보장 방법 : 접근제어, 암호화

2) 무결성, 무결점(integrity)
- 인가받은 자만이 수정
- 무결성 보장 대책 : 침입탐지 및 백업

3) 가용성(availability)
- 인가받은 자만이 사용
- 보안기술 : – 데이터의 백업, 중복성 유지
  – 물리적 위협요소로부터 보호

4) 인증(authentification)
- 정보 권한이 있는 개인의 신원을 확인시켜 주는 것
- 인증방법 : 실체인증, 개인 식별 등

5) 부인방지(non-repudiaton)
- 송신자와 수신자 간에 전송된 메시지
  - 전송 부인
  - 발송되지 않은 메시지를 수신자가 받았다고 부인 방지
- 부인방지를 위한 방법 : 디지털 서명 등

6) 엑세스 제어(access control)
- 통신 링크를 통한 호스트 시스템과 응용 간의 엑세스를 제한
  - 제어할 수 있는 것

• 엑세스 제어 방법
  – 실체 권한의 식별, 인증과정 필요

7) 책임추적성(accountability)
• 사용자 식별 및 사용자의 활동 감사(audit)하고 추적

2 개인정보 및 개인정보 보호법의 개념

2.1 개인정보의 개념

1) 개인정보의 의미

• 생존하는 개인의 성명, 주민번호, 전화번호, 영상, 지문 및 소득 등
  – 개인 식별 정보

2) 개인정보 유출 피해

(1) 국가의 피해

• 전자정부의 신뢰성 하락
• 프라이버시 라운드의 대두에 따른 IT 산업의 수출 애로
• 국가 브랜드 하락 등을 야기

(2) 기업의 피해

• 기업의 이미지 실추
• 소비자단체의 불매운동 및 다수 피해자의 집단적 손해배상시
  – 기업경영에 타격

(3) 국민의 피해

• 정신적 피해
• 명의 도용, 보이스피싱에 의한 금전적 손해
• 유괴 등 각종 범죄에 노출 우려

3) 의료기관 개인 정보보호의 필요성

(1) 법 및 제도적 규제 강화

- 내부의 정보유출이 IT 관련 최대 위험임을 인식
- 국내외 개인정보보호 관련 법 및 제도적 규제 강화

(2) 개인정보 유출 위험 증가

- IT 기술 발달로 인한 정보 유출이 새로운 문제로 부상됨
- 개인건강정보의 접근성과 활용도 향상
  - 이로 인한 정보 유출 위험 증가
- 개인건강정보 및 의료정보 유출로 인한 법적 분쟁 증가

(3) 사고 발생의 이미지 훼손

- 개인정보보호 사고 발생시
  - 신뢰도 하락으로 병원이미지 훼손

(4) 국제 표준 요구 강화

- 개인정보보호 및 보안에 대한 국제 표준 요구 강화
- 국제 표준 인증의 필수 요구사항
- 임상연구, 기술개발 승인 등의 필수 요구사항
- 정보보호 관리체계 확립은 의료기관의 글로벌화를 위한 핵심 기반

4) 의료기관의 개인정보보호 활동

- 모든 직원들이 관련법 숙지
- 개인정보보호 교육 강화
- EMR, OCS, PACS 등 통합진료정보 접근권한 기준 강화, 적용
- 개인정보보호 및 보안규정 제정
- 환자 개인정보수집 및 이용에 관한 동의 시행

2.2 개인정보 보호법의 개념

1) 개인정보 보호법의 시행

- 국가는 개인이 가지는 불가침의 기본적 인권을 확인
  - 이를 보장할 의무를 가짐
- 대한민국 헌법 제17조
  - 모든 국민은 사생활의 비밀과 자유를 침해받지 아니함
  - 인간 존엄성 존중 조항과 사생활 비밀과 자유 조항을 근거로 보장
- 의료관련 법률에서 언급되지 않은 개인정보보호에 관한 사항
  - 개인정보 보호법 시행 시기 : 2011.9.30 시행

2) 개인정보 보호법의 적용 대상 및 내용

(1) 개인정보 보호법의 적용 대상

- 개인정보를 처리하는 모든 공공, 민간 부분 조직들

(2) 개인정보보호위원회 설치

- 개인정보에 관한 주요사항을 심의, 의결하기 위한 대통령 소속 위원회

(3) 강화 내용

- 주민번호 등 고유식별정보의 처리 제한을 강화함
- 개인 영상정보보호를 강화함

(4) 권리보장

- 정보주체의 권리를 명확히 규정, 정보주체의 권리를 보장함

(5) 신고제도

- 단체소송제, 개인정보 침해사실의 신고제 도입

3) 개인정보의 내용

(1) 생존한 개인정보의 내용

- 살아있는 개인에 관한 정보로서 성명, 주민등록번호 및 영상 등
  - 이를 통해 개인을 알아 볼 수 있는 정보
- 해당 정보만으로는 특정 개인을 알아 볼 수 없더라도
  - 다른 정보와 쉽게 결합하여 알아 볼 수 있는 것을 포함

(2) 사망 또는 실종신고 정보

- 사망 또는 실종신고와 같이 사망에 준하는 자에 대한 정보
  - 이는 개인정보에 해당하지 않음

(3) 의료 개인정보

- 의료는 그 특성상 사망한 환자의 개인정보도 다양한 목적으로 사용
  - 의료기관은 '개인정보 보호법'과 특별법인 '의료법'을 적용
  - 개인정보를 관리해야 함

4) 개인정보 보호법의 민간정보

- 개인정보 보호법에서 민간정보로 정의하는 건강정보나 유전자 정보 등
  - 환자 치료과정에 있어 반드시 수집이 필요한 정보
  - 분야별 개별법(보건의료기본법, 의료법 등)이나 관련 법률(통계법, 암관리법 등)을 적용하도록 함

표 10-5 개인정보 유출의 피해 및 필요성

개인정보 유출의 피해	개인정보 보호의 필요성
◐ 국가의 피해 • 전자정부의 신뢰성 하락 • 국가 브랜드 하락 등 야기 ◐ 기업의 피해 • 기업의 이미지 실추 • 소비자단체의 불매운동 – 피해자의 집단적 손해배상	◐ 법 및 제도적 규제 강화 • 내부의 정보유출 IT 위험 인식 • 법 및 제도적 규제 강화 ◐ 개인정보 유출 위험 증가 • 개인건강정보 및 의료정보 유출 – 법적 분쟁 증가

– 기업경영에 타격 ◐ 국민의 피해 • 정신적 피해 • 명의 도용, 보이스피싱 – 금전적 손해 • 유괴 등 각종 범죄에 노출 우려	◐ 사고 발생의 이미지 훼손 • 개인정보보호 사고 발생시 – 신뢰도 하락으로 병원이미지 훼손 ◐ 국제 표준 요구 강화 • 개인정보보호 및 보안 – 국제 표준 요구 강화

2.3 분야별 개인정보 보호법 및 의료정보보호법

1) 분야별 개인정보 보호법

- 2011년 '개인정보 보호법'이 제정되기 전
  - 개인정보보호의 사항 각 분야의 다음과 같은 개별법에 따라 적용
- 공공기관 : 1994년 공공기관의 개인정보보호에 관한 법률
- 정보통신 : 1987년 정보통신망이용촉진 및 정보보호 등에 관한 법률
- 금융 : 1995년 신용정보의 이용 및 보호에 관한 법률
- 의료 : 1951년 의료법, 2000년 보건의료기본법
- 교육 : 1989년 교육기본법/초중등 교육법

2) 의료정보보호법(HIPAA, 미국보건정보관리협회)

(1) 환자의 권한(consumer control)

- 환자는 자신의 의무기록을 보고 수정을 요구
  - 뿐만 아니라 자료를 가질 수 있는 권리부여

(2) 법적 책임(accountability)

- 환자의 사생활 침해시 25만 달러 이하의 벌금 또는 10년 이하 징역

(3) 공적 의무이행(public responsibility)

- 국가적으로 우선시되는 사항인 공중위생보호, 의학연구수행 등
  - 사생활보다 우선

(4) 사용제한범위(boundaries)

- 환자개인정보 사용은 의료목적으로만 제한
  - 비의료목적인 해고, 고용 및 진급으로 사용 제한

(5) 보안대책(security)

- 의료정보를 위탁받은 기관은 보안대책에 대한 명확한 절차 수립

3) 의료정보보안 기법

- 암호화 시스템
- 인증 교환 기법
- 접근 제어 기법
- 디지털 서명 기법
- 여분 정보 삽입 기법

표 10-6 개인정보 보호법 적용 대상 및 내용

개인정보 보호법 적용 대상	개인정보의 내용
◐ 개인정보 보호법 적용 대상 • 개인정보 처리하는 공공, 민간 조직 ◐ 개인정보보호위원회 설치 • 개인정보의 주요사항 – 심의 · 의결 : 대통령 소속 위원회 ◐ 강화 내용 • 주민번호 등 고유식별정보의 처리 제한을 강화함 • 개인 영상정보보호를 강화함 ◐ 권리보장 • 정보주체의 권리 명확히 규정 – 정보주체의 권리 보장함 ◐ 신고제도 • 단체소송제 • 개인정보 침해사실의 신고제 도입	◐ 생존한 개인정보의 내용 • 살아있는 개인에 관한 정보 – 성명, 주민등록번호 및 영상 등 – 개인을 알아 볼 수 있는 정보 ◐ 다른 정보와 결합 • 해당 정보만으로 특정 개인 – 알아 볼 수 없음 • 다른 정보와 쉽게 결합 – 알아 볼 수 있음 ◐ 사망 또는 실종신고 정보 • 사망 또는 실종신고 – 개인정보에 해당하지 않음

2.4 개인정보 보호법

1) 개인정보 보호법 : 제3조(개인정보 보호 원칙)

① 개인정보처리자는 개인정보의 처리 목적을 명확하게 하여야 함
- 그 목적에 필요한 범위에서 최소한의 개인정보만을 적법
- 정당하게 수집하여야 함

② 개인정보처리자는 개인정보의 처리 목적에 필요한 범위
- 이 범위 내에서 적합하게 개인정보를 처리하여야 함
- 그 목적 외의 용도로 활용하여서는 안됨

③ 개인정보처리자는 개인정보의 처리 목적에 필요한 범위
- 이 범위에서 개인정보의 정확성, 완전성 및 최신성이 보장되도록 함

④ 개인정보처리자는 개인정보의 처리 방법 및 종류 등
- 이에 따라 정보주체의 권리가 침해 받을 가능성
- 그 위험 정도를 고려하여 개인정보를 안전하게 관리하여야 함

⑤ 개인정보처리자는 개인정보 처리방침 등 개인정보 처리에 관한 사항
- 이를 공개해야 하며 열람청구권 등 정보주체의 권리를 보장해야 함

⑥ 개인정보처리자는 정보주체의 사생활 침해를 최소화하는 방법
- 개인정보를 처리하여야 함

⑦ 개인정보처리자는 개인정보를 익명 또는 가명으로 처리
- 개인정보 수집목적을 달성할 수 있는 경우
  → 익명처리가 가능한 경우에는 익명에 의하여
- 익명처리로 목적을 달성할 수 없는 경우
  → 가명에 의하여 처리될 수 있도록 하여야 함

⑧ 개인정보처리자는 이 법 및 관계 법령에서 규정하고 있는 책임과 의무를 준수하고 실천함
- 정보주체의 신뢰를 얻기 위하여 노력하여야 함

2) 개인정보보호 원칙

(1) OECD의 개인정보보호 8원칙

- OECD는 개인정보의 수집, 이용 및 처리의 8가지 원칙 제시
- 정보관리자의 의무와 정보주체의 권리 규정

① 수집 제한의 원칙
- 목적에 필요한 최소한 범위 안에서 적법하고 정당하게 수집
- 정보주체의 인지 또는 동의를 얻어 개인정보 수집
- 민감한 개인정보의 수집은 제한

② 정보 정확성의 원칙
- 처리목적 범위 안에서 정확성, 안전성 및 최신성 보장
- 이용목적과의 관련성 요구

③ 목적 명확화 원칙
- 처리목적의 명확화
- 수집 이전 또는 당시에 수집목적 명시
- 명시된 목적에 적합한 개인정보의 이용

④ 이용 제한의 원칙
- 필요 목적 범위 안에서 적법하게 처리, 목적 외 활용 금지
- 정보주체의 동의가 있거나 법 규정이 있는 경우를 제외
  – 목적 외 이용 및 공개 금지

⑤ 안전 보호의 원칙
- 정보주체의 권리침해 위험성 등을 고려, 안전성 확보
- 개인정보의 침해, 누설 및 도용 등
  – 방지하기 위한 물리적, 조직적 및 기술적 안전조치 확보

⑥ 공개의 원칙
- 개인정보의 처리 및 보호를 위한 정책의 공개
- 개인정보관리자의 신원 및 연락처, 개인정보의 존재사실, 이용목적 등

- 접근 용이성 확보

⑦ 개인 참여의 원칙

- 개인정보 처리사항 공개
- 정보주체의 개인정보 열람, 정정 및 삭제청구권 보장
- 정보주체가 합리적 시간과 방법에 의해 개인정보
  - 이에 접근할 수 있도록 보장

⑧ 책임의 원칙

- 개인정보처리자의 책임준수, 실천 및 신뢰성 확보 노력
- 개인정보관리자에게 원칙준수 의무 및 책임 부과

3) 개인정보의 처리 : 수집, 이용, 제공 및 파기

(1) 개인정보 수집 : 개인정보 보호법 제16조(개인정보의 수집 제한)

- 개인정보 보호법 제16조(개인정보의 수집 제한) 제1항
  - 필요한 최소한의 개인정보를 수집하도록 하고 있음
- 의료는 그 특성상 최대한의 정보를 수집하는 것이 요구
  - 관련 법률 및 다른 법률과의 관계를 고려
  - 의료기관 내 개인정보의 처리에 적용할 수 있어야 할 것임

(2) 파기

- 본 법률에서는 보존기간 등을 명시하지 않음
  - '의료법'에 따라 이를 처리해야 함
- 개인정보의 라이프 사이클은 다음과 같음
  - 개인정보의 수집 및 이용
  - 개인정보의 제3자 제공 및 처리위탁
  - 개인정보 파기

OECD의 개인정보보호 8원칙

1) 수집 제한의 원칙
- 적법하고 공정한 방법을 통한 개인정보의 수집
- 정보주체의 인지 또는 동의를 얻어 개인정보 수집

2) 정보 정확성의 원칙
- 처리목적 범위 안에서 정확성, 안전성 및 최신성 보장

3) 목적 명확화 원칙
- 수집 이전 또는 당시에 수집목적 명시
- 명시된 목적에 적합한 개인정보의 이용

4) 이용 제한의 원칙
- 필요 목적 범위 안에서 적법하게 처리, 목적 외 활용 금지

5) 안전 보호의 원칙
- 개인정보의 침해, 누설 및 도용 등
  – 방지하기 위한 물리적, 조직적 및 기술적 안전조치 확보

6) 공개의 원칙
- 개인정보관리자의 신원 및 연락처, 개인정보의 존재사실
  – 이용 목적 등 접근 용이성 확보

7) 개인 참여의 원칙
- 개인정보 처리사항 공개
- 정보주체의 개인정보 열람, 정정 및 삭제청구권 보장

8) 책임의 원칙
- 개인정보처리자의 책임준수, 실천 및 신뢰성 확보 노력

(3) 개인정보 보호법 : 제15조(개인정보의 수집 · 이용)

① 개인정보처리자는 다음 각 호의 어느 하나에 해당하는 경우
– 개인정보를 수집할 수 있으며 그 수집 목적의 범위에서 이용 가능

1. 정보주체의 동의를 받은 경우
2. 법률에 특별한 규정이 있거나 법령상 의무 준수 위해 불가피한 경우
3. 공공기관이 법령 등에서 정하는 소관 업무 수행 위해 불가피한 경우
4. 정보주체와 체결한 계약을 이행하거나 계약을 체결하는 과정에서 정보주체의 요청에 따른 조치를 이행하기 위하여 필요한 경우

5 명백히 정보주체 또는 제3자의 급박한 생명, 신체 및 재산의 이익을 위해 필요하다고

인정되는 경우

6. 개인정보처리자의 정당한 이익을 달성하기 위해 필요한 경우
   - 명백하게 정보주체의 권리보다 우선하는 경우
   - 이 경우 개인정보처리자의 정당한 이익과 상당한 관련이 있음
   - 합리적인 범위를 초과하지 아니하는 경우에 한함
7. 공중위생 등 공공의 안전과 안녕을 위하여 긴급히 필요한 경우

② 개인정보처리자는 제1항 제1호에 따른 동의를 받을 경우

- 다음 각 호의 사항을 정보주체에게 알려야 함

• 다음 각호의 어느 하나의 사항을 변경하는 경우

- 이를 알리고 동의를 받아야 함

1. 개인정보의 수집, 이용 목적
2. 수집하려는 개인정보의 항목
3. 개인정보의 보유 및 이용 기간
4. 동의를 거부할 권리가 있다는 사실 및 동의 거부에 따른
   - 불이익이 있는 경우에 그 불이익의 내용

③ 개인정보처리자는 당초 수집 목적과 합리적으로 관련된 범위

- 정보주체가 불이익이 발생하는지 여부, 암호화 등
- 안전성 확보에 필요한 조치를 하였는지 여부 등을 고려
- 대통령령으로 정하는 바에 따라 정보주체의 동의없이
- 개인정보를 이용할 수 있음

(4) 개인정보 보호법 : 제17조(개인정보의 제공)

① 개인정보처리자는 다음 각 호의 어느 하나에 해당되는 경우

- 정보주체의 개인정보를 제3자에게 제공(공유 포함) 가능

1. 정보주체의 동의를 받은 경우
2. 제15조제1항제2호, 제3호 및 제5호부터 제7호
   - 이에 따라 개인정보를 수집한 목적 범위

– 범위내에서 개인정보를 제공하는 경우

② 개인정보처리자는 제1항 제1호에 따른 동의를 받을 때

– 다음 각 호의 사항을 정보주체에게 알려야 함

– 다음 각 호의 어느 하나의 사항을 변경하는 경우

– 이를 알리고 동의를 받아야 함

1. 개인정보를 제공받는 자
2. 개인정보를 제공받는 자의 개인정보 이용 목적
3. 제공하는 개인정보의 항목
4. 개인정보를 제공받는 자의 개인정보 보유 및 이용 기간
5. 동의를 거부할 권리가 있다는 사실 및 동의 거부
   – 이에 따른 불이익이 있는 경우 그 불이익의 내용

③ 개인정보처리자는 당초 수집 목적과 합리적으로 관련된 범위

– 이 범위에서 정보주체에게 불이익이 발생하는지 여부

– 암호화 등 안전성 확보에 필요한 조사를 하였는지 여부 등 고려

– 대통령령으로 정하는 바에 따라 정보주체의 동의 없이

– 개인정보를 제공할 수 있음

(5) 개인정보 보호법 : 제21조(개인정보의 파기)

① 개인정보처리자는 보유기간의 경과, 개인정보의 처리 목적 달성, 가명정보의 처리기간 경과 등

– 개인정보가 불필요하게 되었을 때

– 지체없이 그 개인정보를 파기해야 함

단) 다른 법령에 따라 보존하여야 하는 경우에는 그러하지 아니함

② 개인정보처리자가 제1항에 따라 개인정보를 파기할 때

– 복구 또는 재생되지 아니하도록 조치하여야 함

③ 개인정보처리자가 제1항 단서에 따라 개인정보를 파기하지 아니하고 보존하여야 하는 경우
- 해당 개인정보 또는 개인정보파일을 다른 개인정보와 분리
- 저장 · 관리하여야 함

④ 개인정보의 파기방법 및 절차 등에 필요한 사항
- 대통령령으로 정함

4) 정보주체자의 권리

(1) 정보주체자의 권리 보장

- 정보주체의 권리 보장에 대한 상세사항
  - '개인정보 보호법' 제35조 개인정보의 열람
  - 제36조 개인정보의 정정, 삭제, 제37조 개인정보의 처리정지 등
  - 제38조 권리행사의 방법 및 절차
  - 제39조 손해배상책임에 명시되어 있음

(2) 개인정보 보호법 : 제4조(정보주체의 권리)

- 정보주체는 자신의 개인정보 처리와 관련 다음 각 호의 권리 가짐
  1. 개인정보의 처리에 관한 정보를 제공 받을 권리
  2. 개인정보의 처리에 관한 동의여부, 동의 범위 등을 선택하고 결정할 권리
  3. 개인정보의 처리 여부를 확인
     - 개인정보에 대해 열람(사본 발급 포함 이하 동일) 및 전송을 요구할 권리
  4. 개인정보의 처리 정지, 정정, 삭제 및 파기를 요구할 권리
  5. 개인정보의 처리로 인하여 발생한 피해를 신속하고 공정한 절차
     - 이에 따라 구제 받을 권리
  6. 완전히 자동화된 개인정보 처리에 따른 결정을 거부
     - 그에 대한 설명 등을 요구할 권리

표 10-7 개인정보 보호법

주요 개인정보 보호법	
• 제3조 : 개인정보 보호 원칙 • 제4조 : 정보주체의 권리 • 제15조 : 개인정보의 수집 · 이용 • 제16조 : 개인정보의 수집 제한	• 제17조 : 개인정보의 제공 • 제21조 : 개인정보의 파기 • 제29조 : 안전조치의무

2.5 개인정보 처리자의 의무

1) 개인정보 안전관리

- 의료기관에서 보건의료정보관리자는 보건의료정보의 안전한 사용
  - 보호에 대한 법과 규정을 적용하고 의사결정하는 전문가
- 정보의 기밀성(confidentiality)을 유지하면서 정보공개 및 접근
  - 이에 대한 올바른 의사결정을 하기 위해 관련 법률 및 규정
  - 이에 대해 숙지해야 함
- 정보보호와 보안에 관련된 법 규정들은 유동적이고 적용
  - 이를 하는데 있어 명확하지 않을 수 있기 때문
- 개인정보의 안전한 관리를 위하여 보건정보관리자
  - 다음의 법률에서 요구하는 사항들을 준수해야 함

2) 개인정보 보호법 : 제29조(안전조치의무)

- 개인정보처리자
  - 개인정보가 분실, 도난, 유출, 변조 또는 훼손되지 않도록 함
  - 내부 관리계획 수립, 접속기록 보관 등 대통령령으로 정하는 바
  - 안전성 확보에 필요한 기술적, 관리적 및 물리적 조치를 하여야 함

3) 시행령 제30조(개인정보의 안전성 확보 조치)

① 이용자의 개인정보를 제공받는 자(이하 정보통신서비스 제공자 등)
  - 이용자의 개인정보를 처리하는 경우
  - 제29조에 따라 다음 각 호의 안전성 확보에 필요한 조치해야 함

1. 개인정보의 안전한 처리를 위한 내부 관리계획의 수립 · 시행
2. 개인정보에 대한 접근 통제 및 접근 권한의 제한 조치
3. 개인정보를 안전하게 저장 · 전송할 수 있는 암호화 기술의 적용 또는 이에 상응하는 조치
4. 개인정보 침해사고 발생에 대응하기 위한 접속기록의 보관 및 위조 · 변조 방지를 위한 조치
5. 개인정보에 대한 보안프로그램의 설치 및 갱신
6. 개인정보의 안전한 보관을 위한 보관시설의 마련 또는 잠금장치의 설치 등 물리적 조치

4) 개인정보 보호법 제30조(개인정보 처리방침의 수립 및 공개)

① 개인정보처리자는 다음 각 호의 사항이 포함된 개인정보의 처리방침

- '이하 개인정보 처리방침'을 정하여야 함
- 이 경우 공공기관은 제32조에 따라 등록대상이 되는 개인정보파일에 대하여 개인정보 처리방침을 정함

1. 개인정보의 처리 목적
2. 개인정보의 처리 및 보유 기간
3. 개인정보의 제3자 제공에 관한 사항 : 해당되는 경우에만 정함

3의2. 개인정보의 파기절차 및 파기방법

3의3. 민감정보의 공개 가능성 및 비공개를 선택하는 방법 : 해당되는 경우에만 정함

4. 개인정보처리의 위탁에 관한 사항 : 해당되는 경우에만 정함

4의2. 가명정보의 처리 등에 관한 사항 : 해당되는 경우에만 정함

5. 정보주체와 법정대리인의 권리의무 및 그 행사방법에 관한 사항
6. 제31조에 개인정보 보호책임자의 성명 또는 개인정보 보호업무
   - 관련 고충사항을 처리하는 부서의 명칭과 전화번호 등 연락처
7. 인터넷 접속정보파일 등 개인정보를 자동으로 수집하는 장치의 설치 · 운영 및 그 거부에 관한 사항 : 해당하는 경우에만 정함
8. 기타 개인정보의 처리에 관하여 대통령령으로 정함

② 개인정보처리자가 개인정보 처리방침을 수립하거나 변경하는 경우

- 정보주체가 쉽게 확인할 수 있도록
- 대통령령으로 정하는 방법에 따라 공개해야 함

③ 개인정보 처리방침의 내용과 개인정보처리자와 정보주체 간에 체결한 계약의 내용이 다른 경우

- 정보주체에게 유리한 것을 적용함

④ 보호위원회는 개인정보 처리방침의 작성지침을 정함

- 개인정보처리자에게 그 준수를 권장할 수 있음

중요 내용

◐ 개인정보 보호법 시행 시기

- 2011. 9.30 시행

◐ 의료정보보안 기법

- 암호화 시스템, 인증 교환 기법
- 접근 제어 기법, 디지털 서명 기법
- 여분 정보 삽입 기법

◐ 의료정보보호법(HIPAA, 미국보건정보관리협회)

1) 환자의 권한(consumer control)
- 환자는 자신의 의무기록을 보고 수정을 요구
- 자료를 가질 수 있는 권리부여

2) 법적 책임(accountability)
- 환자의 사생활 침해시 25만 달러 이하의 벌금 또는
- 10년 이하 징역

3) 공적 의무이행(public responsibility)
- 국가적으로 우선시되는 사항인 공중위생보호, 의학연구수행 등
  - 사생활보다 우선

4) 사용제한범위(boundaries)
- 환자개인정보 사용은 의료목적으로만 제한
- 비의료목적인 해고, 고용 및 진급으로 사용 제한

5) 보안대책(security)
- 의료정보를 위탁받은 기관은 보안대책에 대한 명확한 절차 수립

3 보건의료정보의 이용

3.1 보건의료정보의 일차적 및 이차적 이용

1) 보건의료정보의 1차적 이용(Primary use)

- 보건의료정보는 환자의 진료를 위한 일차적 이용

2) 보건의료정보의 2차적 이용(Secondary use)

- 병원경영, 질 향상, 연구, 교육 및 행정업무를 위한 의료기관 내부 이용
- 국가통계, 법률 집행, 공중보건 활동 및 정책입안 등
  - 의료기관 외부 이용

표 10-8 보건의료정보 1-2차적 이용

보건의료정보 1차적 이용	보건의료정보 2차적 이용
• 환자의 진료를 위한 일차적 이용	• 의료기관 내부 이용 – 병원경영, 질 향상, 연구, 교육 – 행정업무 • 의료기관 외부 이용 – 국가통계, 법률 집행, 공중보건 활동 및 정책입안 등

3.2 상급종합병원 및 요양급여

1) 상급종합병원의 요양급여의뢰서 및 1단계 진료

(1) 상급종합병원의 요양급여의뢰서 제출

- 2단계 요양급여 제공의 상급종합병원 진료 받을 경우
  - 1단계 요양급여를 제공하는 의료기관(의원급, 병원급 한방포함)
  - 발급한 건강검진 결과서 또는 요양급여의뢰서(=진료의뢰서) 제출

(2) 상급종합병원 1단계 진료 가능 : 7가지

- 상급종합병원에서 1단계 진료 가능한 7가지
  - 응급환자, 분만, 등록 장애인, 치과, 가정의학과 요양급여 받는 경우

– 해당 병원 요양기관 근무자, 혈우병환자가 요양급여 받는 경우

2) 상급종합병원에서 2단계 요양급여 받고자 할 경우

- 환자가 상급종합병원에서 2단계 요양급여를 받고자 하는 경우
  – 상급종합병원에서 요양급여가 필요하다는 의사소견
- 이것이 기재된 요양급여의뢰서 또는 건강진단건강검진결과서
  – 이를 해당 상급종합병원에 제출하여야 함
- 이때 건강보험증과 본인을 확인할 수 있는 신분증명서 제출
  – 주민등록증, 운전면허증 및 여권 등 함께 제출해야 함

3) 요양급여의뢰서 포함 개인정보

- 요양급여의뢰서에 포함되는 개인정보는 다음과 같음
  – 건강보험증번호
  – 가입자, 세대주, 환자의 성명 및 주민등록번호
  – 주소
  – 전화번호
  – 상병명
  – 상병분류기호
  – 진료기간

표 10-9 상급종합병원 및 요양급여의뢰서

요양급여의뢰서 제출	2단계 요양급여 받고자 할 경우
◐ 상급종합병원의 2단계 진료시 • 1단계 요양급여 제공 – 의료기관(의원급/병원급/한방) – 발급한 건강검진 결과서 – 요양급여의뢰서 제출 ◐) 상급종합병원 1단계 진료 가능 • 응급환자, 분만, 등록 장애인 • 치과, 가정의학과 요양급여 받는 경우 • 해당 병원 요양기관 근무자 • 혈우병환자의 요양급여 받음	◐ 상급종합병원의 2단계 요양급여 • 요양급여의뢰서 • 건강진단 · 건강검진결과서 – 해당 상급종합병원에 제출 ◐ 요양급여의뢰서 포함 개인정보 • 건강보험증번호, 가입자, 세대주 • 환자의 성명 및 주민등록번호 • 주소, 전화번호, 상병명 • 상병분류기호 • 진료기간 • 환자상태 및 진료소견

- 환자상태 및 진료소견

4) 진료기록의 사본 또는 환자의 진료경과 소견

- 의료인은 다른 의료인으로부터 진료기록의 내용 확인
  - 진료기록의 사본 및 환자의 진료경과에 대한 소견 등
  - 송부 또는 전송할 것을 요청받은 경우
  - 해당 환자나 환자 보호자의 동의를 받아 그 요청에 응하여 함

  단) 해당 환자가 의식이 없거나 응급환자인 경우
    - 환자의 보호자가 없어 동의를 받을 수 없는 경우
    - 환자나 환자 보호자의 동의없이 송부 또는 전송할 수 있음(의료법 제21조의2)

3.3 의료법 : 제21조의2(진료기록의 송부 등)

① 의료인 또는 의료기관의 장

- 다른 의료인 또는 의료기관의 장으로부터 제22조 또는 제23조
  - 이에 따른 진료기록의 내용 확인이나 진료기록의 사본
  - 환자의 진료경과의 소견 등 송부 또는 전송할 것을 요청받은 경우
  - 해당 환자나 환자 보호자의 동의를 받아 그 요청에 응하여야 함

    단) 해당 환자의 의식이 없거나 응급환자인 경우
      - 환자의 보호자가 없어 동의를 받을 수 없는 경우
      - 환자나 환자 보호자의 동의 없이 송부 또는 전송할 수 있음

② 의료인 또는 의료기관의 장

- 응급환자를 다른 의료기관에 이송하는 경우
- 지체없이 내원 당시 작성된 진료기록의 사본 등을 이송하여야 함

③ 보건복지부장관

- 제1항 및 제2항에 따른 진료기록의 사본 및 진료 경과의 소견 등
- 전송 업무를 지원하기 위해 전자정보시스템(이하 이 조에서 진료기록전송지원시스템)을 구축 · 운영할 수 있음

④ 보건복지부장관은 진료기록전송지원시스템의 구축 · 운영
- 대통령령으로 정하는 바에 따라 관계 전문기관에 위탁할 수 있음
- 보건복지부장관은 그 소요비용의 전부 또는 일부 지원 가능

⑤ 제4항에 따라 업무를 위탁받은 전문기관은 다음 각 호의 사항 준수
1. 진료기록전송지원시스템이 보유한 정보의 누출, 변조 및 훼손 등
   - 방지하기 위하여 접근 권한자의 지정, 방화벽의 설치
   - 암호화 소프트웨어의 활용 및 접속기록 보관 등
   - 대통령령으로 정하는 바에 따라 안전성 확보에 필요한 기술적 관리적 조치를 할 것
2. 진료기록전송지원시스템 운영 업무를 다른 기관에 재위탁하지 아니할 것
3. 진료기록전송지원시스템이 보유한 정보를 제3자에게 임의로 제공하거나 유출하지 아니할 것

⑥ 보건복지부장관은 의료인 또는 의료기관의 장에게 보건복지부령으로 정하는 바
- 제1항 본문에 따른 환자나 환자 보호자의 동의에 관한 자료 등
- 진료기록전송지원시스템의 구축 · 운영에 필요한 자료
- 제출을 요구하고 제출받은 목적의 범위에서 보유 · 이용할 수 있음
- 이 경우 자료 제출을 요구받은 자는 정당한 사유가 없으면 이에 따라야 함

⑦ 그 밖에 진료기록전송시스템의 구축 · 운영 등에 필요한 사항
- 보건복지부령으로 정함

⑧ 누구든지 정당한 사유없이 진료기록전송지원시스템에 저장된 정보
- 누출, 변조 또는 훼손하여서는 안됨

⑨ 진료기록전송지원시스템의 구축 · 운영에 관하여 이 법에서 규정된 것을 제외하고 '개인정보보호법'에 따름

3.4. 의료기관 행정업무 처리

1) 의료기관 증명서 발급

- 의료기관에서는 환자의 각종 증명서 발급 및 확인 등 행정업무 처리
  - 이를 위해 보건의료정보를 해당 기관에 제공해야 하는 경우
  - '의료법' 제21조에 규정된 바에 따라 관리하여야 함

2) 의료법 : 제21조(기록 열람 등)

③ 제2항에도 불구하고 의료인, 의료기관의 장 및 의료기관 종사자

- 다음 각 호의 어느 하나에 해당하면 그 기록을 열람하게 하거나
- 그 사본은 교부하는 등 그 내용을 확인할 수 있게 하여야 함

단) 의사, 치과의사 또는 한의사가 환자의 진료를 위하여

- 불가피하다고 인정한 경우에는 그러하지 아니함

4. 「국민건강보험법」 제14조, 제47조, 제48조 및 제63조에 기준
   - 급여비용 심사 · 지급 · 대상여부 확인 · 사후관리 및 요양급여의 적정성 평가 · 가감지급 등
   - 이를 위해 국민건강보험공단 또는 건강보험심사평가원에 제공

5. 「의료급여법」 제5조, 제11조, 제11조의3 및 제33조에 기준
   - 의료급여 수급권자 확인, 급여비용의 심사 · 지급, 사후관리 등
   - 의료급여 업무를 위하여 보장기관(시 · 군 · 구), 국민건강보험공단, 건강보험심사평가원에 제공하는 경우

8. 「산업재해보상보험법」 제118조에 따라
   - 근로복지공단이 보험급여를 받는 근로자를 진료한 산재보험 의료기관(의사 포함)에 대하여 그 근로자의 진료에 관한 보고
   - 서류 등 제출을 요구하거나 조사하는 경우

3.5 의료기관 질 향상 및 인증

1) 의료기관 질 향상

- 의료기관에서는 진료 목적 외에 의료 질 향상, 고객 불만사항 처리
  - 경영자료 분석 등에 환자 개인정보 및 보건의료정보를 사용
- 의료기관 내부의 질 향상 활동뿐만 아니라 의료기관인증평가
  - 요양기관적정성평가 등 보건의료정보에 대한 외부기관
  - 이에 대한 요구가 있을 때 관련법에 따라 이에 응해야 함

2) 의료법 : 제58조(의료기관 인증), 제58조의8(자료의 제공요청)

① 보건복지장관은 인증과 관련하여 필요한 경우
- 관계 행정기관, 의료기관, 기타 공공단체 등
- 이에 대해 자료의 제공 및 협조를 요청할 수 있음

② 제1항에 따른 자료의 제공과 협조를 요청받은 자
- 정당한 사유가 없는 한 요청에 따라야 함

3.6 공중보건 및 보건정책

1) 감염병 환자 및 공중보건

(1) 감염병 환자

- 의료인 및 의료기관은 감염병 환자 발생, 기타 공중보건
  - 관련된 법 규정에서 정하는 신고 의무를 수행하여야 함

(2) 공중보건

- 공중보건 사례
  - 「후천성면역결핍증 예방법」에 의하여 인체면역결핍바이러스에 감염된 사람
  - ‘감염인’을 진단하거나 감염인의 사체를 검안하거나 사망한 경우

– 이를 처리한 의사 또는 의료기관
– 즉시 진단, 검안 및 사망의 사실을 관할 보건소장에게 신고
–「후천성면역결핍증 예방법」 제5조, 동일 법 시행규칙 제2조

2) 감염병의 예방 및 관리 법률 : 제11조(의사 등의 신고)

① 의사, 치과의사 또는 한의사는 다음 각 호의 어느 하나
  – 이에 해당 사실이 있으면 소속 의료기관의 장에게 보고해야 함
  – 제16조 제6항에 따라 표본감시 대상이 되는 제4급감염병으로 인한 경우는 제외
• 해당 환자와 그 동거인에게 보건복지부장관이 정하는 감염 방지 방법 등을 지도하여야 함
  단) 의료기관에 소속되지 아니한 의사, 치과의사 또는 한의사
    – 그 사실을 관할 보건소장에게 신고하여야 함
  1. 감염병환자 등을 진단하거나 그 사체를 검안한 경우
  2. 예방접종 후 이상반응자를 진단하거나 그 사체를 검안한 경우
  3. 감염병환자등이 제1급감염병부터 제3급감염병까지
    – 해당하는 감염병으로 사망한 경우
  4. 감염병환자로 의심되는 사람이 감염병병원체 검사 거부하는 경우

② 제16조의2에 따른 감염병병원체 확인기관의 소속 직원
  – 실험실 검사 등을 통하여 보건복지부령으로 정하는 감염병환자등
  – 발견한 경우 그 사실을 그 기관의 장에게 보고하여야 함

③ 제1항 및 제2항에 따라 보고를 받은 의료기관의 장 및 제16조의2
  – 감염병병원체 확인기관의 장은 제1급감염병의 경우 즉시
  – 제2급감염병 및 제3급감염병의 경우에는 24시간 이내
  – 제4급감염병의 경우에는 7일 이내에 보건복지부 장관 또는 관할 보건소장에게 신고하여야 함

3.7 식별정보 및 민감정보 정의

1) 개인식별정보 및 민감정보

- 보건의료정보는 개인식별정보와 민감정보가 대부분
- 특히 정신행동 장애, 약물남용, HIV/ADIS, 유전자 검사, 입양 기록 등
- 고도의 민감정보
  - 해당 법률이 정하는 바에 따라 엄격하게 관리되어야 함

2) 고유식별정보 및 민감정보의 정의

(1) 고유식별정보

- 주민등록번호, 운전면허번호, 여권번호, 외국인등록번호

(2) 민감정보

- 사상신념, 노동조합, 정당의 가입탈퇴, 정치적 견해, 건강
- 성생활 등에 관한 정보, 유전정보, 범죄경력자료 등

3) 정신건강증진 및 정신질환자 복지서비스 지원 법률

(1) 제71조 : 비밀누설의 금지

- 정신질환자 또는 정신건강증진시설과 관련된 직무를 수행하고 있거나 수행하였던 사람
  - 그 직무의 수행과 관련하여 알게 된 다른 사람의 비밀을 누설하거나 공표해서는 안됨

(2) 제85조 : 벌칙

- 다음 각 호의 어느 하나에 해당하는 자
  - 3년 이하의 징역 또는 3천만원 이하 벌금에 처함

  6. 제71조를 위반하여 직무수행과 관련하여 알게 된 다른 사람의 비밀을 누설하거나 공표한 사람

4) 감염병의 예방 및 관리 법률

(1) 제74조 : 비밀누설의 금지

- 이 법에 따라 건강진단, 입원치료 및 진단 등
  - 감염병 관련 업무에 종사하는 자 또는 종사하였던 자
  - 그 업무상 알게 된 비밀을 다른 사람에게 누설하거나 업무목적 외의 용도로 사용하여서는 안됨

(2) 제78조 : 벌칙

- 다음 각 호의 어느 하나에 해당하는 자
  - 3년 이하 징역 또는 3천만원 이하 벌금에 처함
  3. 제74조를 위반하여 업무상 알게 된 비밀을 누설하거나 업무목적외의 용도로 사용한 자

5) 암관리법

(1) 제44조 : 비밀유지 의무

- 국립암센터의 임직원 또는 그 직에 있었던 자
  - 직무상 알게 된 비밀을 누설하거나 도용해서는 안됨

(2) 제51조 : 벌칙

- 제44조를 위반한 자는 3년 이하 징역 또는 3천만원 이하 벌금

표 10-10 의료법, 감염병 및 정신관련 법률

1) 의료법	2) 감염병 예방 및 관리 법률
• 제21조 : 기록 열람 및 사본 교부 • 제22조 : 진료기록부 기재 • 제44조 : 비밀유지 의무 • 제58조 : 의료기관 인증	• 제11조 : 감염병 예방 및 관리 법률 (의사 등의 신고) • 제74조 : 감염병의 예방 및 관리 법률 (비밀누설의 금지) 3) 정신건강증진 및 정신질환자관련 법률 • 제71조 : 정신건강증진 및 정신질환자 복지서비스 지원 법률 (비밀누설의 금지)

3.8. 의료기관 법령의 고유식별정보 및 민간정보의 수집

1) 개인정보 파일명과 근거법령

(1) 진료관련 법령

- 진료신청서 : 의료법 제22조
- 선택진료 신청서 : 의료법 제46조, 선택진료에 관한 규칙 제2조
- 진료기록부 : 의료법 제22조, 동일 법 시행규칙 제14조
- 조산기록부 : 의료법 제22조, 동일 법 시행규칙 제14조
- 간호기록부 : 의료법 제22조, 동일 법 시행규칙 제14조
- 환자명부 : 의료법 제22조, 동일 법 시행규칙 제15조
- 처방전 : 의료법 제18조, 동일 법 시행규칙 제12조
- 수술기록 : 의료법 제22조, 동일 법 시행규칙 제15조
- 검사소견서 : 의료법 제22조, 동일 법 시행규칙 제15조
- 방사선사진, 소견서 : 의료법 제22조, 동일 법 시행규칙 제15조
- 진단서 : 의료법 제17조, 동일 법 시행규칙 제9조
- 사망진단서(사체검안서) : 의료법 제17조, 동일 법 시행규칙 제10조
- 출생증명서 : 의료법 제17조, 동일 법 시행규칙 제11조
- 사산, 사태증명서 : 의료법 제17조, 동일 법 시행규칙 제11조

(2) 감염병관련 법령

- 감염병환자, 감염병의사환자, 병원체보유자 신고
  - 감염병의 예방 및 관리 법률 제11조
  - 동일 법 시행규칙 제6조
  - 성매개감염병 및 후천성면역결핍증 건강진단규칙 제7조

(3) 응급환자이송 및 신고관련 법령

- 응급환자이송
  - 응급의료에 관한 법률 제11조, 동일 법 시행규칙 제4조
- 감염인 진단, 검안사실 신고 : 후천성면역결핍증 예방법 제5조

- 특정수혈부작용신고 : 혈액관리법 제10조, 동일 법 시행규칙 제13조
- 뇌사추정자신고
  - 장기 등 이식에 관한 법률 제1조, 동일 법 시행규칙 제11조
- 질병자 또는 질병의심 대상자 발견 보고, 신고 및 통지 등
  - 보건의료기본법 제5조

(4) 진료기록의 열람 및 사본 교부

- 환자진료기록의 열람 및 사본 교부
  - 의료법 제21조, 동일 법 시행규칙 제13조의2

(5) 요양급여의뢰서

- 요양급여의뢰서
  - 국민건강보험법 제41조
  - 국민건강보험 요양급여의 기준에 관한 규칙 제2조
- 외국인환자 유치사업 실적보고
  - 의료법 제27조의2, 동일 법 시행규칙 제19조의9

3.9 환자, 환자외 및 의료인의 접근권한

1) 환자 및 환자외 사람

- 환자는 의료기관에 자신에 관한 기록의 열람 또는 그 사본의 교부 등
  - 그 내용을 확인할 수 있음
- 환자외 사람이 환자에 관한 기록의 열람 등을 통한 그 내용의 확인
  - 금지
- 환자는 자신의 개인정보를 열람한 후
  - 의료기관에 그 개인정보의 정정 또는 삭제를 요구할 수 있음
- 의료법에서 명시하고 법에 따른 보존기간이 경과하지 않은 개인정보
  - 이에 대해 삭제를 요구할 수 없음

2) 의료인 및 정보주체

- 의료인은 '진료기록부, 조산기록부, 간호기록부, 기타 진료 기록'
  - 고의로 사실과 다르게 추가 기재하거나 수정 금지
- 환자 등 정보주체가 해당 개인정보의 정정, 삭제 및 처리정지를 요구
  - 10일 이내로 조사, 조치하고 그 결과를 해당 정보주체에게 통지
- 환자 개인정보가 유출된 경우
  - 실제 개인정보 유출사고가 발생한 것을 확인한 때부터 5일 이내
  - 이를 알려야 함
- 정보주체는 개인정보침해 사실을 신고해야 함
  - 개인정보와 관련한 분쟁의 조정을 원하는 자
  - 분쟁조정을 신청할 수 있음(개인정보 보호법 제43조)

3.10 개인영상정보 및 의료기관 근로자 개인정보

1) 개인영상정보 처리기준

- 의료기관은 법률이 허용하는 경우에 한하여 영상정보처리기기
  - 설치 및 운영할 수 있음
- 정보주체가 쉽게 인식할 수 있도록 안내판 설치 등의 조치를 해야 함
- 의료기관은 복도, 계단, 주차장 등 불특정 다수가 통제받지 않고
- 다닐 수 있는 공개된 장소에 영상정보처리기기를 설치 · 운영
  - 다음의 사항을 준수하여야 함

  ① 영상정보처리기기 설치 · 운영 제한 및 필요 최소한 촬영
  ② 영상정보처리기기 임의 조작, 녹음 금지
  ③ 안내판 설치를 통한 설치 사실 공지
  ④ 영상정보처리기 운영, 관리 방침 수립, 공개 및 책임자 지정
  ⑤ 영상정보의 목적외 이용, 제공 제한 및 보관, 파기 철저
  ⑥ 영상정보처리기기의 설치, 운영 위탁시 관리, 감독 철저
  ⑦ 개인인식 영상정보의 안전성 확보 조치 및 자체 점검 실시

2) 의료기관 영상정보처리기기 및 정보주체

(1) 의료기관의 영상정보처리기기

- 의료기관의 진료실, 처치실, 수술실, 입원실, 행정사무실, 의무기록실
  - 전산소 등 출입에 제한이 있는 공간에 영상정보처리기기를 설치
  - 개인을 인식할 수 있는 영상 등을 수집하고자 하는 경우
  - 정보주체의 수집, 이용 동의를 받아야 하며 동의를 받을 경우
  - 영상정보 수집의 목적, 보유기간 등을 알림
  - 반드시 수집 목적으로만 이용하여야 함

(2) 의료기관 정보주체

- 정보주체는 자신이 촬영된 개인정보 및 정보주체의 급박한 생명, 신체, 재산의 이익을 위해 필요한 개인영상정보를 요구할 권리 가짐
- 의료기관이 개인영상정보의 열람 또는 존재확인 요구를 받은 경우
  - 지체없이 해당 조치를 취하여야 함
- 열람을 거부하는 경우
  - 거부사유를 10일 이내 서면으로 해당 정보주체에게 통지해야 함

3.11 의료기관의 인력관리

- 의료기관은 근로자 채용, 인력관리, 고용 종료 단계에서 수집
  - 이를 개인정보의 종류를 결정
  - 수집된 개인정보의 안전한 관리 계획을 수립
  - 법률이 정하고 있는 절차에 따라 관리하여야 함(근로기준법 등)
- 적절한 인재선발을 위해 필요한 최소한 개인정보 수집원칙에 근거
  - 채용계획을 수립하여야 함
- 인력배치 및 이동, 인사평가 등 인력관리는 근로계약을 이행하는 과정
  - 이에 필요한 개인정보는 근로자의 동의를 필요로 하지 않음

  단) 개인정보는 필요한 최소 범위에서 수립해야 함
- 민감정보의 수집에는 별도의 동의가 필요

- 근로자의 고용이 종료되었을 때는 경력증명 및 임용계약 정보 제외
  - 개인정보는 지체없이 파기해야 함

4 개인정보보호 : 안전성 확보조치

4.1 보건의료정보의 안전성 확보조치

- 보건의료정보의 안전성 확보조치는 보안(security)을 의미
- 의료기관은 개인정보가 분실, 도난, 유출, 변조 또는 훼손되지 않도록 함
  - 이를 위해 관리적, 물리적, 기술적 안전조치를 취해야 함
- '개인정보 보호법'에서 규정하고 있는 안전성 확보조치 내용은 다음과 같음

1) 개인정보 보호법 : 안전성 확보조치 내용

- 개인정보 보호법 제29조, 시행령 제30조, 안전성 확보조치 기준 고시

(1) 관리적 조치

- 내부관리계획의 수립 · 시행

(2) 물리적 조치

- 개인정보의 안전한 보관을 위한 보관시설
- 잠금장치 설치

(3) 기술적 조치

- 접근 권한의 관리
- 비밀번호 관리
- 접근통제 시스템 설치 및 운영
- 개인정보 암호화
- 접속기록의 보관 및 위 · 변조 방지
- 보안 프로그램(백신, 방화벽 등)의 설치 및 운영

2) 관리적 보호조치

- 의료기관은 환자 등 정보주체의 개인정보를 안전하게 처리하기 위해
  - 다음 사항이 포함된 내부관리계획을 수립 · 시행해야 함
  ① 개인정보 보호책임자의 지정에 관한 사항
  ② 개인정보 보호책임자 및 개인정보취급자의 역할 및 책임 사항
  ③ 개인정보의 안전성 확보에 관한 사항
  ④ 개인정보취급자에 대한 교육에 관한 사항
  ⑤ 기타 개인정보 보호를 위하여 필요한 사항

3) 물리적 보호조치

(1) 의료기관은 원무, 전산, 의무기록실 및 기타 문서보관실 등
- 개인정보 보관하는 장소에 대한 출입통제 계획을 마련하고 시행해야 함

(2) 보안 사고 예방 및 사고 발생시 충격을 확보할 수 있도록 개인정보 보관시설에는 CCTV 설치 권고하고 있음

(3) 의료인이나 의료기관의 개설자가 전자의무기록을 안전하게 관리, 보존하기 위하여 다음의 장비를 갖추어야 함
① 전자의무기록의 생성과 전자서명을 검증할 수 있는 장비
② 전자서명이 있은 후 전자의무기록의 변경 여부를 확인할 수 있는 장비
③ 네트워크에 연결되지 아니한 백업저장시스템

4) 기술적 보호조치

(1) 접근권한 권리
- 개인정보에 대한 접근권한
  - 업무 수행에 필요한 최소한의 범위
  - 업무 담당자에 따라 차능 부여해야 함
- 알 필요(Nee-to-Know) 및 할 필요(Need-to-Do)의 원칙
  - 이에 따라 업무 담당자별로 세분화하여 권한을 부여해야 함

(2) 비밀번호 관리

- 개인정보취급자가 안전한 비밀번호를 설정할 수 있도록
  - 이행 가능한 '비밀번호 작성규칙'을 수립한 후
  - 개인정보처리시스템 및 접근통제시스템 등에 이를 적용 및 운영
- 비밀번호 분실시 SMS 등을 통해 본인 확인 절차를 거쳐
  - 비밀번호를 재설정할 수 있도록 하여야 함
- 일정횟수 이상 비밀번호 입력 오류시 계정 잠금을 통해
  - 무작위 대입 공격 등에 의한 비인가자의 로그인 시도를 차단
  - 잠금 해제시에도 본인확인 절차를 마련하여 적용하여야 함

중요 내용

◐ **보건의료정보의 안전성 확보조치**

- 의료기관은 개인정보가 분실, 도난, 유출, 변조 또는 훼손되지 않도록 함
  - 관리적, 물리적, 기술적 안전조치 취해야 함

◐ **안전성 확보조치 내용 : 개인정보 보호법**

1) 관리적 조치
- 내부관리계획의 수립 · 시행

2) 물리적 조치
- 개인정보의 안전한 보관을 위한 보관시설
- 잠금장치 설치

3) 기술적 조치
- 접근 권한의 관리
- 비밀번호 관리
- 접근통제 시스템 설치 및 운영
- 개인정보 암호화
- 접속기록의 보관 및 위 · 변조 방지
- 보안 프로그램(백신, 방화벽 등)의 설치 및 운영

◐ **보건의료정보관리(의무기록)의 안전관리 위한 고려사항**

- 사생활보호, 비밀보장, 보안유지

◐ **의료기관 정보주체에게 열람 거부시**

- 거부사유 10일 이내
  - 서면으로 해당 정보주체에게 통지

4.2 접근통제시스템 설치 · 운영

1) 접근통제시스템의 의미

- 접근통제시스템이란 정보통신망을 통한 개인정보처리시스템의 불법적 접근 및 침해 사고방지
  - 이를 위해 비인가자의 접근을 차단할 수 있는 보완시스템을 말함
- 의료기관은 이를 위해 침입차단시스템 또는 침입방지시스템 등
  - 접근통제시스템을 설치하여 운영해야 함

(1) 침입차단시스템 또는 침입방지시스템

- 정보통신망을 통한 불법적인 접근을 IP 주소 등으로 제한할 수 있음
- 개인정보처리시스템에 접속한 IP 주소 등을 분석
  - 불법적인 개인정보 유출시도를 탐지할 수 있음

(2) 가상사설망(Virtual Private Network, VPN), 전용선

- 안전한 접속수단을 적용해야 함
- 개인정보가 저장된 업무용 컴퓨터에 해커(hacker) 등
  - 비인가자의 접근을 통제하기 위해 상용 침입차단 프로그램
  - 업무용 컴퓨터 운영체계에서 제공되는 침입 차단프로그램을 사용
  - 불법적인 접근을 차단하여야 함
  - ☞ 해커(hacker)
    - 다른 사람의 컴퓨터 시스템에 침입하여 사용자 행위 및 데이터
    - 불법으로 열람 · 변조 · 파괴

2) 의료기관 무선네트워크

- 의료기관 내에서 업무용으로 무선네트워크를 사용할 경우
- 무선네트워크를 통한 내부망 침투, 개인정보처리시스템 접근
  - 네트워크 도청 등 유선네트워크에 비해 침해 가능성이 높음
  - 이를 방지하기 위한 보안 조치 적용이 필요

3) 업무용 무선네트워크 보안 지침

- 무선네트워크 물리적, 관리적 보안 강화
- 안전한 무선 인증 및 암호화 적용
- 무선 IPS(Wireless Intrusion Prevention System, WIPS)
- 네트워크 접근제어

표 10-11 접근통제시스템의 종류

침입차단시스템/침입방지시스템	가상사설망/전용선
• 정보통신망을 통한 불법적인 접근 – IP 주소 등으로 제한할 수 있음 • 개인정보처리시스템에 접속한 IP 주소 등 분석 – 불법적인 개인정보 유출시도 – 탐지할 수 있음	• 안전한 접속수단을 적용해야 함 • 개인정보가 저장된 업무용 컴퓨터에 해커 등 – 비인가자의 접근 통제 – 상용 침입 차단프로그램 – 업무용 컴퓨터 운영체계에서 제공되는 침입 차단프로그램 사용 – 불법적인 접근을 차단해야 함

4.3 개인정보 암호화

1) 암호화 및 개인정보

- 암호화란 개인정보취급자의 실수 또는 해커의 공격 등
- 이로 인해 개인정보가 비인가자에게 유노출되더라도 그 주요 내용
  – 확인할 수 없게 하는 보안기술을 말함
- 암호화 대상 개인정보는 고유식별정보, 비밀번호 및 바이오정보임
- 개인정보가 암호화되지 않고 개인정보처리시스템에 저장되거나 네트워크를 통하여 전송될 경우
  – 유출, 노출 및 위·변조 등의 위험이 있음
  – 암호화 등의 안전한 보호조치가 제공되어야 함

2) 암호화의 필요성

- 암호화가 필요한 경우는 다음과 같음
  ① 암호화 대상 개인정보를 정보통신망을 통하여 송수신인 경우
  – 보조저장매체(USB 메모리, CD, DVD, 자기테이프 등) 등을 통해 전달하는 경우

② 비밀번호 및 바이오정보를 저장하는 경우

③ 인터넷 구간 및 인터넷 구간과 내부망의 중간 지점(DeMilitarized Zone, DMZ)에 고유식별정보를 저장하는 경우

4.4 접속기록 자료 및 항목 관리

1) 접속기록의 위변조 방지

- 접속기록은 개인정보의 입출력 및 수정사항, 파일별, 담당자별 데이터 접근내역 등을 자동으로 기록하는 로그 파일을 생성
  - 불법적인 접근 또는 행동을 확인할 수 있는 중요한 자료
  - 접속기록 백업은 개인정보 DB의 무결성을 유지하기 위한 중요한 요소
- 의료기관의 개인정보취급자가 개인정보처리시스템에 접속한 기록
  - 최소 6개월 이상 위 · 변조 및 도난, 분실되지 않도록 안전하게 보관

2) 접속기록 항목

(1) 접속기록 항목 관리

- 일반적인 접속기록 항목으로 관리해야 하는 것은 다음과 같음

  ① ID : 개인정보취급자 식별정보

  ② 날짜 및 시간 : 접속일시

  ③ 접속자 IP 주소 : 접속지 정보

  ④ 수행업무 : 열람, 수정, 삭제, 인쇄, 입력 등

(2-1) 접속기록의 예 1

- 정보주체 식별정보 : 182632578
- 취급자 식별정보 : 이기쁨(LKB)
- 접속일시 : 2023.08.02. 16:00:00
- 접속지 : 183.247.186.15
- 수행업무 : 조회(고객응대)

표 10-12 접속기록의 예

정보주체 식별정보	취급자 식별정보	접속일시	접속자	수행업무
182632578	이기쁨(LKB)	2023.08.02. 16:00:00	183.247.186.15	조회(고객응대)

(2-2) 접속기록의 예 2

- 정보주체 식별정보 : 126688358
- 취급자 식별정보 : 이대박
- 접속일시 : 2023.05.08. 16:00:00
- 접속지 : 182.193.138.10
- 수행업무 : 조회(고객응대)

(3) 개인정보처리시스템 접속 방법

- **개인정보처리시스템에 접속하는 방법**
  - 의사, 간호사 등이 병원정보시스템 등 응용시스템을 통하여 접속하는 방법
  - DB관리자 등이 DB 접속 툴(tool)을 이용하여 개인정보처리시스템에 접속하는 방법 등 다양한 방법이 존재
  - 각 환경에 맞도록 접속기록을 남겨야 함
- 정기적으로 접속기록 백업을 수행하여 개인정보처리시스템 이외
  - 별도의 보조저장 매체나 별도의 저장장치에 보관하여야 함
- 접속기록에 대한 위변조를 방지하기 위해
  - DVD-ROM, WORM(Write Once Read Many) Disk 등과 같은 덮어 쓰기 방지 매체를 사용하는 것이 바람직
- 접속기록을 수정 가능한 매체(HDD 또는 테이프 등)에 백업하는 경우
- 무결성 보장을 위해 위변조 여부를 확인할 수 있는 별도의 장비
  - 이에 보관 및 관리해야 함

4.5 보안프로그램 운영

1) 보안프로그램 설치

- 의료기관은 악성 프로그램 등을 방지 · 치료할 수 있는 백신 소프트웨어

– 이런 보안 프로그램을 설치 · 운영해야 함

- 보안프로그램의 설치 및 운영 방법에 대한 지침은 아래와 같음
  ① 백신 소프트웨어 등 보안프로그램을 반드시 설치 · 운영
  ② 자동 업데이트 기능을 사용하거나 일 1회 이상 업데이트 실시
  ③ 악성 프로그램 관련 정보가 발령된 경우
    – 사용 중인 응용 프로그램이나 운영체제 소프트웨어의 제작 또는 업체에서 보안 업데이트 공지가 있는 경우
    – 즉시 이에 따른 업데이트 실시

2) 데이터 사용의 요구사항 부족

- 의료기관 내 · 외부 사용자의 데이터 사용의 요구사항 파악 부족
  ▶ 데이터 생성과정의 명확한 정의 미흡
  ▶ 데이터 간의 연계성 관리 미흡
  ▶ 데이터 질 관리 전문가의 부족

표 10-13 보안프로그램 운영

보안프로그램 설치	데이터 사용의 요구사항 부족
• 의료기관은 악성 프로그램 등 – 백신 소프트웨어 설치 · 운영 • 보안프로그램의 설치 및 운영 – 백신 소프트웨어 등 • 자동 업데이트 기능 사용 – 일 1회 이상 업데이트 실시 • 악성 프로그램 관련 정보 발령 – 사용 중인 응용 프로그램 – 운영체제 소프트웨어의 제작 – 업체에서 보안 업데이트 공지시 – 즉시 업데이트 실시	• 데이터 생성과정의 명확한 정의 미흡 • 데이터 간의 연계성 관리 미흡 • 데이터 질 관리 전문가의 부족

10 실전문제

1. 정보처리시스템 내에 저장된 프로그램과 데이터에 대해 통제된 접근방식을 어떻게 제공할 것인가를 나타내는 용어는?

① 정보보호 ② 정보통제 ③ 정보보안
④ 정보차단 ⑤ 정보처리

2. 보건의료정보의 특성에 해당되지 않는 것은?

① 의료행위의 차별성 ② 의료행위의 전문성
③ 개인정보의 민감성 ④ 사회적 공익성
⑤ 개인건강의 보호조치

3. 개인정보 유형별 중 사회적 정보에 해당되는 것은?

① 소득정보 ② 부동산 보유내역 ③ 담보설정 내역
④ 저축내역 ⑤ 과태료 납부내역

4. 보건의료정보 보호의 자료 중 질병추이를 파악하기 위해 축적된 자료는?

① 재정자료 ② 역학자료 ③ 연구자료
④ 참조자료 ⑤ 인구학적 자료

5. 민감성에 따른 개인정보 등급 통계목적 등 집합적으로 사용되는 개인정보는?

① 1급 ② II급 ③ III급
④ IV급 ⑤ V급

6. 보안의 조건 3대 목표로 연결된 것은?

① 신용성-무결성-보안성 ② 기밀성-무결성-보안성
③ 신용성-가용성-효력성 ④ 기밀성-무결성-가용성
⑤ 기밀성-효력성-가용성

정답 1. ③ 2. ① 3. ⑤ 4. ② 5. ⑤ 6. ④

7. 정보보안의 속성 중 인가된 사람, 프로세스 및 시스템만이 알 필요성에 근거는?

① 무결성 ② 기밀성 ③ 인증
④ 가용성 ⑤ 부인방지

8. 사용자 식별 및 사용자의 활동을 감시하고 추적하는 것은?

① 가용성 ② 엑세스 제어 ③ 비밀성
④ 책임추적성 ⑤ 무결성

9. 개인정보 유출 피해 중 소비자단체의 불매운동 등 집단적 손해배상시 타격을 받는 것은?

① 기업의 피해 ② 국가의 피해 ③ 개인의 피해
④ 국민의 피해 ⑤ 지역의 피해

10. 의료기관 개인 정보보호의 필요성에 해당되지 않는 것은?

① 제도적 규제 강화 ② 사고 발생의 이미지 훼손
③ 개인정보 유출 위험 증가 ④ 국제 표준 요구 강화
⑤ 자산의 법적 규제 약화

11. 의료기관의 개인정보보호 활동에 해당되지 않는 것은?

① 개인정보보호 교육 강화
② 개인정보보호 보안규정 제정
③ 일부 직원들이 관련법 숙지
④ EMR 통합진료정보 접근 기준 강화
⑤ 환자 개인정보수집의 동의 시행

12. 미국 의료정보보호법 중 환자의 사생활 침해시 벌칙은?

① 1년 이하 징역 ② 3년 이하 징역 ③ 5년 이하 징역
④ 10년 이하 징역 ⑤ 15년 이하 징역

정답 7. ② 8. ④ 9. ① 10. ⑤ 11. ③ 12. ④

13. **의료정보보안 기법에 해당되지 않는 것은?**

① 접근 침입 기법　② 인증 교환 기법
③ 여분 정보 삽입 기법　④ 암호화 시스템
⑤ 디지털 서명 기법

14. **OECD의 개인정보보호 8원칙에 해당되지 않는 것은?**

① 비공개의 원칙　② 정보 정확성의 원칙
③ 수집 제한의 원칙　④ 목적 명확화 원칙
⑤ 이용 제한의 원칙

15. **개인정보 보호법 중 정보주체의 동의를 받은 경우에 해당되는 법률은?**

① 제3조　② 제10조　③ 제15조
④ 제20조　⑤ 제20조

16. **개인정보 보호법 중 정보주체의 권리에 해당되지 않는 것은?**

① 개인정보의 열람 요구할 권리
② 개인정보의 처리 정지
③ 개인정보 처리 발생 피해의 공정한 절차
④ 개인정보 처리의 정보를 제공 받을 권리
⑤ 개인정보의 파기방법 및 절차 등의 사항

17. **개인정보 보호법 중 안전조치의무에 해당되는 것은?**

① 제4조　② 제15조　③ 제16조
④ 제22조　⑤ 제29조

18. **상급종합병원에서 2단계 요양급여를 받고자 할 경우 요양급여의뢰서에 포함되지 않는 것은?**

① 건강보험증번호　② 주민등록번호　③ 상병분류기호
④ 생활습관 소견　⑤ 진료기간

정답　13. ①　14. ①　15. ③　16. ⑤　17. ⑤　18. ④

19. **데이터 사용의 요구사항 파악의 부족에 해당되는 것은?**

① 데이터 생성과정의 모호한 내용
② 데이터 간의 연계성 관리
③ 데이터 사용자의 교육
④ 데이터 양 관리
⑤ 데이터 처리과정의 비용

20. **불법적인 개인정보 유출을 시도하며 탐지할 수 있는 접근통제시스템은?**

① 가설전용선 ② 가설사설망 ③ 네트워크 접근제어
④ 침입차단시스템 ⑤ 무선네트워크

21. **의료법과 해당되는 내용의 연결이 옳은 것은?**

① 제21조 : 기록열람
② 제44조 : 감염병 예방 법률
③ 제58조 : 정신건강증진 비밀누설 금지
④ 제71조 : 비밀유지 의무
⑤ 제74조 : 의료기관 인증

22. **보건의료정보의 안전성 확보조치 중 물리적 조치로 옳은 것은?**

① 접근 권한의 권리 ② 비밀번호 관리
③ 접속기록의 위변조 방지 ④ 개인정보 암호화
⑤ 잠금장치 설치

23. **의료기관 정보주체에게 열람 거부시 거부사유를 얼마 이내에 통지하는가?**

① 5일 ② 7일 ③ 10일
④ 15일 ⑤ 30일

정답 19. ② 20. ④ 21. ① 22. ⑤ 23. ③

제11장

보건의료정보관리 법규 및 충실도 관리

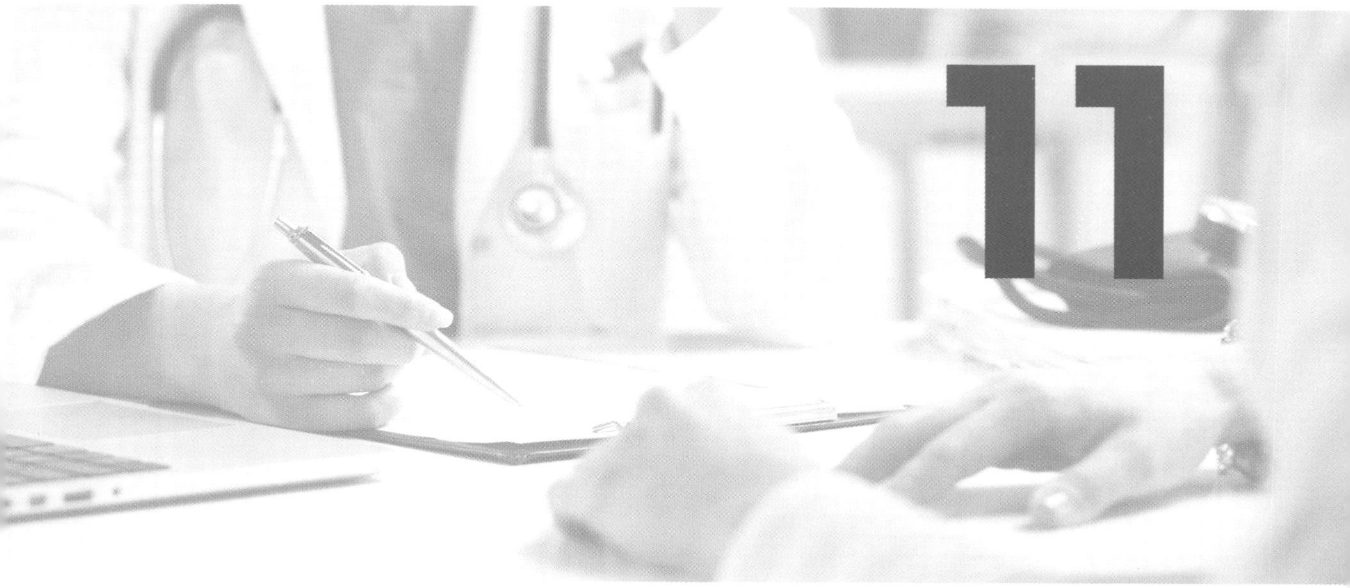

11

- ▶ 보건의료정보관리 및 단계법 법령
- ▶ 암관리법 및 감염병 예방 · 관리 법률
- ▶ 정신건강증진 법률 및 가명 처리
- ▶ 보존 및 응급의료 법률
- ▶ 진료기록부 및 전자의무기록 보존 방법
- ▶ 파기 의무 및 방법
- ▶ 보건의료정보관리(의무기록) 완전성 관리

제 11 장

보건의료정보관리 법규 및 충실도 관리

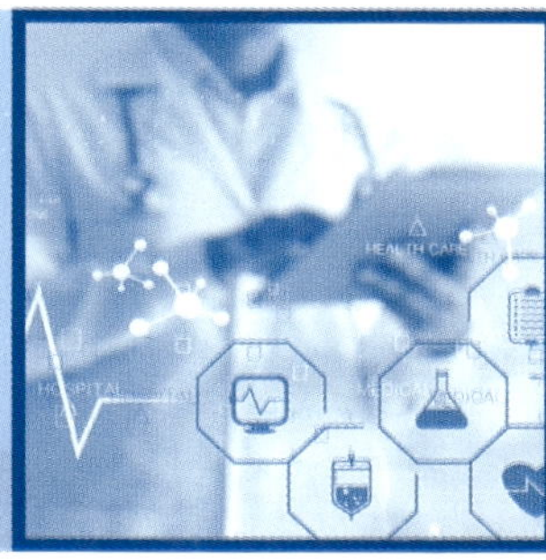

1 보건의료정보관리 및 단계법 법령

1.1 보건의료정보관리 법령

1) 의료서비스의 법률관계

- 의료서비스의 법률관계는 의료기관(의료인)과 환자가 계약
  - 이를 통해 의료인은 환자를 진찰하고 치료
  - 환자 측은 의료비를 부담하기로 의료계약을 체결한 것

2) 보건의료정보관리사의 역할

- 보건의료정보관리사는 의료정보관리와 관련된 법률을 체계적으로 이해
  - 의료기관의 의료정보 관리체계를 수립하고 법적 요구사항에 맞춤
  - 의료정보가 처리되도록 관리
  - 법률과 판례는 시대적 환경과 사회적 정서
  - 이에 따라 계속 변경되기 때문에 법제처의 국가법령정보센터를 통해 개정 법률을 파악
  - 중요 판례, 유권해석에 대한 정보를 최신화해야 함

1.2 의료정보 관리의 단계법 법령

1) 의료정보의 관리단계

- 의사가 진료를 시작함과 동시에 환자에 대한 개인정보와 건강관련 정보

– 수집되며 그 과정에서 의사의 소견 뿐만 아니라 각종 검사결과 등
– 작성되고 발생되게 됨

- 진료과정에서 수집, 생성 및 저장된 정보들
  – 다양한 목적으로 이용, 제공 및 활용되어짐
  – 이러한 처리 과정의 각 단계별로 준수하여야 하는 법령들이 있음

(1) 설명 및 동의단계

- 진료관련 설명의무 및 동의
- 개인정보 처리에 따른 설명 및 동의

(2) 수집 및 작성 단계

① 진료기록부의 작성

- 진료기록부 등의 작성은 '의료법'에서 의료인에게 부과한 의무사항
- 진료기록부의 작성과 관련한 주요 쟁점
  – 상세히 진료기록을 작성하여야 하는지 여부
  – 이에 대해 판례는 진료기록부 등의 작성 취지에 부합되도록 작성
  – 취지의 판결을 하고 있음

② 의료법

a. 진료기록부 등의 작성 서식 및 기재 내용

- 의료법 제22조 제1항
  – 진료기록부, 조산기록부, 간호기록부 및 기타 진료 기록
  – 이를 갖추어 두도록 하고 있음
- 의료법 시행규칙 제14조 제1항
  – 정하는 의료행위에 관한 사항과 의견을 상세히 기록
  – 서명하여야 한다고 규정

b. 의료법 시행규칙 : 제14조(진료기록부 등의 기재 사항)

① 법 제22조 제1항에 따라 진료기록부 · 조산기록부와 간호기록부(이하 "진료기록

부 등"이라 함)에 기록해야 할 의료행위
– 이에 관한 사항과 의견은 다음 각 호와 같음

1. 진료기록부
   가. 진료 받은 사람의 주소, 성명, 연락처 및 주민등록번호 등
      – 인적사항
   나. 주된 증상. 이 경우 의사가 필요하다고 인정할 경우
      – 주된 증상과 관련된 병력, 가족력을 추가로 기록 가능
   다. 진단결과 또는 진단명
   라. 진료경과
      – 외래환자는 재진환자로 증상, 상태, 치료내용이 변동
      – 의사가 그 변동을 기록할 필요가 있다 인정하는 환자만 해당
   마. 치료 내용 : 주사, 투약, 처치 등
   바. 진료 일시

2. 조산기록부
   가. 조산 받은 자의 주소, 성명, 연락처, 주민등록번호 등
      – 인적사항
   나. 생 · 사산별 분만 횟수
   다. 임신 후의 경과와 그에 대한 소견
   라. 임신 중 의사에 의한 건강진단의 유무
      – 결핵, 상병에 관한 검사 포함
   마. 분만 장소 및 분만 연월일시분
   바. 분만의 경과 및 그 처치
   사. 산아 수와 그 성별 및 생 · 사의 구별
   마. 산아와 태아부속물에 대한 소견
   자. 삭제
   차. 산후 의사의 건강진단 유무

3. 간호기록부

가. 간호 받는 사람의 성명

나. 체온, 맥박, 호흡, 혈압에 관한 사항

다. 투약에 관한 사항

라. 섭취 및 배설물(I&O)에 관한 사항

마. 처치와 간호에 관한 사항

바. 간호 일시

☞ I&O(intake and output) 섭취 및 배설물

③ 의료인

- 진료기록부 등 한글로 기록하도록 노력해야 함

④ 법적 제재

a. **진료기록부 미기록 및 부실의 법적 제재**

- '의료법'은 진료기록부 등 작성의무에 위반하여 기록하지 않거나 부실하게 작성한 경우
  - '의료법' 제90조에 따라 500만원 이하의 벌금에 처함
  - 의료관계행정처분규칙에 의거 자격 정지 15일을 처분할 수 있음

표 11-1 진료, 간호 및 조산기록부

진료기록부	조산기록부
• 진료받은 사람의 인적사항 • 주된 증상, 병력, 가족력 • 진단결과 또는 진단명 • 진료경과 • 치료 내용, 진료 일시	• 조산 받은 자의 인적사항 • 생 · 사산별 분만 횟수 • 임신 후의 경과와 그에 대한 소견 • 임신 중 의사에 건강진단의 유무 • 분만 장소 및 분만 연월일시분 • 분만의 경과 및 그 처치 • 산아 수와 성별 및 생 · 사의 구별 • 산아와 태아부속물에 대한 소견 • 산후 의사의 건강진단 유무
간호기록부	
• 간호 받는 사람의 성명 • 체온, 맥박, 호흡, 혈압 사항 • 투약에 관한 사항 • 섭취 및 배설물(I&O) 사항 • 처치와 간호에 관한 사항 • 간호 일시	

b. 진료기록부 거짓 또는 수정의 법적 제재

- 진료기록부 등 거짓 작성 또는 고의로 사실과 다르게 기재수정시
  - '의료법' 제88조에 따라 3년 이하 징역이나 3천만원 이하 벌금
  - 자격정지 1개월을 처분할 수 있음
- 두 경우 모두 '의료법' 제91조 양벌규정에 해당
  - 그 위반 행위를 한 당사자와 함께 그 법인 등에게도 해당 조문의 벌금형이 부과
- 법적 위반행위를 방지하기 위한 방법
  - 해당 업무에 관하여 상당한 주의와 감독 필요

표 11-2 진료기록부 기재관련 법적 제재

진료기록부 기재	진료기록부 미기재
• 의료법 제22조 • 의료법 시행규칙 : 제14조	• 500만원 이하의 벌금에 처함
진료기록부 거짓 또는 수정	**의료인/진료기록부 등**
• 3년 이하 징역 또는 3천만원 이하 벌금 • 자격정지 1개월 처분	• 한글 기록 노력

⑤ 정신건강증진 및 정신질환자 법령

a. 정신건강증진시설 : 제19조 제1항

- 정신건강증진 및 정신질환자 복지서비스 지원에 관한 법률
  - 제19조 제1항에 따른 정신건강증진시설
  - '의료법'의 규정 이외에도 동일 법에 따른 규정을 따라야 함

b. 적용 대상

- 정신 의료기관으로 개설된 정신병원, 정신의원
  - 의료기관의 정신병원 및 정신과 입원실이 있는 정신병원
  - 병원급 이상의 의료기관에 설치된 정신건강의학과에서 진료시
  - 동일 법 적용 받음

c. 작성 기록 및 내용 : 제30조 제1항

- 동일 법 제30조 제1항

– 다음의 내용을 진료기록부 등에 작성하도록 규정
– 해당 내용이 진료기록부 또는 별도의 서류로 작성되도록 관리

d. 정신건강증진 및 정신질환자 복지서비스 지원 법률

• 제30조(기록보존)

① 정신건강증진시설의 장은 다음 각 호의 사항에 관한 기록
– 보건복지부령으로 정하는 바에 따라
– 진료기록부 등에 작성 · 보존하여야 함

1. 입원 등 당시의 대면 진단 내용
2. 제41조제3항 및 제42조제4항에 따른 퇴원 등의 의사 확인
3. 제42조제2항에 따른 퇴원 등 신청 일시 및 퇴원 등 거부 사유
4. 제43조제6항에 따른 입원 등의 기간 연장의 심사 청구 및 결과
5. 투약 등의 치료 내용을 적은 진료기록
6. 제73조에 따른 특수치료에 관한 협의체의 회의 내용
7. 제74조에 따른 통신과 면회의 자유 제한의 사유 및 내용
8. 제75조에 따른 격리시키거나 묶는 등의 신체적 제한의 사유 및 내용
9. 제76조에 따른 작업치료와 내용 및 결과
10. 기타 보건복지부령으로 정하는 사항

② 정신건강증진시설의 장은 입원 등을 한 사람이 제1항에 따른 기록의 열람 · 사본발급 등
– 그 내용확인을 요구하면 그 요구에 따라야 함

③ 정신건강증진시설의 장은 '의료법' 제21조에도 불구
– 보호의무자가 입원 등을 한 사람의 동의서와 보호의무자임을 확인할 수 있는 서류를 제출
– 제1항에 따른 기록의 열람, 사본발급 등 그 내용확인
– 요구하면 그 요구에 따라야 함

단) 입원 등을 한 사람이 사망하거나 의사능력이 미흡하여 보호의무자가 입원 등을 한 사람의 동의를 받을 수 없는 경우

– 보건복지부령으로 정하는 서류로 그 동의서를 갈음 가능

④ 정신건강증진시설의 장은 제3항에도 불구
- 입원 등을 한 사람에게 해가 되는 경우
- 대통령령으로 정하는 경우
- 제3항에 따른 보호의무자의 요구에 따르지 아니할 수 있음

⑥ 응급의료 법률

a. 응급의료 법률 시행규칙

- '응급의료에 관한 법률 시행규칙', 제18조 제1항 및 제2항
  - 응급환자의 중증도를 분류하도록 하고 있음
- 한국 응급환자 중증도 분류기준은 보건복지부장관이 별도로 고시
- 기준에 따라 중증도 분류가 정확한지를 진료기록부 등을 통해 확인할 수 있어야 함

b. **응급의료 법률 시행규칙** : 제18조의3(응급환자의 중증도 분류)

① 중앙응급의료센터의 장, 권역응급의료센터의 장 및 지역응급의료센터의 장
- 응급환자에 대한 신속한 진료와 의료자원의 우선배정
- 이를 위하여 응급실 전담 의사, 간호사 및 1급 응급구조사
- 이들에게 응급환자를 중증도에 따라 분류하도록 하여야 함

② 제1항에 따른 중증도 분류
- 환자의 주요증상, 활력징후(호흡, 맥박, 혈압, 체온), 의식장애, 사고기전, 통증 등을 고려하여 수행되어야 함
- 그 세부적인 절차와 방법, 중증응급환자의 범위 등
  - 보건복지부장관이 고시하는 한국 응급환자 중증도 분류기준에 따름

☞활력징후(Vital sign, V/S)
- 호흡(respiration), 맥박(pulse), 혈압(blood pressure), 체온(body temperature)

⑦ 장기 등 이식 법률

a. 장기 등 이식 법률 시행규칙

- '장기 등 이식에 관한 법률 시행규칙', 제24조
  - 장기 등을 적출하거나 이식한 경우 작성하여야 하는 기록
  - 이 기록의 내용을 구체적으로 명시하고 있음
- 장기 등을 적출하거나 이식한 환자의 진료기록 작성시
  - 해당 내용이 상세히 기록되도록 관리하여야 함

b. 장기 등 이식 법률 시행규칙 : 제24조(기록의 작성 및 제출)

① 법 제28조 제1항에 따라 장기 등을 적출하거나 이식한 의사
  - 다음 각 호의 구분에 따른 사항이 포함된 기록을 작성
  - 장기 등을 적출하거나 이식한 의료기관의 장에게 제출해야 함

1. 장기 등을 적출한 경우 : 다음 각 목의 사항
   가. 장기 등 기증자의 성명 및 주민등록번호
   나. 적출한 장기 등의 명칭 · 상태, 적출 일시 및 적출 후 처치 내용
   다. 장기 등 기증자에 대하여 실시
      - 혈액학적, 생화학적, 면역학적 검사 등의 결과
   라. 장기 등 기증자가 뇌사자나 사망한 자인 경우
      - 사망원인
   마. 장기 등 기증자가 살아있는 사람인 경우
      - 장기 등 기증자의 상태
   바. 적출에 참여한 의사의 성명, 전문의 자격 인정번호 및 전문과목

2. 장기 등을 이식한 경우 : 다음 각 목의 사항
   가. 장기 등을 이식받은 사람의 성명 및 주민등록번호
   나. 이식한 장기 등의 명칭 · 상태 및 이식 일시
   다. 장기 등을 이식받은 사람의 상태
   라. 이식에 참여한 의사의 성명, 전문의 자격 인정번호 및 전문과목
   마. 이식이 이루어지지 않은 경우에 그 사유 및 처리 결과

2) 정보수집 단계에서 환자의 의무

(1) 개인, 사회 및 가족의 비밀 인지

- 진료 목적을 달성 위해 의사는 개인의 정신적, 육체적 상태 알아야 함
  - 사회적, 환경적 상태와 가족의 비밀까지도 알아야 함

(2) 보건의료기본법 : 제14조(보건의료에 관한 국민의 의무)

① 모든 국민은 자신과 가족의 건강을 보호 · 증진하기 위해 노력해야 함
  - 관계 법령에서 정하는 바
  - 이에 따라 건강을 보호 · 증진하는 데에 필요한 비용을 부담하여야 함

② 누구든지 건강에 위해한 정보 유포 · 광고하거나 건강에 위해한 기구 · 물품을 판매 제공하는 등
  - 다른 사람의 건강을 해치거나 해칠 우려가 있는 행위를 해서는 안됨

③ 모든 국민은 보건의료인의 정당한 보건의료서비스와 지도에 협조함

3) 진료기록부 등의 정정

(1) 의료인의 정정 요청 권리

- 의료법에는 환자가 자신의 진료기록에 대한 정정을 요구할 권리
  - 규정하고 있지 않음
- 개인정보 보호법 제36조에는 자신의 개인정보
  - 이에 대해 정정할 권한을 인정하고 있음
  - 이 경우 의사의 소견 등 진료행위와 관련한 정정 요구
  - 반드시 응할 필요는 없지만 개인정보에 관한 사항은 정정에 응해야 함

  단) 동일 법 제36조 제5항
    - 정정 요청에 관한 사실관계를 확인
    - 이를 위해 증거자료를 제출하게 할 수 있음

(2) 개인정보 보호법 : 제36조(개인정보의 정정 · 삭제)

① 제36조에 따라 자신의 개인정보를 열람한 정보주체

– 개인정보처리자에게 그 개인정보의 정정 또는 삭제를 요구할 수 있음
단) 다른 법령에서 그 개인정보가 수집 대상으로 명시되어 있는 경우
– 그 삭제를 요구할 수 없음

② 개인정보처리자는 제1항에 따른 정보주체의 요구를 받았을 경우
– 개인정보의 정정 또는 삭제에 관하여 다른 법령에 특별한 절차가 규정되어 있는 경우를 제외하고는 지체없이 그 개인정보를 조사
– 정보주체의 요구에 따라 정정 · 삭제 등 필요한 조치를 한 후
– 그 결과를 정보주체에게 알려야 함

③ 개인정보처리자가 제2항에 따라 개인정보를 삭제할 경우
– 복구 또는 재생되지 아니하도록 조사하여야 함

④ 개인정보처리자는 정보주체의 요구가 제1항 단서에 해당될 경우
– 지체없이 그 내용을 정보주체에게 알려야 함

⑤ 개인정보처리자는 제2항에 따른 조사를 할 때 필요하면
– 해당 정보주체에게 정정 · 삭제 요구사항의 확인에 필요한 증거자료를 제출하게 할 수 있음

⑦ 제1항 · 제2항 및 제4항에 따른 정정 또는 삭제 요구, 통지방법 및 절차 등
– 필요한 사항은 대통령령으로 정함

1.3 이용 및 제공 단계

1) 환자 본인의 요청에 의한 제공

(1) 의료법 : 제21조 제1항

• '의료법' 제21조(기록 열람 등) 제1항
– 환자에게 본인에 관한 기록의 열람 또는 사본 발급 등
– 내용 확인을 요청할 수 있다고 규정
– 의료인 등은 정당한 사유없이 이를 거부하지 못하도록 함
– 정보주체의 자기결정권을 보호하고 있음

(2) 의료법 시행규칙 : 제13조의3

- 환자 본인 또는 환자의 친족과 대리인에게 위임
  - 기록의 열람 또는 사본 발급을 요청시 갖추어야 하는 요건 규정
  - 사망 등의 이유로 환자의 동의를 받을 수 없는 경우
  - '의료법' 제21조 제3항 제3호에서 규정
  - 친족이 '의료법 시행규칙', 제13조의3에서 정하는 요건을 갖춤
  - 기록 열람 및 사본발급 등을 요청하도록 규정하고 있음

(3) 의료법 : 제21조(기록 열람 등)

① 환자는 의료인, 의료기관의 장 및 의료기관 종사자에게
  - 본인에 관한 기록의 전부 또는 일부에 대해 열람 또는 그 사본의 발급 등 내용의 확인을 요청할 수 있음
  - 이 경우 의료인, 의료기관의 장 및 의료기관 종사자는 정당한 사유가 없으면 이를 거부하여서는 안됨
  - 추가기재 · 수정된 경우 추가기재 · 수정된 기록 및 추가기재 · 수정 전의 원본 모두 포함 이하 동일

② 의료인, 의료기관의 장 및 의료기관 종사자
  - 환자가 아닌 다른 사람에게 환자에 관한 기록을 열람하게 하거나
  - 그 사본을 내주는 등 내용을 확인할 수 있게 하여서는 안됨

③ 제2항에도 불구하고 의료인, 의료기관의 장 및 의료기관 종사자
  - 다음 각 호의 어느 하나에 해당하면 그 기록을 열람하게 하거나
  - 그 사본을 교부하는 등 그 내용을 확인할 수 있게 하여야 함

  단) 의사, 치과의사 또는 한의사가 환자의 진료를 위하여 불가피하다고 인정한 경우에는 그러하지 아니함

  1. 환자의 배우자, 직계존속, 비속, 형제 · 자매(환자의 배우자 및 직계 존속 · 비속, 배우자의 직계존속이 모두 없는 경우에 한정)
     - 배우자의 직계 존속이 환자 본인의 동의서
     - 친족관계임을 나타내는 증명서 등을 첨부
     - 보건복지부령으로 정하는 요건을 갖추어 요청한 경우
  2. 환자가 지정하는 대리인이 환자 본인의 동의서와 대리권

– 이런한 것이 있음을 증명하는 서류를 첨부하는 등
– 보건복지부령으로 정하는 요건을 갖추어 요청한 경우

3. 환자가 사망하거나 의식이 없는 등 환자의 동의를 받을 수 없어
   – 환자의 배우자, 직계 존속, 비속, 형제 · 자매(환자의 배우자 및 직계 존속 · 비속, 배우자의 직계 존속이 모두 없는 경우에 한정)
   – 배우자의 직계 존속이 친족관계임을 나타내는 증명서 등 첨부
   – 보건복지부령으로 정하는 요건을 갖추어 요청한 경우

2) 기타 법률

(1) 정신건강증진 및 정신질환자 복지서비스 지원 법률

- 정신건강증진 및 정신질환자 복지서비스 지원에 관한 법률
  – 제30조제2항에 의거 정신건강증진시설에 입원 등 한 사람의 기록 열람 및 사본발급 등은 환자 본인
  – 환자의 동의를 받은 보호의무자에 한해서만 그 보호의무자임을 확인
  – 이에 응하도록 하여 정신과 환자의 기록 열람 및 사본발급에 유의해야 함

(2) 정신건강증진 및 정신질환자 복지서비스 지원 법률 : 제30조(기록보존)

① 정신건강증진시설의 장은 다음 각 호의 사항에 관한 기록
  – 보건복지부령으로 정하는 바에 따라 진료기록부 등에 작성 및 보존

1. 입원 등 당시의 대면 진단 내용
2. 제41조제3항 및 제42조제4항에 따른 퇴원 등의 의사 확인
3. 제42조제2항에 따른 퇴원 등의 신청 일시 및 퇴원 등의 거부 사유
4. 제43조제6항에 따른 입원 등의 기간 연장에 대한 심사 청구 및 결과
5. 투약 등의 치료 내용을 적은 진료기록
6. 제73조에 따른 특수치료에 관한 협의체의 회의 내용
7. 제74조에 따른 통신과 면회의 자유 제한의 사유 및 내용
8. 제75조에 따른 격리시키거나 묶는 등의 신체적 제한의 사유 및 내용
9. 제76조에 따른 작업치료의 내용 및 결과
10. 기타 복지부령으로 정하는 사항

② 정신건강증진시설의 장은 입원 등을 한 사람
- 제1항에 따른 기록의 열람 · 사본 발급 등
- 그 내용확인을 요구하면 그 요구에 따라야 함

③ 정신건강증진시설의 장은 '의료법' 제21조에도 불구
- 보호의무자가 입원한 사람의 동의서와 보호의무자임을 확인할 수 있는 서류를 제출
- 제1항에 따른 기록의 열람 · 사본발급 등 그 내용확인을 요구시
- 그 요구에 따라야 함

단) 입원 등을 한 사람이 사망하거나 의사능력이 미흡
  - 보호의무자가 입원 등을 한 사람의 동의를 받을 수 없는 경우
  - 보건복지부령으로 정하는 서류로 그 동의서를 갈음할 수 있음

④ 정신건강증진시설의 장은 제3항에도 불구
- 입원 등을 한 사람에게 해가 되는 경우
- 대통령령으로 정하는 경우
- 제3항에 따른 보호의무자의 요구에 따르지 아니할 수 있음

표 11-3 의료법, 정신건강증진 및 개인정보 보호법

의료법	정신건강증진 및 개인정보 보호법
• 의료법 : 제21조 제1항 – 기록 열람 등 • 의료법 시행규칙 : 제13조의3 – 환자, 환자 친족 및 대리인에 위임	• 제30조 – 정신건강증진 및 정신질환자 복지서비스 지원(기록보존) • 제15조 – 개인정보 보호법(개인정보의 수집 · 이용)

1.4 의료기관 내부에서의 이용

1) 진료, 진료비 상환 및 의료기관 운영

- '의료법' 제21조에서 명시한 경우를 제외
  - 진료기록부 등의 열람 또는 사본발급 등 내용 확인을 할 수 없도록 규정
- 동일 법에 명시되지 않은 경우는 환자 본인의 동의가 필요
- 의료기관 내부에서 진료, 진료비 상환, 의료기관 운영 목적으로 이용
  - 환자의 동의 없이 이용 가능

– '개인정보 보호법' 제15조 제1항 제4호
– 정보주체와 계약 체결 및 이행을 위해 불가피하게 필요한 경우에 해당

2) 개인정보 보호법 : 제15조(개인정보의 수집 · 이용)

① 개인정보처리자는 다음 각 호의 어느 하나에 해당하는 경우
– 개인정보를 수집할 수 있으며 그 수집 목적의 범위에서 이용할 수 있음
1. 정보주체의 동의를 받은 경우
2. 법률에 특별한 규정이 있거나 법령상 의무를 준수 위해 불가피한 경우
3. 공공기관이 법령 등에서 정하는 소관 업무의 수행을 위해 불가피한 경우
4. 정보주체와 체결한 계약을 이행하거나 계약을 체결하는 과정에서 정보주체의 요청에 따른 조치를 이행하기 위하여 필요한 경우
5. 명백히 정보주체 또는 제3자의 급박한 생명, 신체, 재산의 이익을 위하여 필요하다고 인정되는 경우
6. 개인정보처리자의 정당한 이익을 달성하기 위하여 필요한 경우
– 명백하게 정보주체의 권리보다 우선하는 경우
– 개인정보처리자의 정당한 이익과 상당한 관련이 있음
– 합리적인 범위를 초과하지 아니하는 경우에 한함
7. 공중위생 등 공공의 안전과 안녕을 위하여 긴급히 필요한 경우

② 개인정보처리자는 제1항 제1호에 따른 동의를 받을 경우
– 다음 각 호의 사항을 정보주체에게 알려야 함
– 다음 각 호의 어느 하나의 사항을 변경하는 경우에도 이를 알림
– 동의를 받아야 함
1. 개인정보의 수집 · 이용 목적
2. 수집하려는 개인정보의 항목
3. 개인정보의 보유 및 이용 기간
4. 동의를 거부할 권리가 있다는 사실 및 동의 거부에 따른 불이익이 있는 경우에는 그 불이익의 내용

③ 개인정보처리자는 당초 수집 목적과 합리적으로 관련된 범위
– 정보주체에게 불이익이 발생하는지 여부, 암호화 등
– 안전성 확보에 필요한 조치를 하였는지 여부 등을 고려

– 대통령령으로 정하는 바
– 정보주체의 동의없이 개인정보를 이용할 수 있음

1.5 의료기관 외부 공개

1) 환자 동의없이 제3자 제공

(1) 의료법 : 제3자 제공

- '의료법' 제21조(기록 열람 등) 제3항 제4호부터 제16의 해당 법
  – 각 조문에서 명시한 목적으로 자료 제공을 요청하는 경우
  – 동일 법 제3항 단서(의사 등이 환자의 진료를 위하여 불가피하다고 인정한 경우)에 해당하는 경우를 제외하고는 이에 응하여야 함
- 응급환자를 다른 의료기관에 이송하는 경우
  – 의료법 제21조의2 제2항의 규정에 따라
  – 지체없이 내원 당시 작성된 진료기록의 사본 등을 송부하여야 함
  – 이는 의무사항으로 이를 위반할 경우 '의료법' 제90조 벌칙 규정에 따라 500만원 이하의 벌금에 처하여 제91조의 양벌규정에도 해당
- 응급의료에 관한 법률 시행규칙 제4조
  – '의료법'에서 규정한 의무기록 이외
  – 별지 제2호서식의 응급환자진료의뢰서를 함께 제공하여야 한다고 규정

(2) 의료법 : 제21조(기록 열람 등)

③ 제2항에도 불구하고 의료인, 의료기관의 장 및 의료기관 종사자
  – 다음 각 호의 어느 하나에 해당하면 그 기록을 열람하게 하거나
  – 그 사본을 교부하는 등 그 내용을 확인할 수 있게 하여야 함

  단) 의사, 치과의사 또는 한의사가 환자의 진료를 위하여
    – 불가피하다고 인정하는 경우에는 그러하지 아니함

  4. '국민건강보험법' 제14조, 제47조, 제48조 및 제63조에 따라
    – 급여비용 심사, 지급, 대상여부 확인, 사후관리 및 요양급여의 적정성 평가, 가감지급 등을 위하여 국민건강보험공단 또는 건강보험심사평가원에 제공하는

경우

5. '의료급여법' 제5조, 제11조, 제11조의3 및 제33조에 따라
   - 의료급여 수급권자 확인, 급여비용의 심사, 지급, 사후관리 등
   - 의료급여 업무를 위하여 보장기관(시, 군, 구), 국민건강보험공단
   - 건강보험심사평가원에 제공하는 경우
6. '형사소송법' 제106조, 제215조 또는 제218조에 따른 경우
7. '민사소송법' 제347조에 따라 문서제출을 명한 경우
14. '국민연금법' 제123조에 따라 국민연금공단이 부양가족연금, 장애연금
   - 유족 연금 급여의 지급심사와 관련하여 가입자 또는 가입자였던 사람
   - 진료한 의료기관에 해당 진료에 관한 사항의 열람
   - 사본 교부를 요청하는 경우

가. '공무원연금법' 제92조
   - 인사혁신처장이 퇴직유족급여 및 비공무상장해급여와 관련하여 요청하는 경우

나. '공무원연금법' 제93조에 따라 공무원연금공단이 퇴직유족급여 및 비공무상 장해급여와 관련하여 요청하는 경우

다. '공무원 재해보상법' 제57조 및 제58조에 따라 인사혁신처장(동일법 제61조에 따라 업무를 위탁받은 자를 포함)
   - 요양급여, 재활급여, 장해급여, 간병급여 및 재해유족급여와 관련하여 요청하는 경우

15. '장애인복지법' 제32조제7항에 따라 대통령령으로 정하는 공공기관의 장
   - 장애 정도에 관한 심사와 관련하여 장애인 등록을 신청한 사람
   - 장애인으로 등록한 사람을 진료한 의료기관에 해당 진료에 관한 사항의 열람 또는 사본 교부를 요청하는 경우
16. '감염병의 예방 및 관리에 관한 법률' 제18조의4 및 제29조에 따라 질병관리청장, 시 · 도지사 또는 시장, 군수, 구청장이 감염병의 역학조사 및 예방접종에 관한 역학조사를 위하여 필요하다고 인정
   - 의료기관의 장에게 감염병환자 등의 진료기록 및 예방접종을 받은 사람의 예방접종 후 이상반응에 관한 진료기록의 제출을 요청하는 경우

④ 진료기록을 보관하고 있는 의료기관이나 진료기록이 이관된 보건소에 근무하는 의사, 치과의사 또는 한의사

- 자신이 직접 진료하지 아니한 환자의 과거 진료 내용의 확인 요청을 받은 경우
- 진료기록을 근거로 하여 사실을 확인하여 줄 수 있음

⑤ 제1항, 제3항 또는 제4항의 경우 의료인, 의료기관의 장 및 의료기관 종사자
- '전자서명법'에 따른 전자서명이 기재된 전자문서를 제공하는 방법
- 환자 또는 환자가 아닌 다른 사람에게 기록의 내용을 확인하게 할 수 있음

2 암관리법 및 감염병 예방관리 법률

2.1 암관리법

1) 암관리법 : 제14조제2항

- '암관리법' 제14조제2항 및 동일 법 시행규칙 제6조
  - 암환자 관련 정보를 제공할 수 있도록 명시
  - 개인정보임에도 불구하고 암등록에 이용할 수 있음
- 동일 법 제14조제1항은 통계의 산출을 위하여 처리되는 개인정보
  - '개인정보 보호법 제58조 제1항에 따라 동일 법이 적용되지 아니하는 개인정보로 본다'라고 명시
  - 환자 동의없이 개인인정보를 포함하여 암등록을 할 수 있도록 규정하고 있음

2) 암관리법 : 제14조(암등록통계사업)

① 보건복지부장관은 암 발생 위험요인과 암의 발생 및 치료에 관한 자료
- 지속적이고 체계적으로 수집분석하여 암 발생률, 생존율 등
  - 통계를 산출하기 위한 등록, 관리, 조사사업(이하 "암등록통계사업'이라 함)을 시행하여야 함
- 통계자료의 수집 및 통계의 작성 등에 관하여
  - '통계법'을 준용하며 통계의 산출을 위하여 처리되는 개인정보
  - '개인정보 보호법' 제58조제1항에 따라 동일 법이 적용되지 아니하는 개인정보로 봄

② 보건복지부장관은 암환자를 진단, 치료하는 의료인 또는 의료기관, '국민건강보험법'에 따른 국민건강보험공단 및 건강보험심사평가원, 행정안전부, 통계청, '통계법'에 다른 통계작성기관, 기타 암에 관한 사업을 법인, 기관, 단체에 대하여 보건복지부령으로 정하는 바에 따라

- 암등록통계사업에 필요한 자료 제출이나 의견 진술 등 요구할 수 있음
- 이 경우 자료의 제출을 요구받은 자
- 특별한 사유가 없으면 요구에 따라야 함

③ 보건복지부장관은 암등록통계사업과 관련하여 고유식별정보를 처리하는 경우

- 개인정보 보호를 위하여 보건복지령으로 정하는 바에 따라 암호화 등 안전성 확보에 필요한 조치를 하여야 함

표 11-4 법률관련자 및 벌칙

법률관련자	벌칙
◐ 보건복지부장관 조치 • 암등록통계사업 고유식별정보 처리시 – 암호화 등 안전성 확보 조치	◐ 1년 이하 징역 또는 1천만원 이하 • 정신의료기관 등 : 86조 – 입퇴원한 환자 정보를 입 · 퇴원 등 관리시스템에 등록 위반시
◐ 도지사, 시장–군수–구청장 인정 • 감염병 역학조사 및 예방접종 필요시 인정	◐ 500만원 이하 벌금 • 진료기록부 보존하지 아니한 경우
◐ 행정안전부장관 고시 • 개인정보 보호법 시행령 제16조 • 개인정보의 파기방법	◐ 2년 이하 징역 또는 2천만원 이하 • 환자 요청에 의한 파기 위반
◐ 보건복지부장관 또는 관할 보건소장 신고 • 감염병 환자는 감염병의 예방 및 관리에 관한 법률 제11조	◐ 3년 이하 징역 또는 3천만원 이하 • 진료기록부 거짓 또는 수정시

2.2 감염병의 예방 및 관리 법률

1) 감염병 환자 신고

- 감염병 환자는 '감염병의 예방 및 관리에 관한 법률' 제11조의 규정
  - 정하는 바에 따라 정해진 기한 내
  - 보건복지부장관 또는 관할 보건소장에게 신고하여야 함

2) 감염병 예방 및 관리의 법률 : 제11조(의사 등의 신고)

① 의사, 치과의사 또는 한의사는 다음 각 호의 어느 하나에 해당하는 사실이 있는 경우
- 소속 의료기관의 장에게 보고해야 함
- 제16조 제6항에 따라 표본감시 대상이 되는 감염병으로 인한 경우는 제외

• 해당 환자와 그 동거인에게 질병관리청장이 정하는 감염방지 방법 등
- 지도하여야 함

단) 의료기관에 소속되지 아니한 의사, 치과의사 또는 한의사
- 그 사실을 관할 보건소장에게 신고하여야 함

1. 감염병환자 등을 진단하거나 그 시체를 검안한 경우
2. 예방접종 후 이상반응자를 진단하거나 그 시체를 검안한 경우
3. 감염병환자 등이 제1급–제4급감염병까지
   - 해당하는 감염병으로 사망한 경우
4. 감염병환자로 의심되는 사람이 감염병병원체 검사를 거부하는 경우

표 11–5 법정감염병의 종류

제1급 감염병	제2급 감염병	제3급 감염병	제4급 감염병
• 탄저 • 디프테리아 • 페스트 • 신종인플루엔자 • 중증급성호흡기증후군 (SARS) • 중동호흡기증후군 (MERS) • 야토병	• 홍역 • 백일해 • 콜레라 • 장티푸스 • 결핵 • 폴리오 • 유행성이하선염 • A형간염 • 한센병(나병)	• 파상풍 • B형간염 • 일본뇌염 • 말라리아 • 비브리오패혈증 • 발진티푸스 • 후천성면역 결핍증(AIDS) • 공수병	• 인플루엔자 • 매독 • 회충증 • 편충증 • 요충증 • 간흡충증 • 폐흡충증 • 코로나바이러스 감염증–19

3 정신건강증진 법률 및 가명 처리

3.1 정신건강증진 및 정신질환자 복지서비스 지원 법률

1) 정신건강증진 및 정신질환자 복지서비스의 등록 및 벌금

• '정신건강증진 및 정신질환자 복지서비스 지원에 관한 법률' 제67조 의거

- 정신의료기관 등에 입퇴원한 환자 정보를 입 · 퇴원 등
- 관리시스템에 등록하여야 함

• 이를 위반한 경우 제86조 법칙 규정에 따라
  - 1년 이하의 징역 또는 1천만원 이하의 벌금에 처함

• 입퇴원 등 관리시스템에 등록된 정보는 동일 법 시행령 제33조제2항
  - 이 시행령에서 정한 경우 이외에는 이용 등의 처리를 할 수 없음
  - 이를 위반한 경우 제84조 벌칙 규정에 따라
  - 5년 이하 징역 또는 5천만원 이하의 벌금에 처함

2) 정신건강증진 및 정신질환자 복지서비스 지원 법률

• 제67조(입퇴원 등 관리시스템)

① 보건복지부장관은 정신의료기관 등의 입원 등 및 퇴원 등
  - 관리하기 위하여 입 · 퇴원 등 관리시스템을 구축 · 운영하여야 함

② 정신의료기관 등의 장은 제1항에 따른 입 · 퇴원 등
  - 관리시스템에 제45조제2항에 따라 신고한 내용 및 대통령령
  - 정하는 퇴원 등의 사항을 등록하여야 함

③ 제2항에 따라 입 · 퇴원 등 관리시스템에 등록된 정보
  - 입원 등 및 퇴원 등의 심사와 관련된 경우 등
  - 대통령령으로 정하는 경우를 제외
  - '개인정보 보호법' 제2조에 따른 처리를 하여서는 안됨

④ 보건복지부장관은 정신질환자가 퇴원 등을 한 후
  - 제1항에 따른 입 · 퇴원 등 관리시스템에 등록되어 있는
  - 본인 기록의 전부 또는 일부에 대하여 삭제를 요청하는 경우
  - 지체없이 해당 기록을 삭제
  - 그 사실을 본인에게 서면 또는 전자문서로 통지하여야 함

3) 정신건강증진 및 정신질환자 복지서비스 지원 법률

(1) 정신건강증진 및 정신질환자 복지서비스 지원 법률 시행규칙

• 정신건강증진 및 정신질환자 복지서비스 지원 법률 시행규칙 제23조

– 제2항은 동일 법 제30조제1항제1호(입원 등 당시의 대면 진단 내용), 제4호(입원 등의 기간 연장에 대한 심사 청구 및 결과)

– 제5호(투약 등의 치료내용 기재 진료기록)는 10년을 보존하도록 함

• 동일 법 제30조 제7호(통신과 면회의 자유제한의 사유 및 내용)

– 제10호(동일 법 시행규칙 제23조1항의 입원적합성심사 관련 사항)

– 5년을 보존하도록 하고 있음

• 동일 법 제30조제1항제2호(퇴원 등의 의사확인), 제3호(퇴원 등의 신청일시 및 퇴원 등의 거부 사유)

– 제6호(특수치료에 관한 협의체의 회의 내용)는 3년 보존

(2) 정신건강증진 및 정신질환자 복지서비스 지원 법률 시행규칙

– 제23조(기록보존)

② 정신건강증진시설의 장은 법 제30조제1항에 따라 기록

– 다음 각 호의 구분에 따른 기간 동안 보존

1. 법 제30조제1항제1호 · 제4호 및 제5호의 사항에 관한 기록 : 10년

2. 법 제30조제1항제7호부터 제10호까지의 사항에 관한 기록 : 5년

3. 법 제30조제1항제2호 · 제3호 및 제6호의 사항에 관한 기록 : 3년

3.2 가명 처리 및 가명정보의 결합 제한

1) 가명 처리된 건강정보 이용 및 제공

① 개인정보 보호법 제18조 제1항

• 개인정보의 목적외 이용 및 제공을 제한하고 있음

② 개인정보를 목적 외의 용도로 이용

• 제3자에게 상기 제공할 수 있는 경우를 제2항의 각호로 한정하여 허용

2) 개인정보 보호법 : 제28조의2(가명정보의 처리 등)

① 개인정보처리자는 통계작성, 과학적 연구, 공익적 기록보존 등
 – 이를 위하여 정보주체의 동의 없이 가명정보를 처리할 수 있음

② 개인정보처리자는 제1항에 따라 가명정보를 제3자에게 제공하는 경우
 – 특정 개인을 알아보기 위해 사용될 수 있는 정보를 포함해서는 안됨

4 보존 및 응급의료 법률

4.1 보존 법률

1) 보존 의무

- '의료법' 제22조 제2항은 의료인이나 의료기관 개설자로 하여금
  – 진료기록부 등을 보건복지부령으로 정하는 바에 따라 보존해야 함
- 전자의무기록으로 작성, 보관할 경우 안전하게 관리보존
  – 필요한 시설과 장비를 갖추도록 의무화하고 있음
- '의료법' 제22조 제2항을 위반하여 진료기록부 등을 보존하지 아니한 경우
  – '의료법' 제90조(벌칙)에 따라 500만원 이하의 벌금에 처함

표 11–6 암관리법, 가명정보 및 감염병 예방

암관리법 및 가명정보처리	감염병 예방 및 관리
• 제14조 – 암등록통계사업 • 제28조의2 – 개인정보 보호법/가명정보의 처리	• 제11조 – 감염병의 예방 및 관리 법률 (의사 등의 신고)
보존 의무	**미보존 벌금**
• 제22조 제2항 – 보존 의무	• 의료법 제90조: 벌칙 – 진료기록부 보존하지 않은 경우 – 500만원 이하 벌금

2) 보존연한 법률

(1) 의료법

- '의료법 시행규칙' 제15조제1항의 각 호는 진료기록부 등의 보존연한 규정
- 의료인이나 의료기관개설자는 진료기록부 등
  - 법적 보존연한 동안은 반드시 보존
- 각 진료기록부 등의 법적 보존연한이 경과하면 파기할 수 있음
- 계속적인 진료를 위하여 필요한 경우
  - 법적 보존연한을 1회에 한하여 연장하여 보존 가능

(2) 의료법 시행규칙 : 제15조(진료기록부 등의 보존)

① 의료인이나 의료기관 개설자는 법 제22조제2항

- 진료기록부 등을 다음 각 호에 정하는 기간 동안 보존하여야 함

단) 계속적인 진료를 위하여 필요한 경우에는 1회에 한정

- 다음 각 호에 정하는 기간의 범위에서 그 기간을 연장 보존

1. 환자명부 : 5년
2. 진료기록부 : 10년
3. 처방전 : 2년
4. 수술기록 : 10년
5. 검사내용 및 검사소견기록 : 5년
6. 방사선 사진(영상물 포함) 및 그 소견서 : 5년
7. 간호기록부 : 5년
8. 조산기록부 : 5년
9. 진단서 등의 부본 : 3년

- 진단서, 사망진단서 및 사체검안서 등을 별도 구분하여 보존

② 제1항의 진료에 관한 기록은 마이크로필름이나 광디스크 등

- (이하 이 조에서 "필름"이라 함)에 원본대로 수록하여 보존 가능

③ 제2항에 따른 방법으로 진료에 관한 기록을 보존하는 경우

- 필름촬영책임자가 필름의 표지에 촬영 일시와 본인의 성명 기재
- 서명 또는 날인하여야 함

표 11-7 의료법 시행규칙 : 진료기록부 보존

의료법 시행규칙 : 제15조(진료기록부 등의 보존)	
• 환자명부 : 5년 • 진료기록부 : 10년 • 처방전 : 2년 • 수술기록 : 10년	• 검사내용 및 검사소견기록 : 5년 • 방사선 사진(영상물 포함) 및 소견 : 5년 • 간호기록부 : 5년 • 조산기록부 : 5년 • 진단서 등의 부본 : 3년 – 진단서, 사망진단서 및 사체검안서 – 별도 보존

4.2 응급의료 법률

1) 응급의료 법률 및 보존

- 응급의료에 관한 법률 제49조 제3항
  - 응급구조사 등이 출동하여 응급처치를 행하거나 응급환자 이송시
  - '응급의료에 관한 법률 시행규칙'에 따른 출동 및 처치기록
  - 1부를 응급환자를 인수한 진료의사에게 제출
  - 해당 의료기관은 이를 3년간 보존 규정

2) 응급의료 법률 : 제49조(출동 및 처치 기록 등)

① 응급구조사가 출동한 때에는 보건복지부령으로 정하는 바

– 지체없이 출동사항, 응급환자의 중증도 분류 결과, 처치내용 등을 기록

– 이를 소속 구급차 등 운용자의 해당 응급환자의 진료의사에게 제출

단) 응급구조사를 갈음하여 의사나 간호사가 탑승한 경우

– 탑승한 의사(간호사만 탑승한 경우에는 탑승 간호사)가 출동

– 처치 기록과 관련한 응급구조사의 임무를 수행하여야 함

②~③생략

④ 구급차 등의 운용자는 제1항에 따라 제출받은 기록 및 제2항

– 이에 따라 작성한 운행기록 대장을

– 응급환자의 진료의사가 소속된 의료기관의 장

– 제1항에 따라 제출받은 기록

– 각각 보건복지부령으로 정하는 기간 동안 보존하여야 함

5 진료기록부 및 전자의무기록 보존 방법

5.1 진료기록부 법률

1) 진료기록부 보존 방법

- '의료법'에 따라 보존하여야 하는 진료기록부 등의 보존방법
  - 종이 문서로 작성한 경우 '의료법 시행규칙' 제15조제2항에 따라
  - 마이크로필름이나 광디스크 등에 원본대로 수록하여 보존 가능
  - 이 경우 필름촬영책임자가 필름의 표지
  - 촬영 일시와 성명, 서명하여야 함
- 전자의무기록으로 작성된 경우 전자문서로 보관할 수 있음

  단) 전자의무기록을 안전하게 관리 · 보존시

    - 필요한 시설과 장비를 구비해야 함

2) 의료법 : 제22조(진료기록부 등)

① 의료인이나 의료기관 개설자는 진료기록부 등(제23조제1항)에 따른

- 전자의무기록을 포함
- 추가기재, 수정된 경우 추가기재 수정된 진료기록부 등
- 추가기재 수정 전의 원본을 모두 포함 이하 같음
- 보건복지부령으로 정하는 바에 따라 보존하여야 함

3) 의료법 : 제23조(전자의무기록)

① 의료인이나 의료기관 개설자는 제22조의 규정에도 불구

- 진료기록부 등을 '전자서명법'에 따른 전자서명이 기재된 전자문서(이하 "전자의무기록"이라 함)로 작성 · 보관할 수 있음

② 의료인이나 의료기관 개설자는 보건복지부령으로 정하는 바

- 전자의무기록을 안전하게 관리 · 보존시
- 필요한 시설과 장비를 갖추어야 함

③ 누구든지 정당한 사유없이 전자의무기록에 저장된 개인정보

- 탐지하거나 누출 · 변조 또는 훼손하여서는 안됨

④ 의료인이나 의료기관 개설자는 전자의무기록에 추가기재 · 수정한 경우
- 보건복지부령으로 정하는 바에 따라 접속기록을 별도로 보관해야 함

4) 의료법 시행규칙 : 제15조(진료기록부 등의 보존)

② 제1항의 진료에 관한 기록은 마이크로필름이나 광디스크 등(이하 이 조에서 "필름"이라 함)
- 원본대로 수록하여 보존할 수 있음

③ 제2항에 다른 방법으로 진료에 관한 기록을 보존하는 경우
- 필름촬영책임자가 필름의 표지에 촬영 일시
- 본인의 성명을 적고 서명 또는 날인하여야 함

5.2 전자의무기록 법률

1) 전자의무기록의 관리 · 보존에 필요한 시설과 장비

- '의료법'에 따른 진료기록부 등을 전자의무기록으로 작성, 보존하는 경우
  - 다음의 시설과 장비를 갖추도록 하고 있음
- '의료법' 제23조 제2항 및 '의료법 시행규칙' 제16조 제3항 규정에 의거
  - 전자의무기록의 관리 · 보존에 필요한 시설과 장비에 관한 기준
  - 보건복지부고시 발령하여 2016년 8월 6일부터 시행하고 있음

2) 의료법 시행규칙

- 제16조(전자의무기록의 관리 · 보존에 필요한 시설과 장비)

① 의료인이나 의료기관의 개설자는 법 제23조 제2항에 따라
- 전자의무기록을 안전하게 관리 · 보존
- 이를 위해 다음 각 호의 시설과 장비를 갖추어야 함

1. 전자의무기록의 생성 · 저장과 전자서명을 검증할 수 있는 장비
2. 전자서명이 있은 후 전자의무기록의 변경 여부 확인 등
   - 전자의무기록의 이력관리를 위하여 필요한 장비
3. 전자의무기록의 백업저장장비

4. 네트워크 보안에 관한 시설과 장비
   - 제1호부터 제3호까지에 따른
   - 장비가 유무선 인터넷과 연결된 경우에 한정
5. 전자의무기록시스템 보안에 관한 시설과 장비
6. 전자의무기록 보존장소에 대한 다음 각 목의 어느 하나에 해당
   - 물리적 접근방지 시설과 장비
   가. 출입통제구역 등 통제 시설
   나. 잠금장치
7. 의료기관(법 제49조에 따라 부대사업을 하는 장소 포함) 외 장소
   - 제1호에 따른 전자의무기록의 저장장비 또는 제3호에 따른
   - 백업저장장비를 설치하는 경우에는 다음 각 목의 시설과 장비
   가. 전자의무기록시스템의 동작여부와 상태
      - 실시간으로 점검할 수 있는 시설과 장비
   나. 전자의무기록시스템에 장애가 발생한 경우
      - 제1호 및 제2호에 따른 장비를 대체할 수 있는 예비 장비
   다. 폐쇄회로 텔레비전 등의 감시 장비
   라. 재해예방시설

② 의료인이나 의료기관 개설자는 법 제23조제4항에 따라
- 전자의무기록에 추가기재 · 수정을 한 경우 제1항제2호에 따른
- 장비에 접속 기록을 별도로 보관하여야 함

③ 제1항 각 호에 따라 갖추어야 하는 시설과 장비 및 제2항에 따른 접속 기록 보관에 관한 구체적인 사항
- 보건복지부장관이 정하여 고시함

표 11-8 진료기록부 보존 및 전자의무기록

진료기록부 보존방법	진료기록부 : 전자의무기록 포함
• 의료법 시행규칙 : 제15조제2항 – 진료기록부 등의 보존방법	• 의료법 : 제23조1항(진료기록부 등) – 진료기록부 수정 및 추가기재 포함 – 전자의무기록 포함

6 파기 의무 및 방법

6.1 파기 의무 및 시점

1) 환자의 요청에 의한 파기

- 진료기록부 등의 법적 보존연한이 경과시
  - 환자 개인정보 보호법 제36조(개인정보의 정정 · 삭제) 제1항에 따라
  - 본인의 의료정보 파기를 요청할 수 있음

2) 의료기관 규정의 삭제 위반

- 의료기관은 동일 법 제2항의 규정에 따라 삭제
  - 그 결과를 정보주체에게 알려야 함
  - 이를 어길 경우 동일 법 제73조 의거
  - 2년 이하 징역 또는 2천만원 이하 벌금에 처함

3) 양벌규정 위반

- 동일 법 제74조의 양벌규정에 따라 위반행위를 한 행위자와 함께
  - 그 법인 등도 해당 조문의 벌금형을 부과

  단) 해당 기록을 삭제하였을 경우
    - 환자 진료에 부정적 영향을 미칠 수 있기 때문에
    - 반드시 기록의 삭제에 따른 책임
    - 환자 본인에게 있음을 서약하도록 하여야 함

4) 환자 동일 진료의 삭제

- 환자가 동일 질병으로 계속 진료를 받고 있을 경우
  - 해당 기록을 삭제하였을 경우 환자의 건강에 미치는 영향이 큼
  - 환자에게 충분한 설명을 하고 서약서를 받아야 함

5) 개인정보 보호법 : 제36조(개인정보의 정정 · 삭제)

① 제35조에 따라 자신의 개인정보를 열람한 정보주체

– 개인정보처리자에게 그 개인정보의 정정 또는 삭제를 요구할 수 있음

단) 다른 법령에서 그 개인정보가 수집 대상으로 명시되어 있는 경우

– 그 삭제를 요구할 수 없음

②~④ 생략

⑤ 개인정보처리자는 제2항에 따른 조사를 할 때

– 필요하면 해당 정보주체에게 정정 · 삭제 요구사항

– 확인에 필요한 증거자료를 제출하게 할 수 있음

6) 보존연한 경과 및 파기 시점의 기산

(1) 보존연한 경과 파기

- 진료기록부 등의 법적 보존연한이 경과하면 의료기관
  - 해당 진료기록부 등을 파기할 수 있음
  - 파기하지 않을 경우 법적 보존연한의 기간을 1회 연장하여 보존

(2) 파기 시점의 기산

- 진료기록부 등의 파기 시점에 대한 유권해석에 의하면
  - 법적 보존연한 기간이 경과하여 의료기관의 의사결정에 따라 파기시
  - 마지막 진료일 시점으로부터 기산

(3) 개인정보 보호법 : 제21조(개인정보의 파기)

① 개인정보처리자는 보유기간의 경과, 개인정보의 처리 목적 달성, 가명정보의 처리 기간경과 등

– 개인정보가 불필요하게 되었을 경우

– 지체없이 그 개인정보를 파기하여야 함

단) 다른 법령에 따라 보존하여야 하는 경우에는 그러하지 아니함

② 개인정보처리자가 제1항 단서에 따라 개인정보를 파기할 때

– 복구 또는 재생되지 아니하도록 조치하여야 함

③ 개인정보처리자가 제1항 단서에 따라 개인정보를 파기하지 아니하고 보존하여야 하는 경우

– 해당 개인정보 또는 개인정보파일을 다른 개인정보와 분리

– 저장 · 관리하여야 함

④ 개인정보 파기방법 및 절차 등에 필요한 사항은 대통령령으로 정함

6.2 파기방법

1) 파기방법

- 진료기록부 등의 파기방법은 '의료법'에서 규정하는 바는 없음
- '개인정보 보호법'에서는 복구 또는 재생이 되지 않도록 전자적 파일
  - 복원이 불가능한 영구 삭제
  - 이 외의 경우는 파쇄 또는 소각하여야 한다고 규정하고 있음

2) 개인정보 보호법 시행령 : 제16조(개인정보의 파기방법)

① 개인정보처리자는 법 제21조에 따라 개인정보를 파기할 때

– 다음 각 호의 구분에 따른 방법으로 하여야 함

1. 전자적 파일 형태인 경우

   – 복원이 불가능한 방법으로 영구 삭제

   단) 기술적 특성으로 영구삭제가 현저히 곤란한 경우에는 복원이 불가능하도록 조치

2. 제1호 외의 기록물, 인쇄물, 서면, 기타 기록매체인 경우

   – 파쇄 또는 소각

② 제1항에 따른 개인정보의 안전한 파기에 관한 세부 사항

– 보호위원회가 정하여 고시

표 11-9 환자 요청 및 개인정보의 파기

환자 요청의 파기	개인정보의 파기
• 환자의 요청에 의한 파기 : 제36조 – 진료기록부 등 법적 보존연한 경과시 – 환자 개인정보 보호법 제36조(개인정보의 정정 · 삭제) 제1항	• 개인정보 보호법 : 제21조 – 개인정보처리자는 보유기간 경과 – 개인정보의 처리 목적 달성 등 – 개인정보가 불필요하게 되었을 경우 – 지체없이 개인정보 파기

7 보건의료정보관리(의무기록) 완전성 관리

7.1 보건의료정보관리(의무기록) 완전성 관리 체계

1) 의무기록 완전성 및 충실성의 관리기준

- 보건의료정보관리사
  - 의무기록 작성관련 법률 및 각종 국내외 평가기준 검토
- 완전성 확보를 위한 기준 설정
- 필수 항목들이 누락되지 않도록 의무기록 서식 점검
- 의무기록 검토시 임상지식을 토대
  - 완전한 기록이 되도록 질 관리도 지원 필요

2) 의무기록 점검 기준 마련

- 내원형태, 입원, 외래 및 응급 등에 따른 작성서식 및 기재항목
  - 점검기준 선정
- 의사, 간호사, 의료기사, 약사, 물리치료사, 영양사, 사회사업가 등
  - 작성이 필요한 직종, 부서 및 환자가 작성하여야 하는 서식 및 기재항목
  - 이에 대한 점검기준 선정
- 진료부서, 검사 및 처치시술 시행부서, 협의진료 시행부서 등
  - 이에 사용할 서식과 점검기준 선정

3) 보건의료정보관리(의무기록)의 점검시 필요 항목

(1) 적시성 : 정해진 시간 내 작성

- 적시에 작성되어야 하는 기록들
  - 매일 정해진 시간 이내에 작성되었지를 검토

  예) 적시성 기준의 예
    - 환자에게 최상의 치료를 제공하기 위해
    - 입원초기기록은 입원 후 24시간 이내
    - 경과기록은 특수검사 및 치료, 환자상태가 변화할 때마다

– 작성해야 함

(2) 정확성 : 정보의 일치 – 정질분석

- 환자에 대한 정확한 정보가 기재되었는지를 확인하는 것
- 서식별 및 기록 작성자간의 환자 정보가 일치하는지를 확인

예) 정질분석의 예

- 퇴원요약과 조직검사결과의 진단명 불일치
- 협의진단 검토시 주치의와 협진의의 진단 일치 여부 확인

(3) 충실성(완전성) : 누락없이 작성 – 정량분석

- 기재되어야 하는 모든 항목
  – 누락됨이 없이 충실하게 작성되었는지를 점검

예 1) 충실성(완전성) 기준의 예

- 의사가 보건의료정보관리(의무기록)에 있는 모든 문제를 완벽하게 기록하는 것
  – 주호소(CC)부터 최종진단명을 작성하기까지
  – 모든 진료 내용, 검사 지시 및 비정상적인 검사 결과
  – 이에 대한 임상적 중요성, 작성일 및 서명 등 모두 포함

예 2) 정량분석의 예

- 입원사유가 일치하는지 확인

(4) 모니터링 추가 : 주기적 모니터링

- 일별, 월별, 분기별 점검 및 모니터링 방법을 설정

(5) 보건의료정보관리(의무기록) 질 관리 : 주제 선정/질 향상 활동 지속

① 주제 선정

- 의무기록의 적시성, 정확성, 충실성 점검 외
  – 관리부서, 타부서 및 기관에서 목표로 하는 의무기록의 질적 향상
  – 이를 위한 데이터 제공을 위하여 필요한 주제 선정

② 질 향상 위한 활동의 지속

- 주기적 모니터링을 시행
  - 양질의 의무기록이 유지될 수 있도록 질 향상 활동
  - 지속적으로 실시

표 11-10 보건의료정보관리(의무기록)의 점검시 필요 항목

항목	내용
적시성	• 적시에 작성 기록들 – 매일 정해진 시간 이내에 작성되었는지 검토
정확성	• 환자의 정확한 정보가 기재되었는지 확인 – 서식별 및 기록 작성자간의 환자 정보가 일치하는지 확인
충실성	• 기재되어야 하는 모든 항목 – 누락됨이 없이 충실하게 작성되었는지 점검
모니터링 주기	• 일별, 월별, 분기별 점검 및 모니터링 방법을 설정
보건의료정보관리 (의무기록) 질 관리	• 의무기록의 적시성, 정확성 및 충실성 점검 외 – 관리부서, 타부서 및 기관에서 목표로 하는 의무기록 질적 향상 – 이를 위한 필요한 주제 선정 – 주기적 모니터링 시행 – 양질의 의무기록 유지될 수 있도록 질 향상 위한 활동 – 지속적 실시

7.2 보건의료정보관리(의무기록) 완전성 및 충실도 평가 기준

1) 의료기관 인증조사

(1) 의료기관 인증기준 및 관련법 근거

- 의료기관 인증기준 및 관련법 등에 근거
  - 필수 서식 및 기재항목을 설정하고 관리

(2) 국내 3주기 급성기병원 : 인증기준의 관리 및 평가

- 국내 3주기 급성기병원 인증기준
  - 의무기록에 대한 규정 수립 및 관리

– 퇴원환자 의무기록 완결도 관리
– 의무기록의 수집, 생성 및 활용을 위한 체계의 운영
– 개인정보 보호 및 보안을 위한 체계 운영을 평가

표 11–11 의무기록의 완결도 관리

연번	조사항목	구분	조사결과
1	의학적 초기평가 기록 작성	P	□ 상 □ 중 □ 하
2	간호초기평가 기록 작성	P	□ 상 □ 중 □ 하
3	경과기록 작성	P	□ 상 □ 중 □ 하
4	간호기록 작성	P	□ 상 □ 중 □ 하
5	수술/시술 기록 작성	P	□ 상 □ 중 □ 하
6	마취기록 작성	P	□ 상 □ 중 □ 하
7	동의서 작성	P	□ 상 □ 중 □ 하
8	전과기록 작성	P	□ 상 □ 중 □ 하
9	퇴원요약 작성	P	□ 상 □ 중 □ 하
10	표준화된 진단, 수술 및 처치코드 사용	P	□ 상 □ 중 □ 하

(3) 보건의료정보관리사의 역할

- 진단과 치료과정의 기록 및 연속성
  – 이를 확보할 수 있도록 의무기록 완전성 검토
  – 이를 통해 입원환자의 재원 중 기재되어야 할 항목을 점검
  – 퇴원시까지 작성되어야 할 의무기록을 충실히 기재되도록 관리

2) 의료 질 평가의 입원시 상병(Present on admission, POA)

(1) 적정성 평가지표로 활용

- 의료의 질 평가제도
  – 입원 당시 존재하는 질환과 입원 이후 발생되는 질환
  – 이를 구분한 '입원시 상병(Present on admission, POA) 보고체계 운영여부' 지표
  – 적정성 평가자료로 활용

(2) 상병(POA) 코드의 종류와 정의

① Y 코드

- 현재 진단이 입원 당시에 존재하였음

② N 코드

- 해당 진단이 입원 당시에 존재하지 않았음

③ U 코드

- 해당 상태가 입원 당시에 존재하였는지를 결정할 수 있는 기록이 충분하지 못함

④ W 코드

- 임상적으로 결정할 수 없음
- 해당 상태가 입원 당시에 존재하였는지 여부
  - 의료제공자가 임상적으로 결정할 수 없음

(3) 보건의료정보관리사의 역할

- 모든 퇴원환자의 진단명과 의무기록 완전성
  - 검토하고 관리하는 담당자
  - 입원당시부터 환자의 변화 상태를 파악
  - 작성된 의무기록에 근거한 정확한 PDA를 선정
  - 해당 코드를 부여

표 11-12 상병(POA) 코드의 종류와 정의

코드	의미	정의
Y	Yes	• 현재 진단이 입원 당시에 존재하였음
N	No	• 해당 진단이 입원 당시에 존재하지 않았음
U	Unknown	• 해당 상태가 입원 당시에 존재하였는지 – 결정할 수 있는 기록이 충분하지 못함
W	Clinical undetermined	• 임상적으로 결정할 수 없음 – 해당 상태가 입원 당시에 존재하였는지 여부 – 의료제공자가 임상적으로 결정할 수 없음

출처 : https//www.hira.or.kr

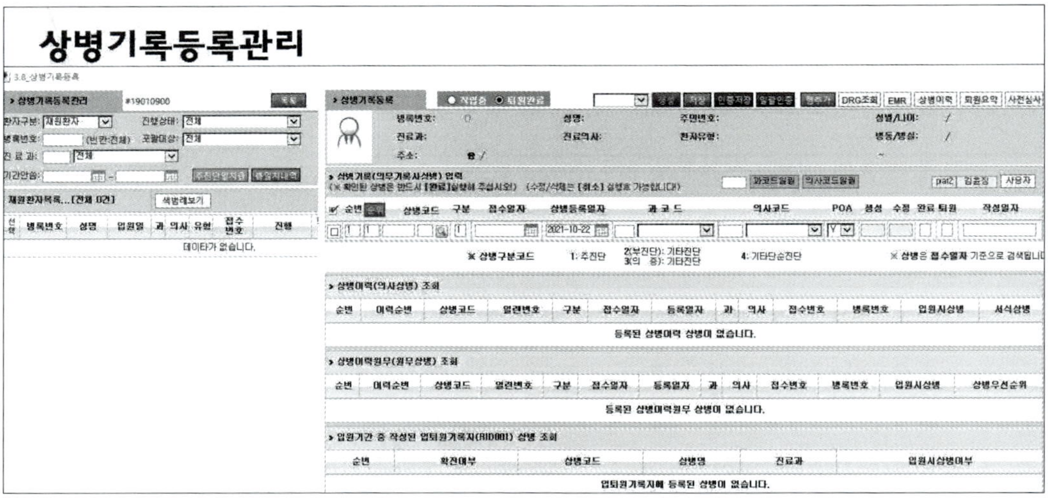

그림 11-1 상병(POA) 화면

3) 응급의료기관 평가

- 진단명, 진단코드 전송 전후 기록의 일치도와 완결도, 적시성 등을 평가
- 진단명과 관련된 평가항목
  - 퇴실시 주진단, 퇴실 진단코드, 퇴원시 주진단, 퇴원 진단코드
- 보건의료정보관리사의 역할
  - 응급신환자 진단코드 분석과 기록의 완전성 검토를 시행
  - 응급진료시스템에서 요구하는 항목이 충실히 작성될 수 있도록 관리

7.3 보건의료정보관리(의무기록) 관련 법규

1) 의무기록 작성 주체

- 환자의 진료, 검사 및 처치에 관여한 의료인(의사, 간호사, 치료사 등)

2) 의료법 제22조와 제23조

- 의료인은 각각 진료기록부, 조산기록부, 간호기록부 및 기타 진료
  - 기록을 갖추어 두고 환자의 주된 증상, 진단 및 치료내용 등
  - 보건복지부령으로 정하는 의료행위에 관한 사항과 의견
  - 상세히 기록하고 서명

3) 의료법 시행규칙 : 제14조

- 진료기록부 등 의무기록 기재사항에 관한 내용

4) 의료법 : 제88조와 제90조

- 미작성시 법칙조항이 적용

5) 관련법 근거하여 신고 의무가 있는 서식

- 후천성 면역결핍증 예방법에 근거
  - HIV감염인/AIDS 환자 발견 신고 · 보고서
- 결핵예방법 시행규칙에 근거한 결핵환자 등 신고보고서
- 감염병의 예방 및 관리에 관한 법률에 근거
  - 감염병 발생 신고서, 수족구병 신고서, 성병표본감시 신고서 등

표 11-13 국내 급성기병원 인증기준 및 보건의료정보관리 신고 의무서식

국내 급성기병원 : 인증기준 관리 및 평가	보건의료정보관리(신고 의무서식)
• 의무기록의 규정 수립 및 관리 • 퇴원환자 의무기록 완결도 관리 • 의무기록의 수집, 생성 및 활용을 위한 체계의 운영 • 개인정보 보호 및 보안을 위한 체계 운영을 평가	• 후천성 면역결핍증 예방법에 근거 • HIV감염인/AIDS 환자 발견 신고 · 보고서 • 결핵예방법 시행규칙에 근거한 결핵환자 등 신고 · 보고서 • 감염병 예방 및 관리 법률 – 감염병 발생 신고서 – 수족구병 신고서 – 성병표본감시 신고서 등

11 실전문제

1. 양질의 보건의료정보 작성을 위한 기준의 설명 중 옳은 것은?

> • 의사가 보건정보관리(의무기록)에 있는 모든 문제를 완벽하게 기록
> • 주호소(CC)부터 최종진단명을 작성하기까지 모든 진료 내용, 검사지시 및 비정상적인 검사결과에 대한 임상적 중요성, 작성일 및 서명 등 모두 포함

① 신뢰성 ② 완전성 ③ 적시성
④ 일관성 ⑤ 가독성

2. 보건의료정보관리 법령에서 보건의료정보관리사에 해당되지 않는 것은?

① 의료기관의 의료정보 관리체계를 수립
② 법적 요구사항에 맞춰 의료정보가 처리되도록 관리
③ 국가법령정보센터를 통해 개정 법률을 파악
④ 중요 판례, 유권해석에 대한 정보를 최신화해야 함
⑤ 의료정보와 관련된 법률 체계를 이해하고 개정

3. 의료법에서 진료기록부 기재사항은 몇 조인가?

① 제20조 ② 제21조 ③ 제22조
④ 제23조 ⑤ 제24조

4. 의료법 시행규칙에서 조산기록부의 기재 항목에 해당되지 않는 것은?

① 분만 장소
② 결핵, 상병 포함
③ 생사산별 분만 횟수
④ 산아의 태아부속물의 소견
⑤ 섭취 및 배설물(I&O)

정답 1. ② 2. ⑤ 3. ③ 4. ⑤

5. 진료기록부에 고의로 사실과 다르게 기재한 경우 법적 제재는?

① 1년 이하 징역이나 1천만원 이하 벌금
② 2년 이하 징역이나 2천만원 이하 벌금
③ 3년 이하 징역이나 3천만원 이하 벌금
④ 4년 이하 징역이나 4천만원 이하 벌금
⑤ 5년 이하 징역이나 5천만원 이하 벌금

6. 응급의료 법률 시행규칙 제18조의3에서 중증도 분류에 해당되지 않는 것은?

① 빈혈 ② 의식장애 ③ 호흡
④ 사고기전 ⑤ 통증

7. 보건의료기본법에 해당되지 않는 것은?

① 건강에 위해한 정보 유포광고
② 건강 증진에 필요한 비용 부담
③ 건강에 위해한 물품을 판매
④ 장기 기증자의 혈액학적 검사 결과
⑤ 다른 사람의 건강을 해칠 우려가 있는 행위

8. 개인정보 보호법 제36조에 해당되지 않는 것은?

① 개인정보처리자에게 개인정보의 정정을 요구할 수 있음
② 환자 보호자가 개인정보를 삭제할 경우 복구되지 않도록 해야 함
③ 통지방법 및 절차 등 필요한 사항은 보건복지부령으로 정함
④ 조사시 필요하면 정보주체에게 정정 요구사항의 확인에 필요한 증거자료를 제출해야 함
⑤ 개인정보처리자는 정보주체 요구가 단서에 해당시 지체없이 정보주체에 알려야 함

9. 감염병의 예방접종에 관한 역학조사를 인정할 수 있는 대상으로 연결된 것은?

① 대통령 ② 보건복지부장관 ③ 보건소장
④ 병원장 ⑤ 시장

정답 5. ③ 6. ① 7. ④ 8. ② 9. ⑤

10. 감염병 환자는 제11조의 규정에 따라 누구에게 신고해야 되는가?

① 관할 보건소장 ② 대통령 ③ 교육부장관
④ 의료기관의 장 ⑤ 감염병 연구자

11. 2급 법정감염병에 해당되는 것은?

① 디프테리아 ② 말라리아 ③ 홍역
④ 페스트 ⑤ 인플루엔자

12. 의료법 중 진료기록 보존기간이 옳게 연결된 것은?

① 환자명부 : 10년 ② 처방전 : 2년 ③ 간호기록부 : 3년
④ 수술기록 : 5년 ⑤ 진단서 부본 : 5년

13. 의료법 시행규칙 제16조에 '전자의무기록 관리 보존에 필요한 시설과 장비'에 해당되지 않는 것은?

① 전자의무기록의 전자서명을 검증할 수 있는 장비
② 전자의무기록의 법적 관리를 위하여 필요한 장비
③ 전자의무기록의 백업저장장비
④ 물리적 접근방지 시설과 장비
⑤ 출입통제구역 등 통제 시설

14. 개인정보 보호법 시행령 중 개인정보의 안전한 파기는 누구에게 고시하는가?

① 대통령 ② 보건복지부장관 ③ 시장
④ 관할 경찰서장 ⑤ 보호위원회

15. 보건의료정보관리(의무기록)의 점검시 '누락됨이 없이 충실하게 작성되었는지'를 점검하는 항목은?

① 모니터링 주기 ② 정확성
③ 보건의료정보관리 질 관리 ④ 충실성
⑤ 적시성

정답 10. ① 11. ③ 12. ② 13. ② 14. ⑤ 15. ④

16. **의료질평가의 입원시 상병(POA) 중 '임상적으로 결정할 수 없음'에 해당되는 코드는?**

① W 코드 ② Y 코드 ③ N 코드
④ U 코드 ⑤ K 코드

17. **보건의료정보관리(의무기록) 법규 중 의무기록 작성 주체에 해당되는 것은?**

① 행정관리부장 ② 보건의료정보관리사 ③ 치료사
④ 임상병리사 ⑤ 방사선기사

18. **보건의료정보관리(의무기록) 관련법 근거하여 신고 의무가 있는 서식에 해당되지 않는 것은?**

① 수족구병 신고서 ② 감염병 발생 신고서
③ 성병표본감시 신고서 ④ 결핵환자 신고보고서
⑤ 백반증환자 신고서

19. **응급의료기관 진단명과 관련된 평가항목에 해당되지 않는 것은?**

① 퇴실시 주진단 ② 퇴원시 기타코드
③ 퇴원시 주진단 ④ 퇴원 진단코드
⑤ 퇴실 진단코드

20. **보건의료정보관리 점검시 '입원 후 24시간 이내 작성'에 해당되는 것은?**

① 충실성 ② 정확성 ③ 타당성
④ 적시성 ⑤ 모니터링 주기

21. **보존연한 경과 파기 시점의 기산으로 옳은 것은?**

① 마지막 진료일 시점 ② 처음 진료일 시점
③ 진료 익일 시점 ④ 진료 3일 이내 시점
⑤ 진료 7일 이내 시점

정답 16. ① 17. ③ 18. ⑤ 19. ② 20. ④ 21. ①

제12장

보건의료조직관리, 변화관리 및 성과관리

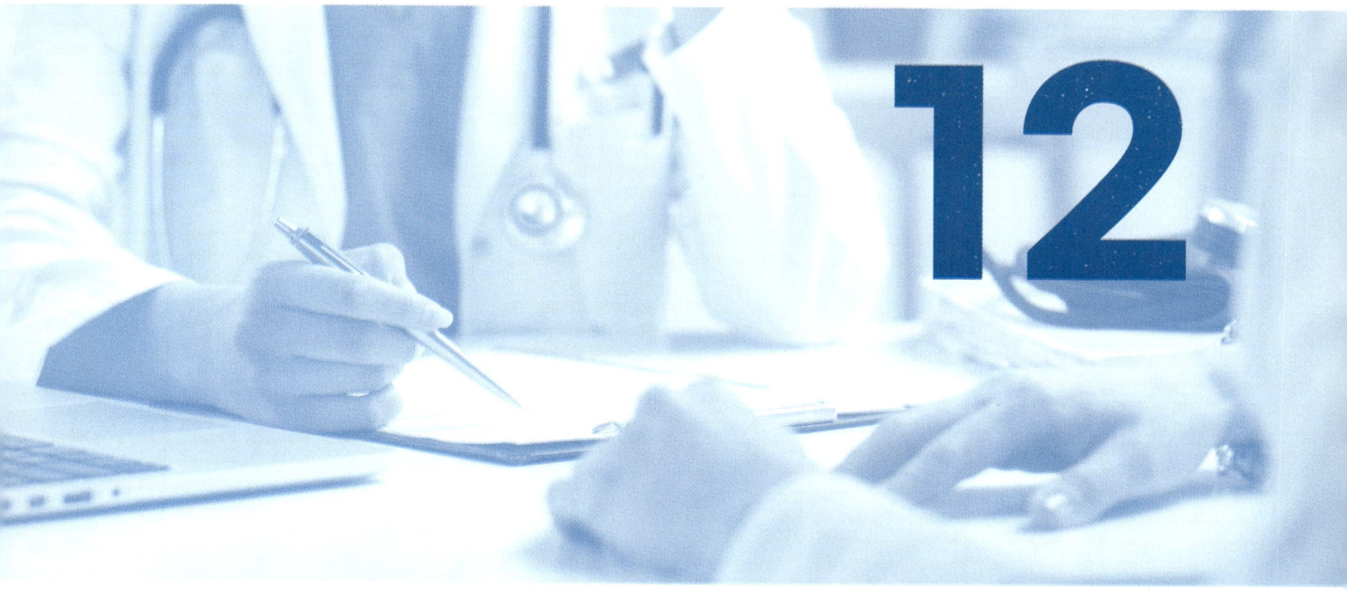

- 보건의료조직관리의 개념
- 조직관리의 원리 및 기법
- 동작화(Motivating)의 개념 및 필요성
- 리더십의 특성, 이론 및 분류
- 변화관리 및 성과관리

제 12 장

보건의료조직관리, 변화관리 및 성과관리

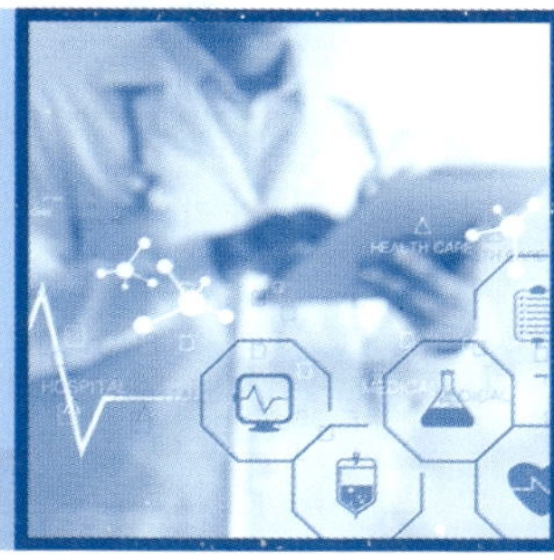

1 보건의료조직관리의 개념

1.1 관리의 개념

- 조직의 특정 목표를 달성하기 위하여 자원을 효율적으로 활용하는 일

1.2 보건의료조직관리의 개념

1) 보건의료조직관리의 정의

- 보건의료조직이 목표를 보다 효율적으로 달성하도록 인력, 자본 및 정보 등
  - 자원을 관리하는 것

2) 보건의료조직관리의 필요성

- 의료기관 내 모든 구성원들을 대상으로 하여 각종 업무를 처리함에 따라
  - 조직 전체의 관점에서 다양한 인격을 효율적으로 관리할 수 있는
  - 보건의료조직관리 능력이 필요

1.3 관리의 구성요소

1) 효과성(Effectiveness)

- 자원을 활용하여 목표를 달성하는 것

(1) 생산성(productivity) : 양적 개념

• 제공된 서비스나 생산된 재화와 관련

(2) 업무성과(performance) : 질적인 개념

• 산출에서 오류의 유형, 빈도 및 서비스를 제공받은 사람의 느낌

(3) 능률성(efficiency)

• 특정자원을 적절하게 활용

2) 기능(Function)

(1) 기획기능(planning function)

• 목표를 설정하며 설정된 목표를 달성하기 위하여 활동과정 고안

(2) 조직기능(organizing function)

• 조직 구성원들을 적절하게 배치하여 조직의 목표달성을 수행할 수 있게 하는 기능

중요 내용

◑ 관리
- 조직목표를 달성하기 위해 인적, 재정적, 물질적, 정보자원 등 사용
  - 구체적 목표 기획, 조직화

◑ 목표
- 관리자와 구성원에게 공통적으로 적용할 수 있도록 계량화하여 타당성 있고 실현 가능하게 설정

◑ 기획
- 설정한 목표에 도달하기 위해 여러 가지 대안 모색
  - 최선의 선택을 하는 의사결정 과정

(3) 지도기능(directing function)

• 목표에 적합한 방법으로 업무를 수행할 수 있도록 작업집단을 자극

(4) 통제기능(controlling function)

- 계획에 따라 업무를 수행하도록 하며 바람직한 목표달성을 보증하게 하는 기획기능의 환류기전

3) 자원(Resources)

(1) 내적 자원(internal resources)

- 생산관리, 특성, 조정, 협동, 의사소통 및 기타 관리자의 행태 등

(2) 외적 자원(external resources)

- 인력, 자금, 재료, 업무방법 및 기계장치 등

4) 목표(Objectives)

- 목표는 변화하는 상황속에서 조직을 인도해 줌

1.4 관리과정의 단계

- 관리과정의 단계는 다음 순서와 같음

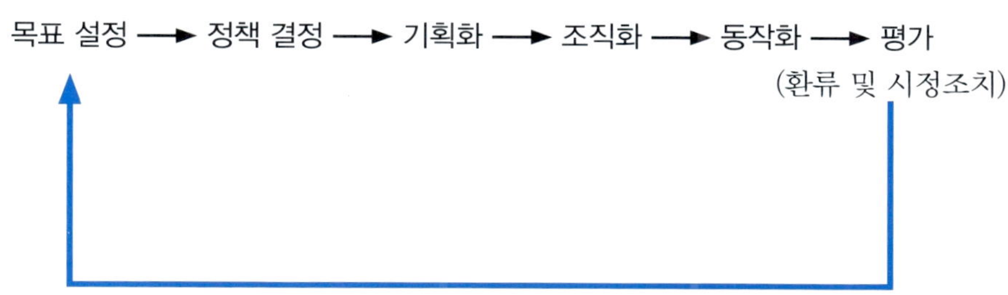

그림 12-1 관리과정 단계

1.5 관리과정별 관리기법

- 관리과정별 관리기법은 다음과 같음

1) 목표설정 : 목표관리(Management by Objective, MBO)

(1) 조직의 목표 설정을 위한 목표관리(MBO)

① 조직의 각 부서와 직원이 공동 목표를 설정
– 이에 따라 직무를 수행하는 과정

② 관리자와 구성원에게 공통적으로 적용할 수 있는 목표
– 계량화하여 타당성과 실현 가능성이 있는 목표 설정

(2) SMART 원칙

- 목표를 정하는 원칙 5가지(SMART 원칙)
  – For Your Eyes and Ears 눈과 귀를 위하여

① Specific(구체적)
- 무엇을, 어떻게 할지 명확해야 함

② Measurable(측정가능)
- 측정 가능하고 계량화해야 함

③ Achievable(달성가능)
- 도전적이나 달성 가능해야 함

④ Realistic(실현가능한)
- 현실적으로 가능해야 함

⑤ Time-limited(시간제한)
- 기한이 정해져 있어야 함

2) 정책결정과정의 관리 기법

(1) 정책(policy)

- 목표 달성을 위한 업무 수행과정에서 의사결정의 지침이 되는 행동지침
- 정책에는 조직의 사명이나 비전 등이 잘 반영되어야 함

(2) 사명(mission 선언문)

- 조직의 핵심 목적과 철학을 확인하는 성명서

(3) 비전(vision)

- 조직의 이상적인 미래 상태에 대한 간단한 설명을 진술

(4) 핵심가치(core value)

- 조직의 사회적, 문화적 신념 체계를 전달하는 간단한 설명

표 12-1 목표관리 및 정책

목표관리(MBO)	정책(policy)
• 조직의 각 부서와 직원 – 공동 목표 설정에 따라 직무 수행과정	• 목표 달성을 위한 업무 수행과정 – 이에 대한 의사결정의 지침

3) 기획화

- 내외부 분석, SWOT 분석, 업무분석 도구, 재무관리

(1) 기획(Planning)

① 기획의 의미

- 설정한 목표에 도달하기 위해 여러 가지 대안을 모색
  - 최선의 선택을 하는 의사결정 과정

② 전략적 기획(Strategic planning)

- 조직의 목표를 효과적으로 달성하기 위해 수립하는
- 중장기 계획
- 조직의 목표 달성 외에 구성원들의 동기 부여와 통제
  - 이를 통해 급변하는 환경에 대처할 수 있는 효과적인 전략을 개발할 수 있는 능력
- 조직 내 모든 수준의 관리자들과 구성원들에게 필요한 핵심 능력

③ 전략적 기획을 위한 분석기법

a. 내외부 분석

- 내부분석
  - 조직 내부 환경의 검토를 통해 조직의 강점 및 약점 요인을 분석
- 외부분석
  - 외부환경 평가 등을 통해 조직의 미래 환경에 대한 기회 및 위험요인 분석

b. SWOT 분석

- 강점(strengths)
  - 타 조직들보다 경쟁력 있는 내부 환경의 강점
- 약점(weaknesses)
  - 조직의 목표 달성을 저해하는 내부 환경의 결함이나 약점
- 위협(threats)
  - 조직의 경쟁력 침해하거나 위협하여 개선이 필요 요소
- 기회(opportunities)
  - 조직의 경쟁력을 제고시킬 수 있는 미래 상황
  - 외부 환경에서 비롯된 기회

c. 업무분석 도구

가. 업무지침서(Procedure manual)

- 모든 업무절차를 자세히 서술하여 문서화해 놓은 것
- 업무절차와 책임의 한계를 명확히 하여 구성원의 업무 수행을 규격화
- 업무수행 평가자료 및 신규직원 예비교육이나 순환 보직

– 이 경우 중요한 지침으로 사용

나. 직무기술서(Job description)

- 업무를 수행하는데 필요한 직원의 자격을 기술 문서
- 업무수행에 관련된 제반 사항 기술
- 객관적 근무성적 평가, 교육훈련의 자료, 업무 통계
  – 부서 내 조직화 등에 참고자료로 활용
    예) 업무의 범위, 갖추어야 할 자격, 근무조건, 요구되는 기술 등
    기본 의무, 보수 등을 명시하여 기술, 업무의 수행 방법

다. 업무흐름도(Flow process chart)

- 업무의 과정들을 알기 쉽게 그림으로 표현한 것

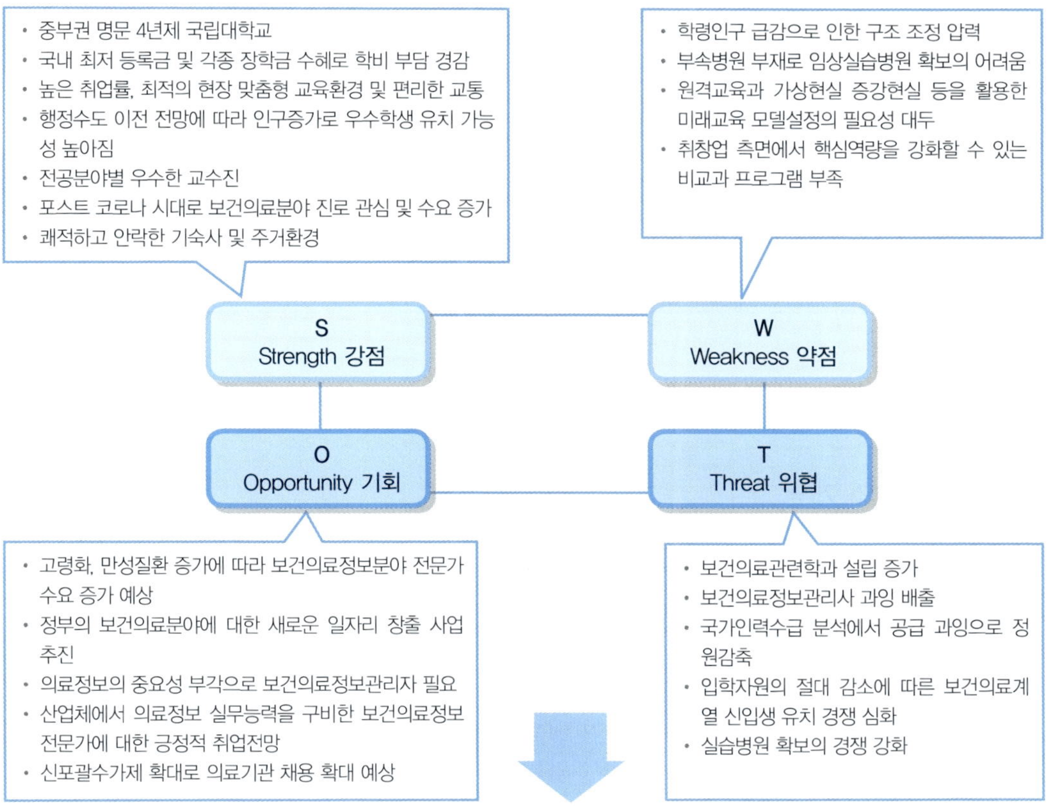

그림 12–2 K대 의료정보학과의 SWOT 분석 및 전략

4) 조직화(Organizing)

- 공동의 목표를 달성하기 위해 업무를 분담하는 과정

5) 동작화(Motivting) : 리더십, 변화관리

- 고정되고 경직화된 조직이 환경 변화
  - 이에 신축성 있게 적응할 수 있도록 창의성을 도입
  - 조직의 자원을 활용하여 나가는 과정

6) 평가

- 업무평가, 시정조치

표 12-2 관리과정별 관리기법

관리과정	관리기법
목표 설정	• 목표관리(MBO)
정책 결정	• 사명, 비전
기획화	• 내 · 외부 분석, SWOT 분석 • 업무분석 도구, 재무관리
동작화	• 리더십, 변화관리
평가	• 업무평가, 시정조치

2 조직관리의 원리 및 기법

2.1 조직관리의 개념

1) 조직관리의 정의

- 조직이 어떠한 변화에 대응하기 위해 조직의 변수
  - 구성원, 환경, 목표 등을 관리
  - 조직변수들 간의 조화와 균형이 이루어질 수 있도록 조율 과정

2) 조직관리의 원리

- 복잡하고 거대한 조직을 합리적으로 구성
  - 이것을 능률적으로 관리
  - 조직 목표를 달성하기 위해 적용하는 일반적, 보편적 원리

중요 내용

◑ 관리과정 단계
- 목표 설정 → 정책 결정 → 기획화 → 조직화 → 동작화 → 평가

◑ 기획

1) 업무지침서(Procedure manual)
- 모든 업무절차를 자세히 서술하여 문서화해 놓은 것

2) 직무기술서(Job description)
- 업무를 수행하는데 필요한 직원의 자격을 기술 문서

예) * 객관적 근무성적 평가, 교육 · 훈련의 자료, 업무 통계
* 부서 내 조직화 등에 참고자료로 활용

3) 업무흐름도(Flow process chart)
- 업무의 과정들을 알기 쉽게 그림으로 표현한 것

2.2 조직관리의 원리

1) 계층의 원리

- 조직을 구성하는 구성원들 간의 권한, 책임 및 의무의 정도
  - 이에 따라 상하의 등급 또는 계층을 설정
  - 각 계층 간에 권한과 책임을 배분
  - 명령계통과 지휘감독체계를 확립하는 피라미드 구조

(1) 장점
- 명령, 권한위임, 의사소통, 통제의 통로
- 조직의 질서의 통일성을 확보
- 업무의 적절한 배분과 책임의 한계 설정 용이

(2) 단점

- 계층이 심화될수록 의사소통에 방해를 받을 수 있음
- 조직의 경직화를 초래하여 인간관계 형성을 저해

2) 통솔범위의 원리

- 한 사람의 상관 또는 감독자가 효과적으로 통솔할 수 있는 부하의 수

3) 분업의 원리

- 업무를 성질별로 구분하여 가능한 한 가지의 주된 업무
  - 분담시키는 것
- 하나의 업무를 여러 부분으로 나누어 각 부분을 개인이나 개별 집단이 각각 수행

4) 전문화의 원리

- 수평적, 횡적으로도 이루어지고 수직적, 종적으로도 이루어짐
- 일의 전문화
  - 업무를 세분하여 반복적, 기계적 업무로 단순화시키는 것
- 사람의 전문화
  - 사람이 교육과 훈련을 통하여 전문가가 되는 것

5) 명령통일의 원리

- 조직의 구성원은 한 사람의 상관으로부터 명령을 받아야 함
  - 두 사람 이상의 상관으로부터 명령을 받아서는 안됨

6) 조정의 원리

- 공통 목적을 달성하기 위해 행동의 통일을 이루도록
  - 집단적 노력을 질서정연하게 배열해 가는 과정

2.3 권한의 종류

1) 실무권한(Line authority)

- 상사로부터 부하에게 주어지는 권한
  예) 부장이 계장에게 주는 권한

2) 스태프 권한(Staff authority)

- 기능적인 측면에서 조직 내의 모든 관련 부서에 영향을 줌
  - 자문역할을 하는 권한
    예) 인사과장

중요 내용

◑ 조직관리의 원리

1) 계층의 원리
- 조직을 구성하는 구성원들 간의 권한, 책임 및 의무의 정도
  - 이에 따라 상하의 등급 또는 계층을 설정

2) 통솔범위의 원리
- 한 사람의 상관 또는 감독자가 효과적으로 통솔할 수 있는 부하의 수

3) 분업의 원리
- 업무를 성질별로 구분하여 가능한 한 가지의 주된 업무를 분담시키는 것

4) 전문화의 원리
- 수평적, 횡적으로도 이루어지고 수직적, 종적으로도 이루어짐

5) 명령통일의 원리
- 조직의 구성원은 한 사람의 상관으로부터 명령을 받아야 함

6) 조정의 원리
- 공통 목적을 달성하기 위해 행동의 통일을 이루도록
  - 집단적 노력을 질서정연하게 배열해 가는 과정

◑ 권한의 종류

1) 실무권한(Line authority)
- 상사로부터 부하에게 주어지는 권한
  예) 부장이 계장에게 주는 권한

2) 스태프 권한(Staff authority)
- 기능적인 측면에서 조직 내의 모든 관련 부서에 영향을 줌
  - 자문역할을 하는 권한
  예) 인사과장

3) 기능적 권한(Functional authority)
- 전문적 지식을 가진 전문가와 관련된 업무 한도 내에서 갖게 되는 권한
  예) 전산과팀장

3) 기능적 권한(Functional authority)

- 전문적 지식을 가진 전문가와 관련된 업무 한도 내에서 갖게 되는 권한
  예) 전산과팀장

2.4 조직관리 기법

1) 조직관리 기법의 의미

- 설정된 목표를 달성하기 위해 일반적인 조직의 관리 도구
  – 이것을 활용하는 기업 뿐만 아니라 프로젝트 관리 및 인적자원 관리
  – 관리 방법 포함

2) 조직관리 도구

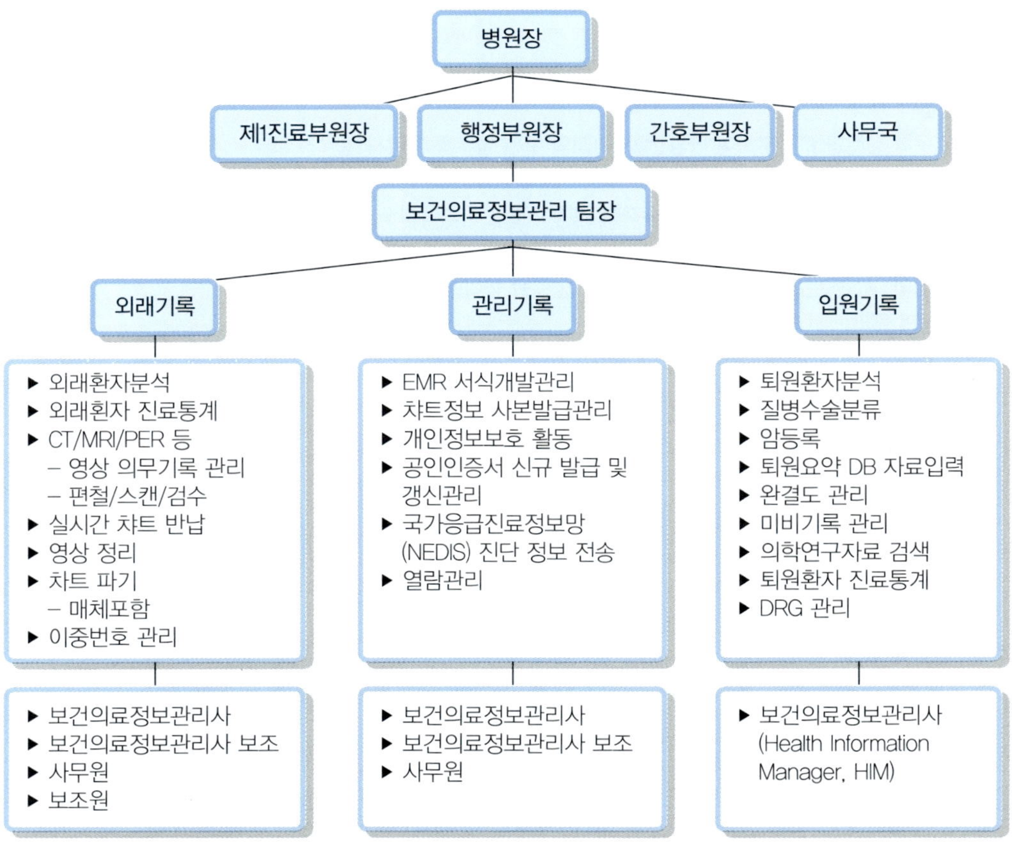

그림 12-3 대운병원 보건의료정보팀 조직도

(1) 기구조직도(Chart of organization)

- 조직의 직위, 부서 및 직원 간의 구조 및 보고 관계 등
  - 기구 전체의 조직을 한 눈에 볼 수 있게 도식화한 것

(2) 업무배정표(Work distribution chart)

- 직원별로 배정된 업무의 종류와 소요 시간을 집계한 표

표 12-3 일일 입원기록 업무배정표의 예

담당자/업무	퇴원 환자 분석	질병 수술 분류	암등록	퇴원요약 DB 자료 입력	퇴원환자 진료통계	완결도 관리	DRG 관리	총 시간
이대박	6			2				8
박춘자		8						8
황광수			8					8
김옥순							8	8
오영철				6		2		8

표 12-4 기구조직도와 업무배정표

기구조직도	업무배정표
• 조직의 직위, 부서 및 직원 간의 구조 및 보고 관계 등 – 기구 전체의 조직을 한 눈에 볼 수 있게 도식화한 것	• 직원별로 배정된 업무의 종류와 소요 시간을 집계한 표

3) 프로젝트 관리(Project management)

(1) 프로젝트 관리의 의미

- 특정 목표를 달성하기 위해 목표와 관련된 활동을 통제
  - 자원을 배분하는 공식적인 원칙 및 절차를 말함
  - 명확한 시작과 끝이 있음

(2) 프로젝트 관리방법

① 프로젝트 관리 주기(project management life cycle)

a. 정의

- 수행해야 할 프로젝트의 개요를 설명하는 부분
- 프로젝트의 목표, 수행 일정 및 예상 비용 등을 구체화하는 과정

b. 기획 및 조직

- 프로젝트의 각 단계에 대한 예상 시간
  - 프로젝트를 완료하는데 필요한 단계를 나열하는 작업

c. 추적 및 분석

- 실행되고 있는 단계를 검토하여 시간이 지연되거나
  - 문제가 발생하는 위치를 발견하는 과정

d. 수정 및 검토

- 프로젝트를 모니터링하는 작업
  - 계획했던 부분의 변경이 필요한지 여부를 결정하게 됨

e. 변경 통제

- 계획 변경이 발생시 관리하는 과정

② 프로젝트 관리주기의 순서

- 프로젝트 정의 → 기획 및 조직 → 추적 및 분석 → 수정 및 검토 → 변경 통제 → 의사소통

③ 프로젝트 관리 도구

a. Gantt 챠트(Generalized activity normalization time table)

- 작업이 계획된 기간을 막대그림표의 가로로 표시
  - 실제 프로젝트에 소요된 작업 시간을 겹치게 표시함
  - 프로젝트의 추진상황을 파악할 수 있는 관리도

b. PERT(Program evaluation and review technique)

- 수행하여야 할 작업 등
  - 도형과 도형을 연결하는 직선으로 도식화한 관리도

표 12-5 프로젝트 관리방법 및 프로젝트 관리도구

프로젝트 관리방법	프로젝트 관리도구
◑ 프로젝트 관리주기의 순서 • 프로젝트 정의 → 기획 및 조직 → 추적 및 분석 → 수정 및 검토 → 변경 통제 → 의사소통 ◑ 프로젝트 관리 주기 • 정의 – 수행해야 할 프로젝트의 개요를 설명하는 부분 • 기획 및 조직 – 프로젝트의 각 단계에 대한 예상시간 – 프로젝트를 완료하는데 필요한 단계를 나열하는 작업 • 추적 및 분석 – 실행되고 있는 단계를 검토하여 시간이 지연 – 문제가 발생하는 위치를 발견하는 과정 • 수정 및 검토 – 프로젝트를 모니터링하는 작업 – 계획했던 부분의 변경이 필요한지 여부를 결정하게 됨 • 변경 통제 – 계획 변경이 발생시 관리 과정	◑ Gantt 챠트 • 작업이 계획된 기간을 막대그림표의 가로로 표시 – 실제 프로젝트에 소요된 작업 시간 겹치게 표시함 – 프로젝트의 추진상황 파악 – 가능한 관리도 ◑ PERT • 수행하여야 할 작업 등 – 도형과 도형을 연결하는 직선 – 도식화한 관리도

4) 인적자원 관리(Human resource management)

(1) 인적자원 관리의 정의 및 중요성

① 정의

- 경영자가 직원을 '비용' 중심이 아닌 기업의 부가가치 창출
  - 이에 기여하는 '자원' 및 '자본'으로 여김
  - 장기적으로 직원의 역량 강화에 투자
  - 조직을 성장시키기 위한 관리 방법

② 중요성

- 의료기관은 노동집약적 조직의 특성
  - 인적자원 관리가 제대로 되지 않는 경우
  - 조직의 생산성이나 효율성이 낮아져 의료의 질을 저하시키는 결과
  - 이를 초래할 수 있기 때문에 인적자원 관리를 이해하는 것이 중요

(2) 인적자원 관리의 기본원리

- 공정한 보상, 공정한 대우, 공정한 인사
- 직원의 안전보장
- 창의력 개발
- 인화 단결

(3) 인사관리자의 역할 및 책임

- 직원모집 및 선발
  - 생산성과 팀워크, 조직의 경쟁력을 향상시킬 수 있는 직원의 선발
- 성과관리
  - 성과평가와 직무분석을 통해 임금 인상, 승진 또는 해고 결정시 활용
- 직원의 교육과 훈련
  - 신입직원교육, 경력개발

2.5 의료기관 및 보건의료관리 조직의 이해

1) 의료기관 조직의 이해

- 의료기관 정의
  - 의료인이 공중 또는 특정 다수인을 위하여
  - 의료, 조산의 업을 행하는 곳

2) 의료기관의 기능

- 진단과 치료, 교육, 훈련, 연구
- 지역사회 공중보건

3) 의료기관 조직의 특성

- 의료기관 조직은 고도로 자본 집약적이고 노동집약적
- 진료와 교육, 연구 기능 등 다양한 사업목적을 가짐
- 복잡한 진행과정을 거쳐 서비스를 생산하는 기업체
- 생산된 서비스의 질 관리나 업적평가가 극히 곤란한 조직체
- 조직체계가 진료체계와 행정체계로 이원화되어 있음
  - 의사결정 과정 등에서 갈등의 소지가 될 수 있음
- 다양한 직종들로 구성
  - 조직구조 간에 갈등 요인이 상존
  - 업무의 긴급성으로 인해 스트레스 강도가 높은 편

4) 의료기관 조직의 구성

(1) 의료기관 조직의 요소

① 이사회(Governing board)
- 의료기관의 모든 행정에 대해 법적, 도덕적 책임을 짐
- 환자, 지역사회 및 의료기관 운영에 대한 궁극적인 책임을 가짐

② 병원장(Hospital administrator)
- 의료기관의 최고 행정 책임자로 이사회에서 결정한 정책을 집행

③ 의료진
- 환자를 돌보고 의료기관의 책임, 기능
- 프로그램에 참여하는 이사회가 인정한 의사나 치과의사의 조직화된 집단

(2) 의료기관 조직 단위별 기능

① 진료부서
- 의료기관의 설립목적을 구현하는 일차적인 부서

– 환자 진료를 통해 질병의 예방, 조기발견, 치료 및 재활치료
– 일련의 건강활동이 수행되는 곳

② 간호부서

- 간호기능 뿐 아니라 교육, 행정 및 연구 기능을 수행
  – 진료시설의 유지보수, 중앙공급에 필요한 행정기능 담당

③ 약제부서

- 처방된 의약품을 조제, 투약하는 기능을 수행

④ 진료지원부서

- 보건의료정보관리부서, 중앙공급실, 영양부서, 전산부서

⑤ 행정부서

- 원무부서, 총무부서, 인사부서, 구매부서, 경리부서

⑥ 기타부서

- 교육수련부, 감염관리실, 의료사회사업부서, 시설부서, 홍보실

표 12-6 병원업무의 분류

진료	진료지원
• 집단 처방(임상각과) • 입원, 간호(간호처방, 처방수행), 수술 • 특수부서, 건강진단, 산업의학	• 임상병리, 방사선, 해부병리 • 특수검사, 보건의료정보관리(의무기록) • 약국, 영양
원무/보험	**행정**
• 원무 : 외래/입원/응급 • 보험심사 / 청구 • 미수관리	• 인사, 급여, 회계, 예산, 고정자산 • 물류, 원가, 마케팅 및 기획 • 역학전문요원(Epidemic intelligence service, EIS)

2.6 보건의료정보관리부서와 조직표

1) 보건의료정보관리위원회

(1) 목적

- 보건의료정보 관리에 관한 중요한 사항을 심의
  - 지속적으로 의료의 질을 향상시키기 위해 설치

(2) 구성

- 임상 진료과 대표 의사들
- 간호부장, 보건의료정보관리부서장, 전산부서장(선택)

(3) 기능

- 집행기관이 아닌 자문기관으로 다음 역할 수행
- 의료정보 관리규정의 제정, 개정 및 폐지 심의
- 의료정보 이용 기준 및 범위 제정
- 의료정보 비밀유지
- 의료정보 생성 및 이용에 관한 교육
- 의료정보 분석 및 평가
- 의료정보 보존 및 파기 관리와 연구개발
- 의료정보 서식 표준화 : 전자 및 서류양식 표준화 포함
- 양질의 의료정보 유지
- 의료정보 접근 권한 관리 등

2) 환자안전 및 질 향상 위원회

(1) 목적

- 의료 및 병원서비스의 질 향상과 환자안전 유도
  - 의료 및 병원 서비스의 중요한 요소를 객관적으로 검토 및 평가
  - 불합리한 문제점을 개선하고 환자 안전과 관련된 위험요인 감소

(2) 구성

- 위원장을 포함하여 25인 이내로 구성
- 진료처장, 기획실장, 감염관리실장, 중앙수술부장
- 응급의학과장, 전산팀장, 보건의료정보관리부서장 등
- 병원장이 필요하다고 인정된 자

(3) 위원장

- 위원장은 병원장이 되고 진료지원실장이 부위원장이 됨

(4) 기능

- 질 향상 활동 및 환자안전체계 구축 운영에 관한 사항
- 질 향상 활동 및 환자안전활동 사업계획 및 평가에 관한 사항
- 환자안전 전담인력의 선임 및 배치에 관한 사항
- 의료 및 병원서비스의 질 평가관리지침에의 제정 및 개정에 관한 사항
- 표준진료지침, 임상진료지침 개발과 적용에 관한 사항
- 환자안전사고의 예방 및 재발 방지를 위한 계획 수립 및 시행 사항
- 환자안전사고의 보고 활성화 및 보고자와 보고내용의 보호 사항

표 12-7 보건의료정보관리위원회와 환자안전 및 질 향상 위원회

보건의료정보관리위원회	환자안전 및 질 향상 위원회
• 집행기관이 아닌 자문기관 • 의료정보 관리규정의 제정, 개정 및 폐지 심의 • 의료정보 이용 기준 및 범위 제정 • 의료정보 비밀유지 • 의료정보 생성 및 이용에 관한 교육 • 의료정보 분석 및 평가 • 의료정보 보존 및 파기 관리와 연구개발 • 의료정보 서식 표준화 – 전자 및 서류양식 표준화 포함 • 양질의 의료정보 유지 • 의료정보 접근 권한 관리 등	• 질 향상 활동 및 환자안전체계 구축 운영 • 질 향상 활동 및 환자안전활동 사업계획 및 평가에 관한 사항 • 환자안전 전담인력의 선임 및 배치 • 의료 및 병원서비스의 질 평가관리지침에의 제정 및 개정 • 표준진료지침, 임상진료지침 개발과 적용 • 환자안전사고의 예방 및 재발 방지를 위한 계획 수립 및 시행 사항 • 환자안전사고의 보고 활성화 및 보고자와 보고내용의 보호 사항 • 환자안전 기준 준수 점검 및 환자안전 지표 선정과 관리 • 환자 · 보호자의 환자안전활동 참여 • 질 향상과 환자안전활동 교육

- 환자안전 기준 준수 점검 및 환자안전 지표 선정과 관리에 관한 사항
- 환자 및 보호자의 환자안전활동 참여에 관한 사항
- 질 향상과 환자안전활동 교육에 관한 사항 등

3) 개인정보보호위원회

(1) 목적

- 의료기관에서 처리하는 개인정보와 관련된 사항
  - 안전하게 보호하고 관리하기 위하여 설치

(2) 구성

- 위원장을 포함하여 개인정보보호실무책임자, 개인정보보안실무책임자
- 비의료인으로서 기관 외 종사자 1인을 포함
  - 11인 내외의 위원으로 구성

(3) 위원장

- 병원장이 인정한 자로 위원장은 개인정보관리책임자를 겸함
  - 위원회를 대표하고 회의를 총괄

(4) 기능

- 개인정보보호 및 보안을 위한 기본 계획, 관련 조직에 대한 설치 근거
  - 계획 실시 절차에 관한 사항
- 개인정보보호 및 보안 점검, 검사에 관한 사항
- 개인정보보호 및 보안관련 교육, 예방조치에 관한 사항
- 개인정보보호 및 보안 정책의 위반시 처벌에 관한 사항
- 기타 개인정보보호에 관한 중요한 사항

4) 보건의료정보관리부서와 관련조직

- 전자의무기록의 발전과 정보기술의 발전으로 보건의료정보관리부서
  - 보건의료정보데이터 정보보급소에서 데이터 기반 가치창출 역할을 하는 부서로

변화하였음
- 의료기관 내부 조직뿐 아니라 의료정보를 필요로 하는 국민건강보험공단, 건강보험심사평가원, 협력병원, 제약회사 등
- 모든 외부기관과의 긴밀한 협조가 필요

3 동작화(Motivating)의 개념 및 필요성

3.1 동작화의 개념

1) 조직 동작화의 의미

- 고정되고 경직화된 조직이 환경 변화에 유연하게 적응할 수 있도록
  - 창의성을 도입해 활용하여 나가는 과정

2) 동작과 과정의 관리 기법

- 리더십 상세한 부분 하단 참조(4절)

3.2 동작화의 필요성

- 의료기관 및 보건행정 조직은 다른 조직에 비해 다양한 구성원과 다양한 욕구, 가치체계 등을 가지고 있음

표 12-8 개인정보보호위원회와 동작화

개인정보보호위원회	동작화(motivating)
• 개인정보보호 및 보안을 위한 기본 계획, 관련 조직에 대한 설치 근거 – 계획 실시 절차에 관한 사항 • 개인정보보호 및 보안 점검, 검사 사항 • 개인정보보호 및 보안관련 교육, 예방조치에 관한 사항 • 개인정보보호 및 보안 정책의 위반시 처벌에 관한 사항 • 기타 개인정보보호의 중요한 사항	• 의료기관 및 보건행정 조직 – 다른 조직에 비해 다양한 구성원과 다양한 욕구, 가치체계 등 지님 – 이러한 조직을 유지, 관리 및 변화시키기 위해 조직의 목표 – 실현할 수 있도록 이끌어 나가는 리더십, 갈등관리 능력 – 급속도로 변화하는 보건의료환경 변화 – 적극적으로 대응할 수 있는 변화 대응 능력이 필수적으로 요구됨

– 이러한 조직을 유지, 관리 및 변화시키기 위해 조직의 목표
– 실현할 수 있도록 이끌어 나가는 리더십, 갈등관리 능력
– 급속도로 변화하는 보건의료환경 변화
– 적극적으로 대응할 수 있는 변화대응 능력이 필수적으로 요구됨

4 리더십(Leadership)의 특성, 이론 및 분류

4.1 리더십의 특성 및 역할

1) 리더십의 특성

- 목표가 전제된 행동을 유도
- 지도자와 부하 사이의 관계
- 직권과 다르며 비공식 지도력처럼 동료나 부하에서도 나올 수 있음
- 상급자의 일방통행식 강요가 아닌 상호작용의 과정을 통해서 발휘
- 지도자의 권위를 통해서 발휘

2) 리더십의 역할

- 구성원들이 조직의 목표를 향하여 자발적으로 일할 수 있도록 동기부여를 함
- 업무를 수행하여 나가는 기능으로 관리자
  – 이러한 리더십을 충분히 발휘하여 직원이 자발적으로 협조함
  – 부서 및 조직의 공동 목표에 도달할 수 있도록 환경을 조성하도록 함

4.2 리더십의 필요성 및 이론

1) 리더십의 필요성

- 의료기관의 구성원들이 조직의 규칙과 과정을 준수할 수 있도록 유도
- 급변하게 변화하는 외부 환경에 적절히 대응하여 생존하기 위함
- 새로운 기술이나 구조의 도입과 같은 내부적 변화를 기존 조직
  – 이에 통합될 수 있도록 지원할 수 있는 리더십 필요
- 조직의 목표와 구성원의 목표 사이에 가능한 많은 일치를 가져올 수 있도록 노력

2) 리더십 이론

(1) 특성이론

- 리더의 공통 특성을 검토, 연구하는 것으로 초기의 리더십 이론
- 리더들이 공통적으로 소유하고 있는 특성들
  - 다른 사람 보다 우수하다는 이론
- 리더의 자질은 선천적으로 타고난다는 이론
  - Great Person Theory라고 함

  예) 올포트(Allport)의 특질이론(Trait theory)
  - 공통 특질(Common traits)
    - 같은 문화권 내의 거의 모든 사람에게서 그 정도의 차이가 있을뿐 보편적으로 나타나는 특질
    - 성실성이나 외향성 등이 이에 속함

(2) 행동이론

- 특성이론의 비판으로 등장한 이론
- 리더십의 중요한 측면은 리더의 자질이 아니라 다양한 상황에서 리더
  - 어떻게 행동하는가에 따라 리더십의 효과성이 결정된다는 이론

  예) 파블로프(Pavlov)의 고전적 조건화 이론 : 개 실험
  - 무조건자극(고기)과 무조건반응(침흘리는 것)을 보이는 개
    - 중성자극(종소리)을 추가하였을 때 반응
  - 무조건자극(고기)과 중성자극(종소리)은 상호간 결합이 일어남
    - 종소리만 울려도 침을 흘리게 됨

(3) 상황이론

- 리더십의 결정요인이 리더의 특성에 있는 것이 아니라
  - 리더가 처해 있는 조직적 상황에 따라 달라진다는 이론

  예) 피들러(Fiedler)의 상황이론
  - 상황이론은 조직의 목적 내지 기능, 조직 구성원들의 지도자의 인식, 집단의 성격, 업무의 특성 및 지도자 개인의 특성 등

- 상황을 구성하는 모든 요소를 파악
- 그것들과 지도자와의 관계를 밝히려는 이론

4.3 리더십의 분류

1) 현대적 리더십

- 급변하는 환경에 적극적으로 대응하고 경영성과를 향상시키기 위함
  - 기존의 리더십 이론과는 다른 관점에서 접근

2) 거래적 리더십

- 일상적인 과업수행 과정에서 복종의 대가로 보상을 지급
  - 일종의 거래관계의 리더십

3) 카리스마적 리더십

- 리더가 천부적인 특성을 갖고 있다고 느낄 경우 발휘되는 리더십

4) 혁신적 리더십

- 혁신과 변화를 주도할 수 있는 특별한 능력을 갖춘 리더십

5) 봉사적 리더십

- 섬기는 자세를 가진 봉사자로서의 역할을 강조하는 리더십

4.4 리더십 유형

1) 권위형 리더십

- 규칙 제정, 업무 배정 및 문제 해설 등에 있어 지도자가 단독
  - 의사결정을 수행하고 이에 따르도록 하는 계층제적인 성격
- 행정기관에서 많이 볼 수 있는 유형이며 명령과 복종 강조

2) 민주형 리더십 : 가장 이상적

- 권위형과 자유방임주의 중간 형태인 가치 중심의 리더십
- 직원 참여적이며 단체 결정에서 다른 사람들에게 제안
  - 집단 심의를 촉진하고 능동적인 참여를 장려함
  - 집단적 의사결정을 지원

3) 자유방임형 리더십

- 직원들의 재량에 의해 의사결정이 이뤄지는 형태
- 위임적 리더십이라고도 함
- 직원이 스스로 프로그램의 목표를 세우고 그에 따르는 계획을 수립

표 12-9 리더십 이론 및 현대적 리더십

리더십 이론	현대적 리더십
◑ 특성이론 • 리더들이 공통적으로 소유하고 있는 특성들 – 다른 사람 보다 우수하다는 이론 • 리더 자질은 선천적으로 타고남 예) 올포트의 특질이론 ◑ 행동이론 • 특성이론의 비판으로 등장한 이론 • 리더의 자질이 아니라 다양한 상황에서 리더 – 어떻게 행동하는가에 따라 – 리더십의 효과성 결정됨 예) 파블로프의 조건화 이론/개 실험 ◑ 상황이론 • 리더십의 결정요인이 리더의 특성에 있는 것이 아니라 – 리더가 처해 있는 조직적 상황에 따라 달라진다는 이론 예) 피들러의 상황이론 – 상황을 구성하는 모든 요소를 파악 – 지도자와의 관계를 밝히려는 이론	◑ 거래적 리더십 • 일상적인 과업수행 과정에서 복종의 대가로 보상을 지급 – 일종의 거래관계의 리더십 ◑ 카리스마적 리더십 • 리더가 천부적 특성을 느낄 경우 – 발휘되는 리더십 ◑ 혁신적 리더십 • 혁신과 변화를 주도할 수 있는 특별한 능력을 갖춘 리더십 ◑ 봉사적 리더십 • 섬기는 자세를 가진 봉사자 역할

5 변화관리 및 성과관리

5.1 변화관리(Change Management)

1) 변화관리의 개념

- 변화관리는 조직에 발생하는 변화를 긍정적인 방향으로 관리
  - 조직의 생존력을 높이고 나아가 발전을 도모하는 관리 노력
- 변화관리란 기업에 일어나는 중대한 변화를 기업 성과가 향상되는 방향으로 관리하는 것

2) 변화관리의 필요성

- 정보기술의 발달과 의료 환경의 변화
  - 의료기관 경영환경 및 구성원들의 업무처리 방법의 변화를 가져옴
  - 이렇게 변화되고 있는 의료환경이나 업무에 대해 구성원들
  - 잘 적응하고 이를 지원하기 위한 체계적인 변화관리가 필요

3) 변화관리 기법 및 필수 요소

- 설문조사 : 주로 변화의 필요성을 평가할 때 사용
- 의사소통(communication) : 변화를 겪고 있는 조직의 핵심적 요소

중요 내용

◑ 환자안전 및 질 향상 위원회의 목적
- 의료서비스의 질 향상과 환자안전

◑ 조직 동작화의 의미
- 고정되고 경직화된 조직이 환경 변화에 유연하게 적응할 수 있도록
  - 창의성을 도입해 활용하여 나가는 과정

◑ 관리기법
- 조직화 과정 관리기법 : 리더십
- 정책결정과정의 관리기법 : 사명

◑ 인적자원관리
- 경영자가 직원을 '비용' 중심이 아닌 기업의 부가가치 창출
  - 이에 기여하는 '자원' 및 '자본'으로 여기는 관리 방법

- 협상(negotiation) : 합의에 도달하려는 사람들 사이의 공식적인 토론
- 협력, 협업(collaboration)
  - 조직 내의 동료 간 관계 및 상호작용
- 갈등관리(conflict management)
  - 적대적 또는 반대 요소, 아이디어 또는 힘 사이의 충돌시
  - 상호 인정되는 해결책을 찾기 위해 개인과의 협력에 초점을 맞춘 문제 해결 기법

4) 변화관리의 중요성

- 최근 변화란 선택의 문제가 아닌 생존의 문제로 대두
- 특히 기업은 변화의 격동기를 맞이하여 변화의 의지가 매우 강력
- 기업은 일종의 사회적 유기체로서 성과향상 또는 수익성 제고를 위해 끊임없이 자발적으로 변해 나가야 함
- 기업의 인수 및 합병, 대규모 사업교환, 분사, 기업결합, 대기업으로부터의 분리 독립 등으로 인해 기업은 많은 변화에 직면
- 변화의 주요 요인은 글로벌 경쟁, 기술 혁명, 소비자 욕구의 다양성 등

5) 변화관리 모델

(1) 르윈의 조직변화 3단계 모델(Lewin's Three-step Model)

- 심리학자인 르윈(Lewin, 1951)은 조직이 새로운 시스템, 과정, 구조가 도입되는 것만으로는 변화하지 않는다는 것 인지
- 르윈은 변화란 고정된 어떤 상태에서 새로운 상태로 바뀌는 것
- 3가지 상태를 해빙, 변화, 재결빙이라 명칭 붙임

① 해빙(Unfreeze)

- 해빙단계 : 조직원들이 변화할 준비를 갖추게 하는 단계
  - 이 단계에서는 어떠한 움직임, 변화에 대한 저항성을 감지
  - 목표를 정의하며 변화하도록 사람들을 선동
  - 이 방법은 하나의 선을 그은 다음, 의도한 변화를 위하는 요소와 반대하는 요소들을 나열하는 것과 같이 간단

- 핵심은 변화를 지지하는 세력은 강화하고, 변화에 반하는 세력은 조절함으로써, 변화를 더욱 성공적으로 만드는 것

② 변화(Change)

- 원하는 상태에 도달하는 데에 필요한 작업들을 하는 것
- 기존의 관습은 바뀌고, 새로운 형태의 업무, 새롭게 제정된 규정과 조직원들은 타협해야 함
- 개인은 생각, 감정, 행동 전부의 변화를 요구받게 됨
- 이 시기에 조직은 일시적인 업무 효율 감소를 경험하게 됨

③ 재결빙(Refreeze)

- 이 시점의 목적은 달성된 변화 상태를 제도화하기 위해 안정성과 생산성을 창출
- 조직원들로 하여금 지금 그들이 안전하고 익숙하다고 인지하는 환경과 재연결되도록 하는 것
- 최종단계는 변화관리자로 하여금 조직원들이 새로운 시스템 설치
  - 테스트하고, 오류를 찾고, 평가하고 향상시킬 수 있도록 조직원들과 적극적으로 업무활동을 할 것을 요구

(2) 성과관리 리더십

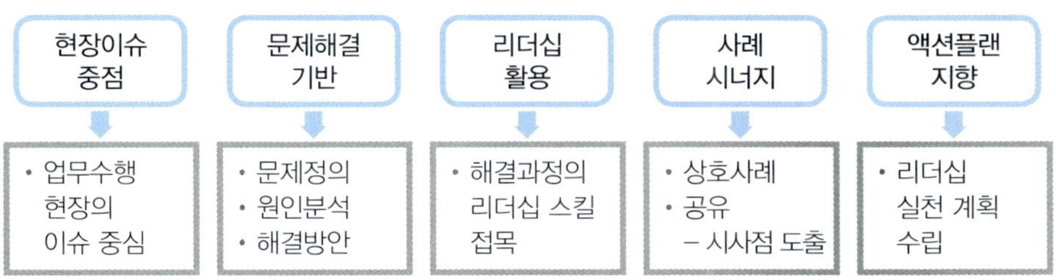

그림 12-4 성과관리 리더십

5.2 성과관리(Performance Management)

1) 성과관리의 개념

- 조직의 구성원이 최상의 직무 수행 활동을 하여 조직 성과 목표를 달성하도록

피드백과 코칭을 제공

- 조직의 인적 · 물적 환경을 구축하는 체계적인 성과 향상의 조직 관리 방법

표 12-10 변화관리와 성과관리의 차이점

변화관리	성과관리
• 조직에 발생하는 변화를 긍정적인 방향으로 관리 – 조직의 생존력을 높이고 나아가 발전을 도모하는 관리 노력	• 성과평가와 직무분석을 통해 임금인상, 승진 또는 해고 결정시 – 활용할 수 있는 인사관리자의 역할

- 성과평가와 직무분석을 통해 임금인상, 승진 또는 해고 결정시
  - 활용할 수 있는 인사관리자의 역할

2) 성과평가

- 매년 연말에 이루어지는 기업의 성과관리 활동 중 하나가 성과평가
- 성과평가는 개인과 조직이 그 해 이루었던 성과에 대한 개선과 보상을 할 수 있는 근거를 마련해 줌
- 조직 전체의 성과창출을 위한 핵심활동으로 과학적이고 체계적인 접근을 해야 하는 활동
- Output을 정의하고 어떻게 그 결과를 달성할 것인지 활동과정을 정함
  - 중간점검을 하고 체계적인 관리를 하는 일련의 활동
- 팀 리더와 구성원 사이에 지속적인 의사소통의 과정이 요구됨

3) 성과의 촉진

- 성과촉진은 조직 내 개인의 성과목표를 이해하고 합의하였음에도 성과가 부진한 구성원들이 생길 수 있음
- 업무수행과정과 결과를 관찰하고 정기/수시적 면담 기록을 통해 중간과정을 점검 및 피드백하는 것
- 올바른 성과수행과정의 관리가 이루어질 경우
  - 지속적인 성과달성을 위한 동기부여가 이루어 질 수 있기 때문

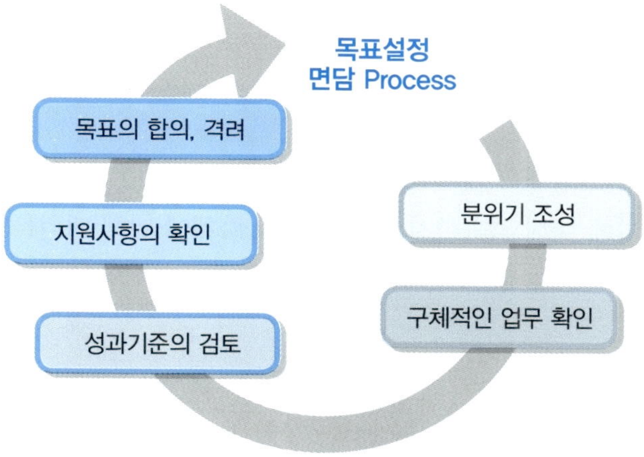

그림 12-5 목표 설정을 위한 면담과정

4) 피드백(feedback)의 목적 및 예제

(1) 피드백의 목적

- 달성한 성과를 인정하고 칭찬하기 위함
- 향후 성공적인 성과를 낼 수 있도록 개선을 요구하는 것

(2) 피드백 : 구체적 지적

- "전체적으로 나쁘다/좋다" 보다
  - "A라는 점이 어떻게 좋고 B라는 부분은 어떤 점이 미흡"
  - 구체적인 내용 지적이 좋음

5) 행동기준 평정척도(Behavior Anchor Rating Scales, BARS)

- 직무상에 나타나는 핵심적인 행동을 평가 기준으로 제시
- 일반인이 쉽게 판단하여 점수를 매길 수 있도록 하는 인사 평가의 방법 또는 도구

(1) **후광효과**(Halo effect)

- 후광효과는 팀장이 팀원의 한 가지 측면의 특성에 현혹되어 나머지 측면들도 모두 비슷하게 평가해 버리는 오류

  예) 평소 상급자에게 인사성이 밝던 사람에게 이와 관련이 적은 업무능력, 리더십,

성실성 같은 항목까지 높은 점수를 부여하는 경우

(2) 중심화 오류(central tendency)

- 팀장이 모든 팀원들에게 대략 중간 정도의 점수를 부여하는 오류
- 평가자가 평가에 대해 익숙하지 않거나 평가 자체에 대해 회의를 가진 경우 발생
  - 이처럼 평가점수가 중간에 몰리게 되면 평가 자체가 의미가 없게 됨

(3) 관대화 오류(leniency error)

- 관대화 오류란 팀원의 능력이나 업적이 실제보다 더 높게 평가되는 오류
- 고과자는 본인과의 인간관계 등을 고려하여 비판받지 않을 정도로 적당히 평가하는 경향이 높기 때문

12 실전문제

1. SWOT 분석의 구성요소에 포함되는 것은?

① 관리 ② 지원 ③ 긍정
④ 목표 ⑤ 강점

2. 보수, 교육 및 근무성적 평가 등 참고자료로 활용하는 업무분석 도구는?

① 직무기술서 ② 업무흐름도 ③ 업무평가서
④ 업무지침서 ⑤ 업무분장표

3. 구성원들이 변화하는 환경에 대처할 수 있도록 효과적인 전략을 개발할 수 있는 능력은?

① 변화관리 ② 전략적 기획 ③ 성과관리
④ 조직관리 ⑤ 정책관리

4. 전략적 기회 분석 기법 중 조직의 내외 환경을 연계시켜 종합적으로 분석하는 도구는?

① 외부분석 ② 환경분석 ③ 종합분석
④ SWOT 분석 ⑤ 내부분석

5. 업무절차를 자세히 서술하여 문서화한 업무분석 도구는?

① 직무기술서 ② 업무흐름도 ③ 업무지침서
④ 업무평가서 ⑤ 조직기구표

6. 업무 수행과정에서 의사결정의 지침이 되는 것은?

① 정책 ② 관리 ③ 권력
④ 목표 ⑤ 성과

정답 1. ⑤ 2. ① 3. ② 4. ④ 5. ③ 6. ①

7. 조직 목표 달성을 위해 자원을 사용하여 목표를 기획하는 것은?

① 기획 ② 평가 ③ 조직화
④ 관리 ⑤ 업무

8. 여러 가지 대안을 모색하여 최선의 선택을 하는 의사결정은?

① 정책 ② 분석 ③ 관리
④ 목표 ⑤ 변화

9. 고정된 조직이 환경 변화에 신축성 있게 적응할 수 있도록 창의성을 도입하여 조직 자원을 활용해 나가는 과정은?

① 고정화 ② 융합화 ③ 동작화
④ 조직화 ⑤ 조정화

10. 정책결정과정에 속하는 관리 기법은?

① 통제 ② 목표 ③ 평가
④ 리더십 ⑤ 사명

11. 관리 과정의 단계가 옳게 연결된 것은?

① 기획화 → 목표설정 → 정책 결정 → 조직화 → 평가 → 동작화
② 기획화 → 목표설정 → 동작화 → 정책 결정 → 조직화 → 평가
③ 목표설정 → 정책 결정 → 기획화 → 조직화 → 동작화 → 평가
④ 목표설정 → 기획화 → 정책 결정 → 조직화 → 평가 → 동작화
⑤ 목표설정 → 기획화 → 조직화 → 정책 결정 → 동작화 → 평가

12. 업무의 적정한 배분과 책임의 한계 설정이 용이한 조직관리 원리는?

① 분업의 원리 ② 통솔범위의 원리 ③ 명령통일의 원리
④ 계층의 원리 ⑤ 목표관리(MBO)

정답 7. ④ 8. ① 9. ③ 10. ⑤ 11. ③ 12. ④

13. **공동 목적 달성을 위해 행동의 통일을 이루도록 집단적 노력을 질서정연하게 배열해가는 조직관리 원리는?**

① 조정의 원리 ② 계층의 원리 ③ 전문화의 원리
④ 통솔범위의 원리 ⑤ 분업의 원리

14. **전문적 지식을 가진 전문가로 관련된 업무 한도 내에서 갖는 권한은?**

① 실무 권한 ② 스태프 권한 ③ 기능적 권한
④ 관리자 권한 ⑤ 행정적 권한

15. **직원별로 배정된 업무의 종류와 소요 시간을 집계한 것은?**

① 업무지침서 ② 업무배정표 ③ 기구조직도
④ 업무평가서 ⑤ 업무매뉴얼

16. **프로젝트 관리 주기이다. ( ) 안의 용어로 옳은 것은?**

• 프로젝트 정의 → ( ) → 추적 및 분석 → 수정 및 검토 → 변경 통계 → 의사소통

① 통제 및 조직 ② 기획 및 조직 ③ 통제 및 분석
④ 기획 및 분석 ⑤ 기획 및 통제

17. **실행되고 있는 단계를 검토하여 시간이 지연되거나 문제가 발생하는 위치를 발견하는 과정의 프로젝트 관리 주기는?**

① 변경 통계 ② 기획 및 조직 ③ 내용 수정
④ 추적 및 분석 ⑤ 문제 통제

18. **경영자가 직원을 비용 중심이 아닌 기업의 부가가치 창출에 기여하는 자원 및 자본으로 여기는 관리방법은?**

① 인적자원관리 ② 업무배정관리 ③ 실무배정관리
④ 기구조직관리 ⑤ 행정자원관리

정답 13. ① 14. ③ 15. ② 16. ② 17. ④ 18. ①

19. **수행하여야 할 작업들을 도형과 도형을 연결하는 직선으로 도식화한 관리도는?**

① 어골도 ② Gantt 챠트 ③ 히스토그램
④ PERT ⑤ 산포도

20. **성과평가와 직무분석을 통해 임금인상, 승진 또는 해고 결정시 활용하는 인사관리자의 역할은?**

① 변화관리 ② 성과관리 ③ 업무관리
④ 조직관리 ⑤ 자원관리

21. **진료지원부서로 옳은 것은?**

① 경리부서 ② 인사관리부서 ③ 보건의료정보관리부서
④ 구매부서 ⑤ 약국

22. **보건의료정보 관리에 관한 중요한 사항을 심의하고 의료의 질을 향상시키기 위해 설치한 조직은?**

① 국가암관리위원회 ② 인적자원관리위원회
③ 개인정보보호위원회 ④ 환자안전 및 질 향상 위원회
⑤ 보건의료정보관리위원회

23. **보건의료정보관리위원회의 기능으로 옳은 것은?**

① 표준진료지침 개발과 적용
② 의료정보 접근 권한 관리
③ 환자 및 보호자의 안전활동 참여
④ 환자안전체계 구축 운영
⑤ 환자 낙상사고 예방 관리

24. **조직의 목표를 향하여 자발적으로 일할 수 있도록 동기 부여를 하며 업무를 수행해 나가는 기능으로 관리자가 발휘할 수 있는 것은?**

① 변화관리 ② 성과관리 ③ 목표관리
④ 리더십 ⑤ 자원관리

정답 19. ④ 20. ② 21. ③ 22. ⑤ 23. ② 24. ④

25. 리더의 공통 특성을 검토, 연구하는 것으로 초기 리더십 이론은?

① 상황이론 ② 특성이론 ③ 행동이론
④ 권위형 리더십 ⑤ 조직이론

26. 카리스마적, 혁신적 리더십 관점에서 본 리더십은?

① 현대적 리더십 ② 거래적 리더십
③ 자유방임형 리더십 ④ 권위형 리더십
⑤ 절대적 리더십

27. 조직에 발생하는 변화를 긍정적인 방향으로 관리하는 것은?

① 성과관리 ② 책임관리 ③ 목표관리
④ 권위형 리더십 ⑤ 변화관리

28. 르윈의 조직변화 3단계 모델 중 하나의 선을 그은 다음 의도한 변화를 위하는 요소와 반대하는 요소들을 나열하는 것은?

① 해빙 ② 변화 ③ 재결빙
④ 혁신 ⑤ 고정

29. 평소 상급자에게 인사성이 밝던 사람에게 성실성 같은 항목까지 높은 점수를 부여하는 경우는?

① 관대화 오류 ② 중심화 오류 ③ 전방효과
④ 인사오류 ⑤ 후광효과

30. 환자안전 및 질 향상 위원회에 해당되지 않는 것은?

① 환자안전 전담인력의 선임 및 배치
② 환자안전사고의 치료 및 재발 방지
③ 임상진료지침 개발과 적용
④ 질 향상 활동
⑤ 환자안전체계 구축

정답 25. ② 26. ① 27. ⑤ 28. ① 29. ⑤ 30. ②

31. SMART 원칙의 의미로 옳지 않은 것은?

① S : 무엇을, 어떻게 할지 명확
② M : 측정가능하고 계량화
③ A : 도전적이거나 달성 가능
④ T : 기한이 무한정
⑤ R : 실현가능한

32. 병원업무 중 진료부서에 해당되지 않는 것은?

① 임상병리 ② 간호 ③ 건강진단
④ 수술 ⑤ 특수부서

정답 31. ④ 32. ①

제13장

데이터 웨어하우스, 데이터 마이닝 및 환자관계관리

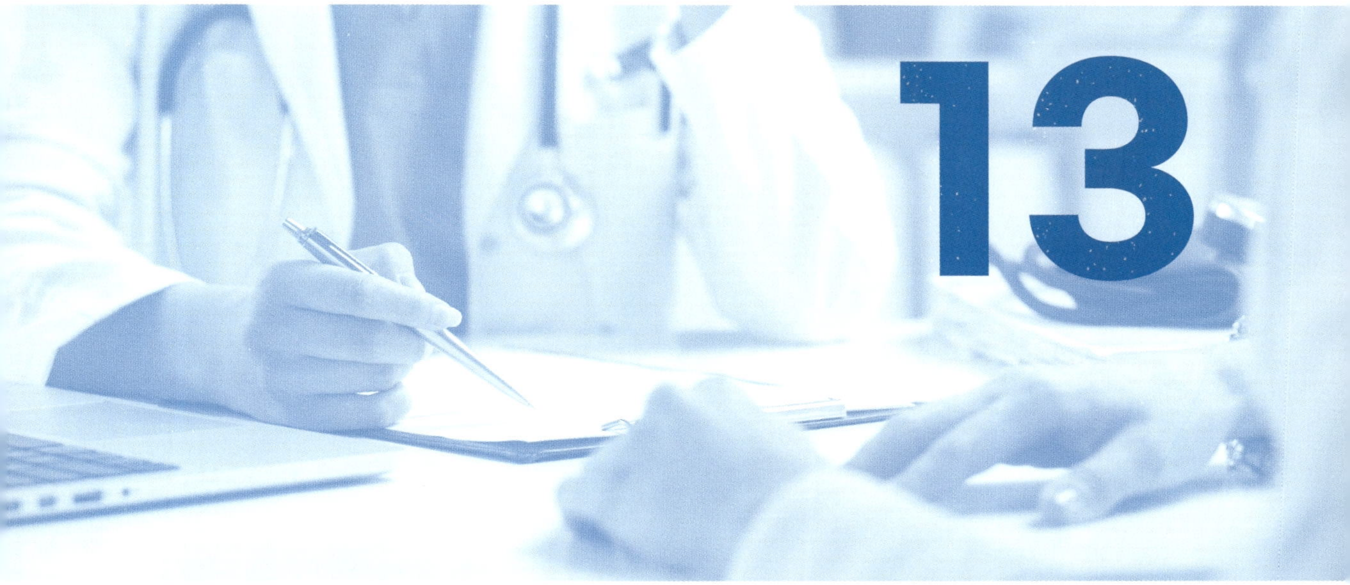

- ▶ 데이터 웨어하우스 개념 및 적용분야
- ▶ 데이터웨어하우스 구축시 구성요소 및 모델링
- ▶ 데이터마이닝의 개념 및 분석기법
- ▶ 고객영역 및 균형성과표
- ▶ 환자관계관리의 개념 및 적용분야

제 13 장

데이터 웨어하우스, 데이터 마이닝 및 환자관계관리

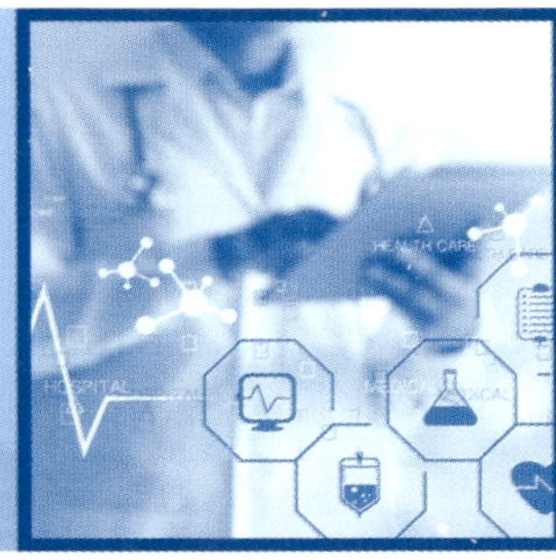

1 데이터 웨어하우스의 개념 및 적용분야

1.1 데이터 웨어하우스의 개념

1) 데이터 웨어하우스(Data warehouse) 의미

- 데이터 웨어하우스는 의사결정 지원에 효과적으로 사용가능
  - 이를 위해 다양한 운영시스템으로부터 추출, 변환, 통합 및 요약
  - 이것에 읽기 전용의 데이터베이스
- 업무처리용데이터(Transaction Information System)
  - 현재까지 진행되고 있는 병원정보시스템
  - 원무시스템, OCS, LIS, PACS, EMR은 일종의 업무처리용데이터
- 병원정보시스템의 기반구축이 완료되는 시점
  - 특정 주제중심(의학연구, 병원경영, 마케팅, QA 등)의 DB 형태를 추구
  - 이것을 데이터웨어하우스라고 함
- 데이터 웨어하우스는 기업의 의사결정과 계획을 위해 사용
  - 주제지향적(subjecte-oriented)
  - 통합적(integrated), 시계열적(time-variant), 비휘발성(non-volatile)
  - 데이터 저장고

2) 데이터 웨어하우스의 특징

- 데이터 수집보다는 분석에 초점
- 이력데이터(Historical) 중심

- Summary 데이터보다는 Detail한 데이터를 가지고 있음
- 다차원 분석 및 미래예측이 가능

1.2 데이터 웨어하우스의 적용분야 및 의료계 배경

1) 데이터 웨어하우스의 적용분야

- 통신회사 : 대량 데이터 발생으로 분석이 필요한 회사
- 제조업체 : 수요, 공급에 따른 물량 부족이나 과다재고 방지
- 백화점 : 미래의 구매패턴 예측

2) 데이터 웨어하우스 의료계 필요 배경

- 다양한 진료 및 연구 지원
- 병원내 분산된 데이터의 통합
- 다양한 진료 및 연구 지원
- 신속 정확한 의사결정 지원
- 병원경영정보의 정확한 파악

2 데이터 웨어하우스 구축시 구성요소, ETT 및 모델링

- OLAP 서버, OLTP 서버, DW 서버, User

2.1 온라인분석처리(On-line Analytical Processing, OLAP)

1) OLAP의 의미

- 최종 사용자가 다차원 정보에 직접 접근하여 대화식으로 정보를 분석
- 의사결정에 활용하는 과정
- 대규모 데이터에 대한 실시간 분석처리 시스템
  - 데이터 웨어하우스의 지원도구

2) OLAP의 장점

- 시간, 비용 및 인력 절감
- 비정형화된 장표를 만드는데 효과적
- 사용자 중심의 컴퓨팅(End User Computing, EUC)이 가능
  - 사용자가 직접 통계표 작성 가능

3) OLAP의 기능

- 요약테이블 생성
- 메타데이터 관리 용이
- Drag and drop 기능

4) MOLAP(Mutiple On–line Analytical Processing)

- 다차원 데이터베이스를 중심으로 다차원적 분석을 할 수 있도록 만들어짐
- 적은 용량에 적합한 OLAP 구현 방식

5) ROLAP(Relation On–line Analytical Processing)

- 관계형 데이터베이스에서 다차원 분석이 가능하게 만들어진 OLAP

2.2 추출변환로드(Extraction, Transformation, Transportation, ETT)

1) ETT의 개념

- ETT는 데이터 웨어하우스(DW) 구축 목적
  - 기간계 OLTP 시스템에서 데이터 추출(Extraction)
  - DW에서 원하는 형태로 변환(Transformation)
  - DW에서 최종적으로 만들어진 테이블을 Fact라고 함
  - 로드(Transportation)하는 일을 말함

2) ETT 방법

- ETT 방법은 기간계 시스템의 종류나 데이터의 추출 시기, 데이터의 양과 질
  - 사용자의 요구조건 등에 따라 다양한 형태로 추진가능

예) On-lin 방식으로 추출가능
   – Off-line 방식으로 테이프나 매체에 의해 추출가능

ETT(추출/변환/로드) 개념

◐ ETT

1) 목적
- 데이터 웨어하우스(DW) 구축

2) ETT의 의미
- 추출(Extraction)
  – 기간계 OLTP 시스템에서 데이터 추출
- 변환(Transformation)
  – DW에서 원하는 형태로 변환
- 로드(Transportation)
  – DW에서 최종적으로 만들어진 테이블을 Fact라고 함
  – 여기에 로드하는 일을 말함

◐ 변환(Transformation)
- 데이터 변환시 변환과정에서 수행
  – null 값의 처리
  – 문자 → 숫자 등 데이터 유형 변환
  – 성별코드, 부서코드 등 코드체계의 통합
  – 정규화, 비정규화를 통한 데이터 구조 변경

2.3 다차원 모델링

1) 개념

- OLTP성의 기간계 시스템에서 주로 사용하는 관계형 데이터베이스
  – 이것의 엔티티 모델은 데이터의 무결성이 중요
- DW에서 주로 활용하는 다차원 모델링의 목적
  – 사용자의 다양한 요구 사항을 충족시킴
  – 복잡한 질의에도 신속하게 처리하는데 있음

  예) 기업의 매출액은 년도별, 분기별, 월별, 지사별 등 다양하게 요구
     – 이러한 하나하나가 각각의 차원을 이루어 다차원 형성

2) 구성

- 차원(Dimension)과 사실컬럼(Fact)

3) 차원의 종류

- 다차원 모델의 형태
  - Snowflake 스키마, Star 스키마
- Star schema
  - 처리속도가 신속
  - 디스크 소모가 큼
  - 조인수가 적음
  - 각 차원마다 차원테이블이 있음

4) 데이터 웨어하우스를 사용 못하는 경우

- 소스테이블의 추출 데이터를 데이터 웨어하우스에 그대로 사용 못하는 이유
  - 소스 데이터의 코드가 일치하지 않음
  - 데이터 웨어하우스의 사실테이블은 특정한 포맷으로 구성되어 있음
  - 사용자의 요구에 따라 몇 개의 소스 시스템 테이블을 조합해야 함

3 데이터 마이닝의 개념 및 분석기법

3.1 데이터 마이닝(Data mining)의 개념

1) 데이터 마이닝의 의미

- 대량의 데이터베이스로부터 알려지지 않은 유용한 정보를 통계적 기법 등
  - 이를 이용하여 찾아내는 과정
- 방대한 양의 데이터 속에 쉽게 드러나지 않는 유용한 정보
  - 찾아내는 과정
  - 이들 데이터내에 존재하는 관계, 패턴 및 규칙 등을 탐색하고 모형화함
  - 유용한 지식을 추출하는 일련의 과정
  - 효육적인 의사결정을 돕는 전략적 정보를 추출해 나감

– 일련의 분석과정

2) 정보의 의사결정에 적용

- 데이터 마이닝을 통해 정보의 연관성을 파악
  – 정보를 만들어 의사결정에 적용, 이익을 극대화시킬 수 있음

3.2 데이터 마이닝의 특징

- 과거, 현재, 미래의 사건을 다룸
- batch 처리방식 사용
- 특화된 의사결정 지원
- 자동화된 분석 및 지식 추출

3.3 데이터 마이닝의 활용분야

- 고객세분화
- 이탈고객 분석
- 장바구니 분석
- 부정사용탐지

3.4 주요 알고리즘 : 데이터 마이닝 분석기법

- 신경망 분석, 의사결정나무 분석, 군집분석, 연관성 분석
- 회귀분석 등
  – 데이터 마이닝 주요 알고리즘 적용
  – 심층분석

1) 의사결정나무

- 분석과정 이해가 용이
- 분석과정이 나무구조로 표현

- 관심 대상을 몇 개의 소집단으로 분류
- 분석에 사용되는 알고리즘으로 C4, 5, CHAID가 있음

2) 연관성 규칙

- 시장바구니 분석
- 상품의 배치 전략
- 관련 상품의 묶음 판매
- 품목간의 유의한 관계 규칙 발견

3) 신경망 분석

- 좋은 예측력
- 은닉마디
- 비선형모형
- 복잡한 구조를 가진 자료

4) 모형화

- 데이터 마이닝의 핵심단계
- 분석 목적에 따라 적절한 기법 통해 문제해결에 적합한 모델을 찾는 과정

5) 데이터 마이닝 과정

자료수집 → 탐색 → 자료변환 → 모형화 → 평가

그림 13-1 데이터 마이닝 과정

표 13-1 데이터 웨어하우스 및 데이터 마이닝의 개념 및 특징

데이터 웨어하우스	데이터 마이닝
• 서로 다른 시스템의 관련 데이터 – 통합하는 프로세스 • 처리(transaction)작업 대신 분석 – 이를 위해 설계된 데이터베이스 시스템 • OLAP를 이용한 대용량 정보 – 다차원 분석	• 대규모 데이터 세트에서 유용한 정보를 추출하는 프로세스 • 대량의 데이터를 비교하여 적절한 패턴 및 법칙 등을 찾아 모형화(미래 예측) • 의사결정나무, 연관성 규칙 – 군집분석, 신경망 분석 등 – 데이터 마이닝 주요 알고리즘 적용 – 심층분석

4 고객영역 및 균형성과표

4.1 병원의 B1 솔루션 : 고객영역

- 차별화된 평생건강관리
- 의료의 질 향상을 통한 환자 만족도

4.2 균형성과표(Balanced Scorecard, BSC)

1) 균형성과표의 4가지 관점

- 재무, 고객, 내부프로세스, 학습과 성장

2) 균형성과표의 고객시각 측정 핵심 지표

- 시장점유율, 고객점유율

표 13-2 데이터 웨어하우스 및 데이터 마이닝 활용 및 기법

데이터 웨어하우스(Data warehouse)	데이터 마이닝(Data mining)
◐ 데이터 웨어하우스의 적용분야 • 통신회사, 제조업체, 백화점 ◐ 데이터 웨어하우스 구축시 구성요소 • 온라인분석처리(OLAP) – 최종 사용자가 다차원 정보에 직접 접근하여 대화식으로 정보 분석 – 의사결정에 활용하는 과정 • OLAP의 기능 – 요약테이블 생성 – 메타데이터 관리 용이 – Drag and drop 기능 • MOLAP – 다차원 데이터베이스 중심 – 다차원적 분석을 할 수 있도록 만들어짐 • ROLAP – 관계형 데이터베이스에서 다차원 분석이 가능하게 만들어진 OLAP ◐ 추출 · 변환 · 로드(ETT) 개념 • ETT는 데이터 웨어하우스 구축 목적	◐ 데이터 마이닝의 활용분야 • 고객세분화 / 이탈고객 분석 • 장바구니 분석 / 부정사용탐지 ◐ 데이터 마이닝 분석기법 • 의사결정나무 – 분석과정이 나무구조로 표현 – 관심 대상을 몇 개의 소집단으로 분류 • 연관성 규칙 – 시장바구니 분석 – 관련 상품의 묶음 판매 • 신경망 분석 • 좋은 예측력 • 복잡한 구조를 가진 자료 ◐ 모형화 • 데이터 마이닝의 핵심단계 • 분석 목적에 따라 적절한 기법 – 이를 통해 문제해결에 적합 – 모델을 찾는 과정

5 환자관계관리의 개념 및 적용분야

5.1 환자관계관리(Patient Relationship Management)의 의미

- 병원의 환자 방문 지속 및 증대
- 고객정보 분석하여 적절한 건강정보 제공
- 질병예방 및 건강증진으로 비용효과적 의료비 지출 유도

5.2 환자관계관리의 구축 정보

- 의무기록정보
- 진료비정보
- 인구센서스자료
- 의료이용도조사자료

5.3 타겟환자군 세분화

- 질병을 예방하고 조기발견하는 중요한 정보로 활용
- 환자에 대한 다각도 분석을 통해 목표 환자군 결정
- 잠재환자와 지속적인 관계를 형성할수록 가치가 있음
- 주민의 건강상태와 건강요구수준 중심의 세분화가 필요

5.4 보건의료분야의 환자관계관리 적용 분야

- 질환의 조기발견
- 건강증진
- 만성병의 정기적인 관리

표 13-3 환자관계관리의 의미 및 타겟환자군 세분화

환자관계관리의 의미	타겟환자군 세분화
• 병원의 환자 방문 지속 및 증대 • 고객정보 분석 – 적절한 건강정보 제공 • 질병예방 및 건강증진으로 비용효과 – 의료비 지출 유도	• 질병을 예방하고 조기발견 – 중요 정보로 활용 • 환자에 대한 다각도 분석을 통해 – 목표 환자군 결정 • 잠재환자와 지속적인 관계를 형성할수록 가치가 있음 • 주민의 건강상태와 건강요구수준 – 중심의 세분화가 필요

13 실전문제

1. 대량의 데이터베이스로부터 유용한 정보를 통계적 기법으로 찾아내는 과정은?

① 병원경영전략 ② 데이터 웨어하우스 ③ 지식경영
④ 데이터 마이닝 ⑤ 균형성과표

2. 데이터 웨어하우스를 구축하는데 필요한 구성요소로 옳지 않은 것은?

① PRM 서버 ② OLTP 서버 ③ DW 서버
④ OLAP 서버 ⑤ User

3. 데이터 웨어하우스의 적용분야에 해당되는 것은?

① 과거 구매패턴 예측 ② 미래 구매패턴 예측
③ 소량 데이터 분석의 필요한 회사 ④ 데이터 분리
⑤ 학점 관리

4. 데이터 마이닝에 해당되지 않는 것은?

① 자동화된 지식 추출 ② batch 처리방식 사용
③ 특화된 의사결정 지원 ④ 현재의 사건만 취급
⑤ 과거, 현재 및 미래의 사건 다룸

5. 데이터 마이닝의 활용분야로 옳지 않은 것은?

① 부정사용탐지 ② 장바구니 분석 ③ 고객집중화
④ 이탈고객 분석 ⑤ 고객세분화

6. 데이터 마이닝의 분석기법 중 신경망 분석에 해당되는 것은?

① 소화망분석 ② 복잡한 구조의 자료 ③ 과거 분석력
④ 단순한 구조의 자료 ⑤ 선형모형

정답 1. ④ 2. ① 3. ② 4. ④ 5. ③ 6. ②

7. 데이터 마이닝의 핵심단계로 분석 목적에 따라 적절한 기법을 통해 문제해결에 적합한 모델을 찾는 과정은?

① 탐색 ② 자료변환 ③ 모형화
④ 데이터 분석 ⑤ 추상화

8. 데이터 마이닝 과정에 대해 빈칸에 용어로 옳은 것은?

- 자료수집 → 탐색 → ( ) → 모형화 → 평가

① 자료분석 ② 데이터 분석 ③ 자료변환
④ 연관성 규칙 ⑤ 자료추출

9. 균형성과표(BSC)의 고객시각을 측정하는 핵심지표로 옳은 것은?

① 개발사업분석 ② 연구개발 ③ 의료의 질 관리
④ 시장점유율 ⑤ 연구분석

10. 균형성과표의 4가지 관점에 해당되는 것은?

① CEO ② 감각 ③ 외부프로세스
④ 내부 프로세스 ⑤ 물품

11. 병원의 전략경영 수립에 있어 전략적 평가에 필요한 것은?

① 자원의 획득 ② 외부환경 분석 ③ 사업계획 분석
④ 자원의 획득 ⑤ 건강상태 분석

12. 고객정보를 분석하여 적절한 건강정보를 제공하는 것은?

① 환자관계관리 ② 데이터 마이닝 ③ 데이터 웨어하우스
④ 균형성과표 ⑤ 의사와 소통

정답 7. ③ 8. ③ 9. ④ 10. ④ 11. ② 12. ①

13. 병원의 B1 솔루션 중 고객 영역으로 옳은 것은?

① 물품구매비용 최소화 ② 차별화된 평생건강관리
③ 병원자원 활용 극대화 ④ 효율적인 사업분석
⑤ 공평한 건강관리

14. 보건의료분야에서 환자관계관리를 적용할 수 있는 분야는?

① 건강증진 ② 의료수가 조정 ③ 약물해독
④ 정보 접근자 파악 ⑤ 의료 부작용

15. 환자관계관리를 위한 구축하는 정보로 옳지 않은 것은?

① 보건의료정보관리(의무기록)정보
② 진료비 정보
③ 물품구매정보
④ 인구센서스자료
⑤ 의료이용도조사지표

16. OLAP의 기능으로 제공되어야 하는 것으로 옳은 것은?

① 내용별 자료 생성 ② Drag and drop 기능 ③ 개별데이터 통제
④ 전체내용 출력 ⑤ 사용자 이용도 분석

17. 최종 사용자가 다차원 정보 접근하여 대화식으로 정보분석 및 의사결정 활용하는 과정은?

① OLAP ② OLTP ③ DW 서버
④ User ⑤ System 서버

18. 관계형 데이터베이스에서 다차원 분석이 가능하게 만들어진 OLAP는?

① OLTP ② HOLAP ③ ROLAP
④ MOLAP ⑤ SOLAP

정답 13. ② 14. ① 15. ③ 16. ② 17. ① 18. ③

19. 다차원 모델 형태의 분류로 옳은 것은?

① Star schema–Snowflake schema
② ROLAP–Snowfake schema
③ Star schema–Network schema
④ ROLAP–Network schema
⑤ ROLAP–System schema

20. 데이터 변환시 변환과정에서 수행하는 것이 아닌 것은?

① Null값의 처리
② 데이터 유형 변환 안됨
③ 성별부서코드 등 코드체계 통합
④ 정규화 통한 데이터 구조 변경
⑤ 비정규화 통한 데이터 구조 변경

21. 소스테이블에서 추출한 데이터를 데이터 웨어하우스에 사용 못하는 이유는?

① 소스 데이터의 코드가 일치함
② 이력데이터 중심이기 때문
③ 사용자의 요구에 따라 몇 개의 소스 시스템 데이블을 조합해야 함
④ 데이터 웨어하우스의 사실테이블은 일반적인 포맷으로 구성되기 때문
⑤ 사용부서마다 동일소스에 대한 요구사항이 다르기 때문

22. Star schema에 대한 내용으로 옳은 것은?

① 처리속도 느림
② 조인수가 많음
③ 처리속도 신속
④ 통합차원의 테이블 있음
⑤ 디스크 소모 적음

23. 데이터 마이닝 분석기법 중 의사결정나무로 옳은 것은?

① 분석과정이 나무구조로 표현
② 분석과정이 원모양으로 표현
③ 관심 대상을 대집단으로 분류
④ 분석에 사용되는 추출의 어려움
⑤ 분석과정 이해가 어려움

정답 19. ① 20. ② 21. ③ 22. ③ 23. ①

24. 데이터 마이닝 분석기법 중 연관성 규칙으로 옳은 것은?

① 상품의 종류 분석　② 상품의 배치전략　③ 고객주소분석
④ 분리성 분석　⑤ 상품의 별도 판매

25. 환자관계관리에 대한 내용으로 옳지 않은 것은?

① 병원의 환자 방문 지속
② 고객정보 분석하여 건강정보 제공
③ 암환자 연구개발투자의 사업계획 수립
④ 건강증진으로 비용효과적 의료비 지출 유도
⑤ 질병예방으로 비용효과적 의료비 지출 유도

정답 24. ② 25. ③

찾아보기

ㄱ

가족력 66
감염병 예방관리 법률 461
개체 277
경과기록지 71
관리 489
국가직무능력표준 38
국제보건기록연맹 13
국제표준화기구 360
균형성과표 536
기밀성 145
기술통계학 203

ㄷ

데이터 거버넌스 233
데이터 마이닝 533
데이터베이스 267
데이터 웨어하우스 529
디지털 헬스케어 253

ㄹ

리더십 511

ㅁ

메시징 표준 374
문제지향식 의무기록 114

ㅂ

변수 210
변화관리 515
병력기록지 64
보건의료데이터 289
보건의료정보관리 23
보건의료정보관리사 31
보건의료정보관리(의무기록) 완전성 관리 475
보건의료정보 표준화 158
보건의료정보 표준화기구 359
보건의료조직관리 489
빅데이터 247

ㅅ

사산율 189
상급종합병원 417
수술기록지 78
스키마 271
신포괄수가제 367

ㅇ

암관리법 461
원격의료 256
유의확률 208
의료법 459
인공지능 254
입퇴원기록지 58

ㅈ

재원일수 177
적시성 298
전자의무기록 131
정보보호 391
주산기 181
주소 61
직무분석 36

ㅊ

추론통계학 205

ㅌ

통솔범위의 원리 498
퇴원손상심층조사 301
퇴원요약지 60

ㅍ

표준용어 353

ㅎ

협의진단기록지 73
환자관계관리 537

A

Admission and Discharge Record 58
Apgar score 99
Artificial intelligence, AI 254
ASTM 159

B

Balanced Scorecard, BSC 536

C

Change Management 515
Chief complaint, C.C 61
Confidentiality 145
Consultation Record 73

D

Database, DB 267
Data mining 536
Data warehouse 536
Descriptive statistics 203
DICOM 375
Digial Health Care 253
Discharge Summary 60

E

EMR 131
Entity 277
Extraction, Transformation, Transportation, ETT 531

F

Family History 66

G

Governance 243

I

IFHRO 13
Inferential statistics 205
Information protection 391
International Standardization Organization 360

L

Leadership 511
LOS 177

N

NCS 38
New DRG 368

O

On-line Analytical Processing, OLAP 530
Operation Record 78

P

Patient Relationship Management 537
Perinatal period 181
POA 320
POMR 114
Present Illness 65
Problem Oriented Medical Record 114
Progress Note 71
p-value 208

S

Schema 270
SNOMED CT 356
Stillbirth Rate 189
SWOT 494

T

Timeliness 298

V

Variable 210

공저자 소개

- **이 성 란** 공주대학교 의료정보학과
- **김 희 경** 청암대학교 보건의료행정과
- **박 주 희** 연성대학교 보건의료행정과
- **서 정 안** 연성대학교 보건의료행정과
- **이 보 윤** 충북보건과학대학교 보건행정과
- **최 혜 진** 서영대학교 보건의료행정과

쉽게 풀이한
보건의료정보관리학 값 35,000원

2023년 8월 21일 제1판 인쇄
2023년 8월 28일 제1판 발행

공 저 자 : 이 성 란 · 김 희 경 · 박 주 희
서 정 안 · 이 보 윤 · 최 혜 진
발 행 인 : 주 영 일
발 행 처 : 계 축 문 화 사

서울특별시 종로구 통일로12길 16-17
우편번호 03029
TEL : 735-2257 · 738-9746
FAX : 723-9025
E-mail : gyechuk@hanmail.net
홈페이지 : http://gyechuk.co.kr
1973. 10. 31 등록번호 제300-1973-8호
ISBN 978-89-5629-737-8 93510

판권소유

* 저자와의 협의하에 인지는 생략합니다.